營養學

陳雅妍　編著

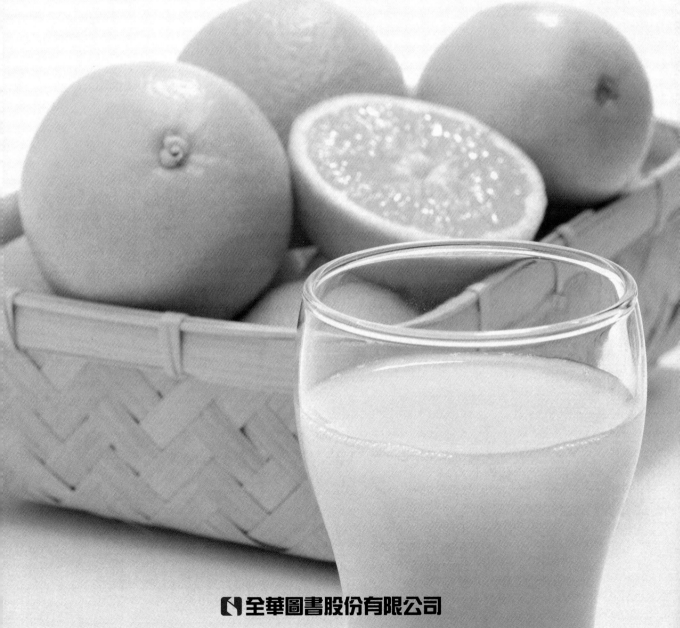

全華圖書股份有限公司

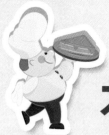

本書架構指引

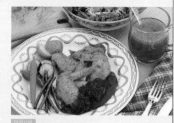

Chapter 4
蛋白質

學習目標

條列各章的重點，幫助讀者對本章有概略的了解。

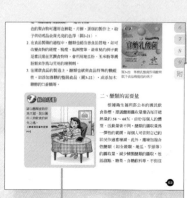

綜合活動

加強學習印象，各章節針對主題設計練習題，並將答案卷置於書末，沿虛線撕下，可供教師批閱。

營養小學堂

補充營養學的相關知識與案例，以便讀者瞭解與學習。

本章重點

整理各章的重點，使讀者容易複習。

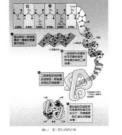

版面活潑

全書穿插大量情境式漫畫風格圖示，以提高讀者的學習興趣。

圖表量多

重要資料或理論以圖或表呈現，讀者易於理解相關重點。

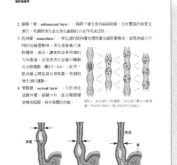

最新營養素攝取量

附錄包含最新修訂營養素參考攝取量等資料。

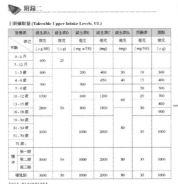

課後評量

每章25題選擇題，讀者可自我檢測，並可自行撕取，提供老師批閱之用。

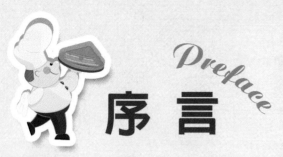

序 言 *Preface*

　　在現今社會中，慢性病已大大地影響了民眾的健康，也增加了社會上醫療成本的負擔。要減少慢性病的發生，促進民眾的健康，建立正確的飲食及營養觀念是非常重要的一環。從開始從事教職以來，即很想寫一本內容深入淺出、符合學生需求的教科書，讓相關系所的學生都能建立正確的營養觀念，進而製備出美味又營養的飲食，以降低慢性病的發生。適逢全華出版社的邀稿，即毅然決然地將課餘時間投入寫書工作，雖然已知必須花相當多的時間跟精力，但仍將之視為一項神聖的使命。

　　本書是在忙碌的教學及研究工作中抽空撰寫，雖力求完善，但仍恐怕會有疏失、遺漏或書寫不妥之處，期望讀者及先進不吝賜教，讓本書內容更加完備。

　　本書的完成除了感謝全華出版社的全力相助之外，另須感謝同為營養背景出身的外子給予許多寶貴意見；父母給予許多生活及飲食方面的協助，在此一併致上誠摯的謝意。

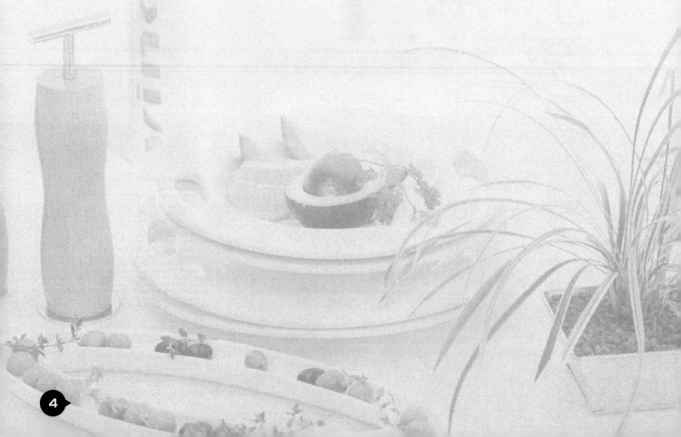

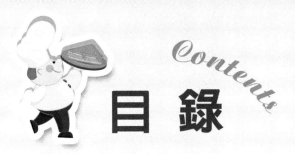

目錄

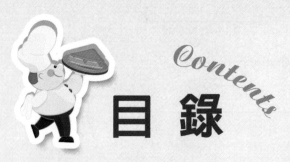

目 錄

Chapter 9　均衡飲食

Chapter 1

緒論

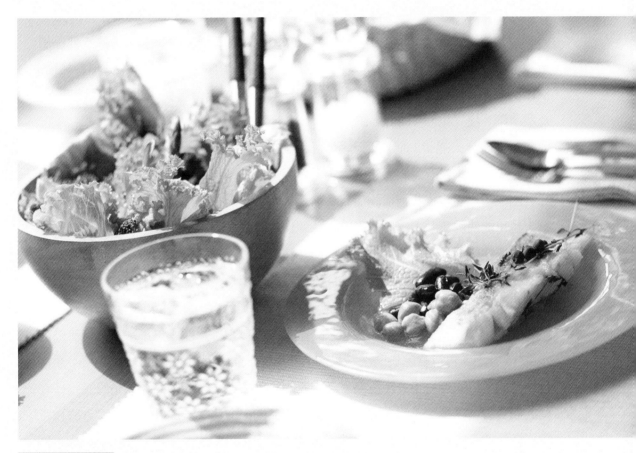

學習目標

1. 知悉營養學的定義
2. 知道六大類食物及基本營養素
3. 認識現今國人的健康、營養問題及其發生原因
4. 了解何謂維持健康的均衡飲食
5. 明瞭何謂每日飲食指南及國民飲食指標

主題：注意年貨衛生與安全，健康快樂過好年

　　農曆新年即將到來，為了迎接新年，家家戶戶已經開始籌辦年貨。為了家人的健康，婆婆媽媽也非常關心年貨的食品衛生與安全。臺北市衛生局於近期共抽驗198件的年貨，重點檢驗項目為防腐劑、漂白劑、著色劑、殘留農藥、甜味劑等，其中以竹笙不合格率最高（13.3%），皆檢出漂白劑二氧化硫超量。另外5件品質檢驗不符合規定產品違規原因各為2件「梅乾菜」、1件「榨菜」、1件「無籽橄欖」檢出防腐劑「苯甲酸」超量；1件「木瓜」檢出2項殘留農藥（殺蟲劑「納乃得」及殺菌劑「撲克拉」）不符規定。

　　若人體食入過量的防腐劑苯甲酸及漂白劑二氧化硫，除了容易造成腸胃道不適之外，對於本身有過敏體質的人，更容易引發不同程度的過敏反應，造成氣喘、呼吸困難、皮膚出疹及搔癢的症狀。而蔬果中若有低劑量殘留農藥，經年累月的累積，也可能使健康蒙上一層陰影。長時間低劑量的農藥累積，最終會造成內分泌系統受化學物質嚴重干擾、神經系統損傷、甚至有致癌風險。

　　要避免上述物質對身體造成的危害，在選購年貨時，應選擇附有合格檢驗報告的產品，若包裝有破損、標示不清楚、有異味、顏色太過鮮豔的，則應避免購買。蔬果買回家後，可將蔬果浸泡在滿水的盆子，開自來水水龍頭以小水，維持流動清水洗15分鐘，再以軟毛刷清洗蔬果凹凸不平的表面，切削凹陷的蒂頭及葉菜類接近根部的莖，來進一步去除農藥。最重要的是，民眾在年節期間，還是應該維持均衡的飲食習慣，多吃新鮮食物，減少加工食品的攝取頻率。此外，也應盡量維持正常作息，並多喝水，多到戶外活動，讓身體能夠有足夠的免疫能力及代謝力，這樣就能度過一個快樂健康的好年。

新聞來源：https://times.hinet.net/news/21330855　　2018.1.22

★ 問題與討論
　　除了文章中提到的食品添加物之外，請再找出一種食品添加物，主要存在於那些食物中？

隨著時代的進步，現代人的飲食已經愈來愈精緻，高油、高鹽、高糖的飲食型態，飲食著重色、香、味的結果，導致慢性病及癌症發生率逐年攀升。因此，人們已由「吃得精緻」，轉變成為「吃得健康」，追求健康，攝取足夠的營養是基本之道，充足的營養必須藉由攝取多種食物來獲得。衛生福利部將所有的食物分成六大類，分別為全穀雜糧類、豆魚蛋肉類、蔬菜類、水果類、乳品類及油脂堅果類。若每日均衡攝取六大類基本食物，並搭配充足的運動及睡眠，即可有助於維持身體健康。

餐飲業首重衛生清潔，食材是否新鮮、衛生更會進一步影響到食物的營養。中國從

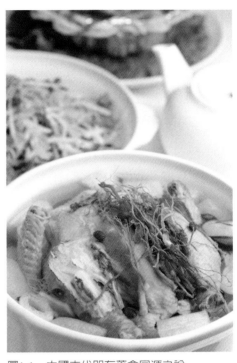

圖1-1　中國古代即有藥食同源之說

古代即有「藥食同源」之說（圖 1-1），因此均衡飲食對於人類健康更相形重要。本章將針對基本營養學作簡單的概論，讓讀者在正式進入營養知識殿堂之前，能先有全面性的基本認識。

1-1　營養學的定義及其發展史

營養學是指當人體攝取了食物中的營養素之後，食物在人體中的消化吸收及新陳代謝等這些過程對人體所產生的影響、各營養素之間的交互作用等。營養學與人體的健康狀況有非常密切的相關性。當人體攝取足夠的營養素後，可幫助進行提供能量、建造或修補組織及調節生理機能等用途。

根據世界衛生組織所提出的概念，認為健康不只是局限於生理上的健康，還包括了心理及社會等方面的良好狀況。其中均衡的飲食就與生理上的健康息息相關。

藉由改善飲食及飲食的內容，充分發揮食品的功能性，讓人體得到營養，並進一步提高免疫力來預防疾病，也是營養學所要研究的主要內容。

研究營養學的理論，要運用的方法主要包括食品分析技術、生物學、動物實驗方法、營養調查法、營養評估、食品化學、生物化學、食品微生物、毒理學、醫學研究等方法。因此營養學與其他的理論基礎必須互相搭配，才能真正了解營養學的真義。

從有歷史以來，人們在食物營養與健康促進方面的行動就已開始實行。例如在西元前 2500 年，中國的《黃帝內經》及印度的阿育吠陀療法，都強調使用特定膳食、食物及飲料來預防及治療疾病。以下針對中國、日本及全球的營養學發展史作一簡介。

一、中國的營養學發展

中國早在西周時期即設有「食醫」的制度，主要負責管理食物和營養，可以說是近代營養師的雛形。唐代名醫孫思邈提出「治未病」的概念，強調以日常均衡飲食來預防疾病，是預防醫學的先驅。此外，古代有許多中醫藥的書籍，例如《本草綱目》、《神農本草》等，皆在探討各種食品中的天然成分對於人體健康及疾病控制的影響。由此可知，中國古代即已有「預防疾病與食物養生」的觀念。

營養小學堂

1. 《黃帝內經》是現存最早中醫理論著作，對後世中醫學理論的奠定有深遠的影響。相傳是黃帝與岐伯、雷公、伯高、俞跗、少師、鬼臾區、少俞等多位大臣討論醫學的記述，但傳統上多認為此書成書於戰國時期，但也有學者認為成書應在西漢中。黃帝內經整理先人積累的豐富的醫療經驗，升華為理性認識，形成系統的醫學理論，並且進一步駕御醫療實踐，建立了中醫學臨床規範，成為中國傳統科學中探討生命規律及其醫學應用的系統學問。

資料來源：維基百科—黃帝內經

2. 阿育吠陀也譯為壽命吠陀或阿蘇吠陀，是印度的傳統醫學。在這種治療體系中，人體被認為是自然不可分割的一部分，當身體與自然不調和時，人體的各項機能便會受到阻礙，進而導致生病。在阿育吠陀醫療方法中，主要有三種實施方法：藥草療法、推拿療法及瑜珈療法。

資料來源：維基百科—阿育吠陀

営養學

　　中國在 20 世紀初即已開始發展現代營養學。在 1928 年及 1937 年，中國分別出版了《中國食品營養》及《中國民眾最低營養需求》兩本書籍。1959 年，中國進行了第一次全國性的營養普查，根據此調查結果，於 1962 年發表了營養素的建議供給量。1982 年，開始執行第二次全國營養普查，並於 1988 年修訂每人每日膳食需求指標，也同時提出「中國居民膳食指南」。從 1982 年開始，中國每十年進行一次全國營養調查，1997 年公布了「膳食平衡寶塔」，也同時進行多次的高血壓及糖尿病調查。經過多年來的發展之後，「中國食物成分表 2004」已於 2004 年出版。

二、日本的營養學發展

　　日本在第二次世界大戰之後，就已經察覺到均衡飲食及營養對於人民健康及國家發展的重要性，因此制定並頒布「營養師法」。1952 年又推行「營養改善法」。根據日本法律規定，無論學校、醫院、員工餐廳、餐館、飯店等都必須配置營養師，專門培養營養人才的學校有 200 多所，為全國民眾提供即時且正確的營養指導（圖 1-2）。

　　早期，日本對於食物均衡一詞的印象是「白飯、副食（肉、魚、豆腐）、蔬菜」，這主要是源於二次大戰後，日本所發起的營養三色運動，建議要吃白飯（黃）、肉（紅）、蔬菜（綠）等三色所組合的食物。然而，近年來日本的飲食型態已漸漸改變為攝取較高蛋白及脂肪含量的飲食型態，造成日本人慢性病罹患率增加。因此，日本養生專家香

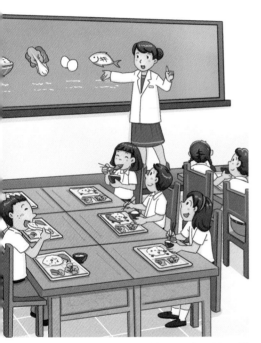

圖1-2　日本的學校、醫院、員工餐廳、餐館、飯店等都必須配置營養師，為民眾提供完善的飲食指導

川綾老師，建議在上述飲食中再加入白色的牛奶與雞蛋，組成四色食物（圖 1-3）。這些針對一般大眾的營養教育，都讓日本近年來的養生風潮更為盛行。

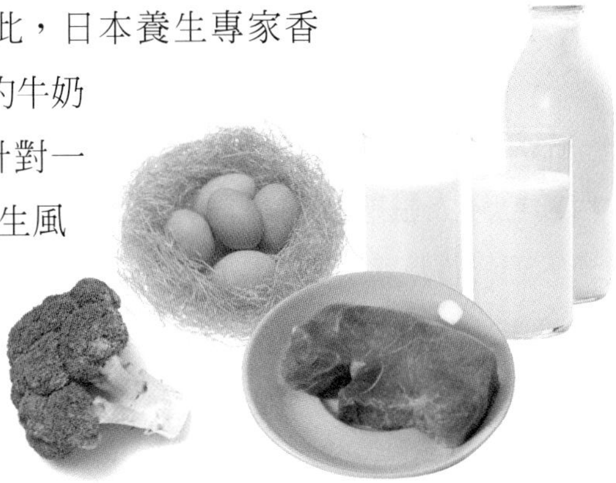

圖1-3　日本近年來推廣四色食物

三、全球的營養學發展

在 1850～1950 年間，歐洲及美國的營養科學即開始起步。在 20 世紀初，有一系列的醫學研究發現有許多常見疾病的主要起因為維生素的缺乏。在美國，有學者先後發表了能量與蛋白質的著作及「營養學新知識」。在 19 世紀及 20 世紀中期的歐洲與北美，營養學的生物化學功能已被用於中央政府制定政策的一部分。而營養學在 20 世紀時也有許多重要的發現及研究，例如發現維生素及一些微量營養素在人體中的代謝作用等。美國的營養學發展是較為先進且發達的。美國在 1946 年前後就頒訂了「國家學生午餐法」及「兒童營養法」，在 1980 年代，均衡飲食金字塔也問世，在臨床飲食指導方面發揮了非常重要的作用。

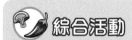

綜合活動

請同學為自己及家人的飲食，設計一套四色食物的菜單。【請填寫在書末附頁P1】

在 21 世紀後，營養學的研究更是如火如荼地展開。因為分子醫學及營養基因體學研究技術的純熟，使營養學的研究進入分子生物的階段，也為後續的研究灌入更多的活水。而由於傳統營養學已經無法因應目前營養學研究的潮流，因此在 2005 年，國際營養科學聯盟與世界健康政策論壇發表了「吉森宣言」（The Giessen Declaration）。在此宣言中即提到，除了已開發國家之外，肥胖、糖尿病、心血管疾病、骨骼疾病及癌症，其罹患率在其他未開發國家也相當地高，而這些疾病皆與營養有關。因此在維持人類的健康方面，營養科學尚有很大的進展空間。

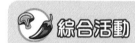

綜合活動

請同學上網查詢「吉森宣言」的詳細內容，並與班上同學討論。
【請填寫在書末附頁P1】

1-2 食物與健康

營養素是指維持人體正常生長發育及新陳代謝等其他生理機能所必須的物質。目前已知人體所需要的營養素約有 50 多種，可分為醣類、蛋白質、脂肪、維生素、礦物質及水分。其中醣類、蛋白質及脂肪由於可產生熱量，因此稱為「產能性營養素」；維生素、礦物質及水由於主要與調節生理機能有關，因此又稱為「機能性營養素」，而這些營養素即存在於下列六大類基本食物中。

1

一、六大類基本食物

1. 全穀雜糧類：主要在提供醣類，例如土司、飯、麵、饅頭、地瓜、馬鈴薯、芋頭等即為飲食中常見的全穀雜糧類。根據每日飲食指南（圖1-4）指出，健康成年人每日應攝取1.5～4碗的全穀雜糧類。醣類為人體最主要的熱量來源，每公克醣類可提供4大卡的熱量。

2. 豆魚蛋肉：主要在提供蛋白質，例如所有肉類、蛋、魚類、豆類製品及肉類加工品等即屬此類。衛生福利部建議健康成年人每日應攝取3～8份的豆魚蛋肉類，每一份以一個手掌大小計。蛋白質也可提供熱量，與醣類一樣，每公克蛋白質可提供4大卡的熱量。

3. 蔬菜類：主要在提供維生素，所有葉菜類、花菜類、瓜果類及根菜類皆屬之。蔬菜類除了含有維生素之外，還含有豐富的膳食纖維。目前的流行病學調查皆指出多攝取膳食纖維有助於維持人體的健康，包括預防憩室症及大腸癌、有助於控制血糖及血脂值等。然而，由於現今外食人口眾多，對於蔬菜類之攝取往往較為不足，因此衛生福利部建議健康成年人每日至少應攝取3～5碟的蔬菜類。

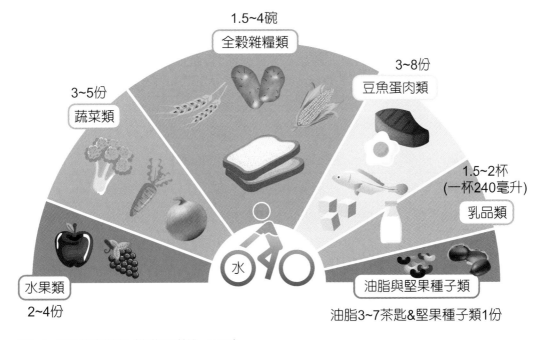

圖1-4　每日飲食指南（衛生福利部，2018）

4. 水果類：主要在提供維生素，尤其臺灣多產的水果，例如橘子、柳丁及芭樂、番茄等，皆為維生素C的良好來源。水果類每日應攝取2～4份，每份約一個拳頭大小。但由於水果富含果糖，患有糖尿病或有血糖過高問題的民眾，應注意其水果的攝取量。

5. 油脂及堅果類：主要在提供脂質。烹調中常用的豬油及各種植物油皆屬之。此外，飲食中尚有「不可見油脂」，堅果類即屬之。核桃、芝麻、杏仁果、南瓜子、腰果、花生等堅果類，含有豐富的不飽和脂肪酸，每日適量攝取有助於維持人體的健康及正常的生理機能。脂質也可提供熱量，每公克的脂質可提供9大卡的熱量，熱量密度很高。

6. 乳品類：主要在提供礦物質及維生素B_2，尤其是鈣質在牛奶中的含量特別豐富。根據國民營養調查指出，國人普遍皆缺乏鈣質，因此每日攝取1.5～2杯的奶類（每杯240 c.c），有助於補充鈣質，並進而有助於維持骨質的健康。

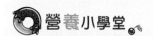 營養小學堂

以下為每日飲食指南之範例

每日飲食指南		
類別	分量	分量單位
全穀雜糧類	1.5～4碗	每碗：飯一碗（200公克）；或中型饅頭一個；或土司麵包4片。
豆魚蛋肉類	3～8份	每份：肉或家禽或魚類一兩（約30公克）或豆腐一塊（100公克）；或豆漿一杯（240c.c）或蛋一個。
蔬菜類	3～5碟	每碟：蔬菜3兩（約100公克）。
水果類	2～4份	每個：中型橘子一個（100公克）；或番石榴一個。
油脂及堅果種子類	3～7茶匙	每湯匙：一湯匙油（15公克）（1湯匙＝3茶匙）。
乳品類	1.5～2杯	每杯：牛奶一杯（240c.c.）或發酵乳一杯（240c.c.）或乳酪一片（約30公克）。

資料來源：財團法人預防醫學基金會

二、國人的健康及營養問題

　　由於醫療的進步，國人的平均壽命已逐漸延長，根據民國 102 年的統計資料指出，國人之平均餘命為 80.02 歲，男性約 76.91 歲，女性約 83.36 歲，分別較前年度上升 0.52、0.48 及 0.54 歲，因此營養與健康狀況的維持也顯得更為重要。根據衛生福利部的資料顯示，民國 102 年的國人十大死因順位依序為：

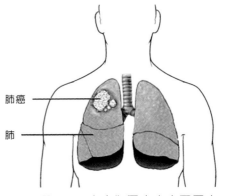

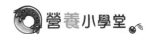

圖1-5　癌症為國人十大死因之首，其中肺癌的罹患率已逐年攀升

表1-1　民國102年的國人十大死因

排名	死因	百分比(%)
1	惡性腫瘤	29.0
2	心臟疾病	11.5
3	腦血管疾病	7.3
4	糖尿病	6.1
5	肺炎	5.9
6	事故傷害	4.3
7	慢性下呼吸道疾病	3.9
8	高血壓性疾病	3.3
9	慢性肝病及肝硬化	3.1
10	腎炎、腎病症候群及腎病變	2.9

營養小學堂

根據日本國立癌症預防研究所的研究報告，抗癌蔬菜排行榜的前十名分別為：熟甘薯、生甘薯、蘆筍、花椰菜、捲心菜、菜花、歐芹、茄子皮、甜椒、胡蘿蔔。

　　其中一半以上的疾病皆與肥胖有關（圖 1-5）。可見臺灣的飲食行為、型態及生活習慣的改變，已導致肥胖、癌症及其他相關疾病的發生率及致死率上升。

（一）營養不足問題

　　營養不足通常較易發生在貧窮地區，且有很多會發生在幼兒或兒童期，因此其重要性不言而喻。

1. 蛋白質熱量缺乏症（protein-calorie malnutrition; PCM）：此症狀主要發生在蛋白質與熱量同時攝取不足時，主要可分為瓜西奧卡症及消瘦症。瓜西奧卡症又稱為紅孩兒症，主因是因蛋白質攝取不足，因此發生水腫、毛髮變紅、生長遲緩及脂肪肝等現象，若沒有及時積極處置，死亡率提高。消瘦症的主因是飲食中長期攝取蛋白質及熱量不足，因此導致嚴重的生長遲緩現象。要治療消瘦症，在飲食中必須補充高蛋白及高熱量的食物。

2. 原發性（primary deficiency）及續發性（secondary deficiency）營養缺乏症：若食物或營養素攝取不足，進而引起營養缺乏的現象，即稱為「原發性營養缺乏症」。當飲食極度偏食、或因經濟因素而導致食物來源不足時，即易引起原發性之營養不良。而續發性營養缺乏症，其原因並非因為食物或營養素攝取不足，而是由於人體因為罹患疾病、長期用藥或嚴重酗酒等因素，進而影響到營養素的吸收或消化而導致營養缺乏的症狀。

3. 根據2005～2008臺灣營養健康狀況變遷調查的結果指出，國人普遍皆較缺乏維生素B2及鈣質，因此容易有口角炎（圖1-6）、舌炎及骨質疏鬆等現象。

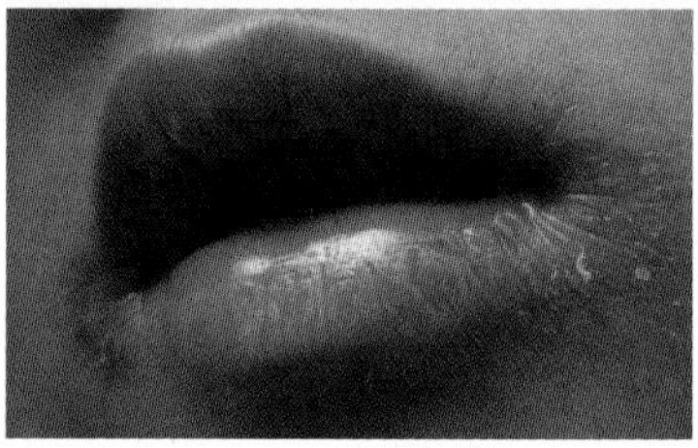

圖1-6　維生素B2缺乏易發生口角炎

（二）營養過剩問題

臺灣近年來由於經濟的改善，因此已較少發生營養缺乏的狀況，反而是因為飲食不均衡而發生營養或熱量過剩的情形。

肥胖與營養過剩已是目前不得不重視的健康問題。由於外食人口增加且飲食的不均衡，導致臺灣肥胖人口的比率逐年上升。根據 2005 ～ 2008 臺灣營養健康狀況變遷調查的結果指出，目前臺灣過重或肥胖的比例在成年男性高達 51.1％，而女性高達 35.8％，若與韓國相比，男性肥胖比例為韓國的 20 倍，女性則是近 5 倍（圖 1-7）。因此，許多與肥胖有關的慢性病也隨之發生，包括癌症、高血脂、高血壓、代謝症候群、心血管疾病、動脈硬化等。根據 2005 ～ 2008 臺灣營養健康狀況變遷調查，營養過剩問題分述如下：

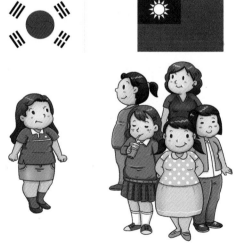

圖1-7　臺灣女性的肥胖比例為韓國的5倍

1. 高油脂、高糖、高鹽的飲食型態，導致高血壓、高血糖及高血脂的發生率增加。此三高的健康危機即稱為「代謝症候群」（圖1-8）。男性代謝症候群之盛行率由19～30歲的8.2％，隨年齡上升至65歲以上年齡層之44.5％。女性19～30歲的代謝症候群盛行率為2.2％，至65歲以上年齡層，有57.3％之女性罹患代謝症候群。依此代謝症候群盛行率之觀察，盛行率隨年齡增加而上升，且女性上升速度尤勝於男性。

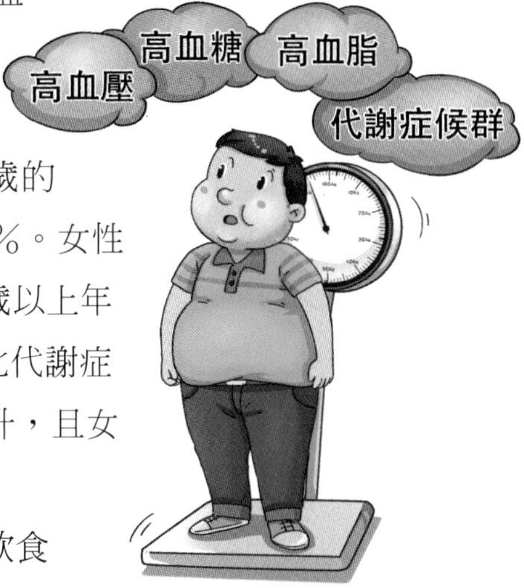

圖1-8 過度肥胖與代謝症候群的發生有密切相關性

2. 近年來，國人的飲食皆追求美味，因此造成飲食中鈉的攝取量皆過多。鈉攝取過多與高血壓的發生有關，而根據調查結果指出：高血壓盛行的年齡層分別為，中壯年男性（31～44歲）約11.4％，高齡者男性（65歲以上）上升到55.9％；中年女性（31～44歲）約2.4％，高齡者女性（65歲以上）高血壓盛行率則上升至52.3％。

3. 含糖飲料及甜食攝取量的增加、運動量減少的生活型態，導致血糖過高及糖尿病的發生率增加。根據調查指出，禁食血糖值高於126 mg/dL，或有服降血糖藥物者，45～64歲男性為18％，女性則為10％，大於65歲以上之男女性的盛行率更分別達到27.7％與24％。糖尿病會發生許多的併發症，如腎臟疾病、心血管疾病、末梢神經問題等，顯示糖的攝取已對國人健康造成嚴重的威脅。

　　要防治以上慢性病，達到人人健康的目的，除了日常生活中必須有充足的睡眠及規律的運動之外，均衡飲食也是不可或缺的因素之一。在以下的章節會簡介均衡飲食之定義及其對健康的重要性。

（三）臺灣學童的營養問題

　　兒童是國家未來的主人翁，因此學童的健康是相當重要的議題。根據吳幸娟等人所作的研究發現，臺灣兒童飲食中營養素的比例，及其他的營養狀況皆有很大的改善空間。

1. 油脂攝取量過多：根據研究結果顯示，家禽製品及油脂類為學童飲食中主要的油脂來源，而這些脂肪所提供的熱量，已超過油脂的建議攝取量上限。油脂的攝取量與成人期發生心血管疾病的機率有關，因此應從學童開始，教育學童如何正確的選用油脂及從食物攝取好的油，如建議學童以低脂乳製品代替全脂乳製品，讓學童對於油脂類的攝取有正確的觀念，以預防心血管疾病的發生。

2. 蔬果類攝取量過少：根據吳幸娟等人的研究結果指出，國內學童的蔬果攝取量皆低於建議量。每日蔬果的攝取量平均約1.8份，其中水果約只占1份。而由於蔬果類為膳食纖維的來源，當蔬果攝取量較低時，也會導致膳食纖維的攝取量減少。膳食纖維的攝取量男女生分別為16.6及15.6克，也顯著低於膳食纖維建議攝取量20～35克。

3. 肥胖：近年來由於社會的進步，外食人口的增加，造就許多小胖子。根據祝年豐的研究指出，2000～2001年間，7～9歲兒童，男生過重比率為14.7％，女生比率為9.1％；10～12歲兒童，男生過重比率為11.2％，女生比率為12.2％，而調查結果也顯示臺灣學童的過重與肥胖盛行率，皆有增加的趨勢。肥胖與許多慢性疾病的發生有關，肥胖的學童將會為未來的人生埋下慢性病的因子。因此建議宜建立學童正確的飲食行為及態度，並增加學童的運動量，以期能逐年降低學童的肥胖比率。

4. 零食的攝取：便利商店已成為現代人不可或缺的消費場所。在學童下課的時候觀察，總可看見學童進入便利商店，人手一包零食、餅乾、一杯含糖飲料。這些零食及餅乾往往含有高量的鈉，除了與高血壓的發生息息相關之外，可能也是心血管疾病及腎臟病的危險因子。含糖飲料會使學童攝取過量的糖，進而易導致成年期糖尿病的發生（圖1-9）。

圖1-9　含糖飲料喝太多，為引發糖尿病的元兇

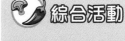

綜合活動

請同學列出一天所吃的零食及飲料種類，並參考商品上的營養標示計算你吃了多少熱量。

【請填寫在書末附頁P2】

1

　　以上皆為學者在研究調查中所發現臺灣學童營養與健康的問題。除了以上問題之外，學童尚有葉酸、維生素 B_6、鎂、磷及鐵攝取不足的隱憂，這些皆必須加以重視。是否能透過均衡飲食、增加運動量的生活習慣，來改善學童的營養及健康狀況，成為當前最重要的課題。

1-3　均衡飲食

一、國人膳食營養素參考攝取量

　　臺灣分別於 1972、1979、1986 及 1992 ～ 1993 年間，多次修訂國人每日營養素需要量。衛生福利部從 2000 年開始，集合各領域的專家或學者，討論國人營養素建議量的內容。最新一版為在 2011 年修改的「每日營養素建議攝取量（RDNA）」，更名為「國人膳食營養素參考攝取量（DRIs）」。在第七版中，增加「上限攝取量（tolerable upper intake levels, UL）」。其目的是因為民眾為了健康起見，平時往往有攝取營養補充劑的習慣。然而，很多人有錯誤的認知，認為吃愈多愈好，結果反而因為攝取過量而造成身體疾病。因此，制訂上限攝取量用來教育民眾，導正民眾「營養補充劑吃愈多愈好」的錯誤認知。

　　此外，由於數據的資料來源、計算方式及表達方式的不同，又進一步地分為建議攝取量（RDA）及足夠攝取量（AI）。用表 1-1 來說明上述不同名詞的異同及定義。

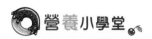

營養補充劑對癌症治療的影響

自1981年起，惡性腫瘤已蟬聯臺灣十大死因第一位長達26年，研究發現其中約30%的人，被診斷後即開始使用營養補充劑。

就補充劑的使用，目前歐洲靜脈暨腸道營養學會（ESPEN）建議手術前給予含精胺酸（Arginine, n-3 fatty acids）、核甘酸（Nucleotide）之免疫增強配方（Immune formula）能改善預後。此外部份臨床研究指出 n-3 fatty acid在癌症治療中，可減少瘦體組織消耗，減緩體重流失，增加生活品質及存活率。麩醯胺（Glutamine）及鋅的使用對某些特定患者亦會有益處。惟使用高劑量的抗氧化劑雖會改善治療引起之副作用，但可能使復發率及死亡率增加，因此在使用上需要更謹慎的考慮。

資料來源：李仁鳳，〈營養補充劑對癌症治療的影響〉

表1-1 有關膳食建議攝取量的名詞說明與定義

中文名稱	英文名稱	定義
建議攝取量	Recommended dietary allowance（RDA）	可滿足97～98%的健康人每天所需要的營養素量
足夠攝取量	Adequate intakes（AI）	當研究數據不足以制定出RDA值時，以健康者實際攝取量的數據而計算出的營養素量
上限攝取量	Tolerable upper intake levels（UL）	對於大多數人都不會引發風險的營養素攝取最高限量
國人膳食營養素參考攝取量	Dietary reference intakes（DRIs）	包含RDA, AI, UL

二、均衡飲食的重要性

　　當人們所攝取的食物或營養素中質與量，能滿足人體的營養及生理需求，並能維持人體的健康狀態，此飲食型態即稱爲均衡飲食。臺灣衛生福利部依據2005～2008年臺灣營養健康狀況變遷調查的結果，將原先的國民飲食指標及每日飲食指南作了部分修正，其目的在於讓人們的飲食內容更均衡且多樣化。以下先列出舊版的國民飲食指標：

1. 維持理想體重
2. 均衡攝食各類食物
3. 三餐以五穀爲主食
4. 盡量選用高纖維的食物
5. 少鹽、少油、少糖的飲食原則
6. 多食用鈣質豐富的食物
7. 多喝白開水
8. 飲酒要節制

　　修正後的國民飲食指標共包括12大點，分述如下：

（一）飲食指南作依據，均衡飲食六類足

飲食包含全穀雜糧類、豆魚蛋肉類、乳品類、油脂及堅果種子類、蔬菜類、水果類共六大類（圖 1-10），要維持健康，必須均衡攝取此六大類飲食，若偏食則容易造成某種營養素的缺乏或不足，進而可能引發相關疾病。例如維生素 C 不足可能引發壞血症，維生素 D 及鈣質不足可能引發骨質軟化或骨質疏鬆症等。

（二）健康體重要確保，熱量攝取應控管

臺灣國人十大死因中，有一半以上的疾病皆與肥胖有關，因此肥胖可說是慢性疾病及癌症之首。維持理想體重的第一步，即為需注意飲食熱量的控管。平時對於高熱量的食物，例如蛋糕、速食、含糖飲料、零食等，不但油脂含量高，且幾乎無營養價值，應盡量少食用，以免攝取過多熱量而導致肥胖的發生。

（三）維持健康多活動，每日至少 30 分鐘

要活就要動，多運動不但可以促進體內的血液循環，降低心血管疾病的發生率之外，還可以提高體內胰島素的敏感性，因此有助於預防糖尿病。現代人工作忙碌，坐在辦公桌前的時間往往很長，因此忽略了運動，而導致慢性病上身。若能徹底改變生活型態，每日至少撥出 30 分鐘，不論走路、慢跑、爬山、作體操等，皆可讓身體獲得運動所帶來的好處。

（四）全穀雜糧當主食，營養升級質更優

現代人追求精緻飲食，對於口感較為粗糙的全穀雜糧類接受度較差；但隨著健康意識的高漲，全穀雜糧成為促進健康的新寵兒。全穀雜糧含有豐富的膳食纖維及維生素 B 群，膳食纖維可促進腸胃蠕動，幫助排便，可預防痔瘡及大

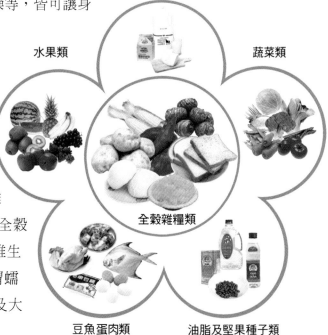

乳品類
水果類
蔬菜類
全穀雜糧類
豆魚蛋肉類
油脂及堅果種子類

圖1-10　均衡飲食必須包括六大類基本食物

腸癌的發生；維生素 B 群有助於能量調節與代謝，並與體內許多正常生理機能的維持有關（圖 1-11）。因此與白米相較，吃糙米或五穀米是更能提升營養價值的。

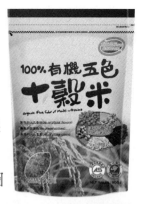

（五）少葷多素少精緻，新鮮粗食少加工

國民健康局推動「天天五蔬果」的活動，並以「蔬果579，健康人人有」作為口號，建議民眾多吃新鮮蔬果，兒童、女性及男性的每日蔬果份數分別為 5、7、9 份（圖1-12）。此外，政府也全面在校園推行營養午餐「週一無肉日」，除了愛護地球資源之外也可享有健康。

圖1-11　全穀類富含膳食纖維，有助於健康的維持

（六）當季在地好食材，多樣選食保健康

在購買食物時，最好具備「食物哩程」的觀念。當食物哩程愈短，就代表食物越新鮮，營養成分也越高（圖 1-13）。因此，購買食物時應考量「當季」及「在地」兩大原則。

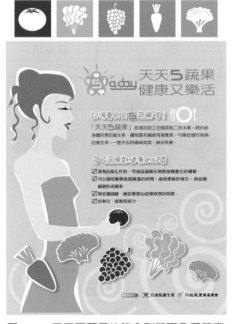

圖1-12　天天五蔬果的飲食型態可永保健康

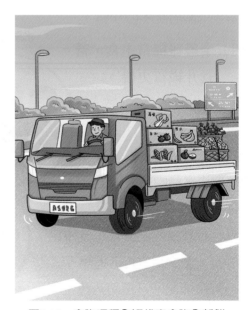

圖1-13　食物哩程愈短代表食物愈新鮮

（七）購買點餐不過量，分量適中不浪費

　　「吃到飽」為現今社會非常風行的飲食型態。然而，吃到飽除了造成食材浪費之外，民眾更會攝取過多的熱量，而造成體重增加，進而造成慢性病的罹患機率大為增加。因此點餐時，分量適中即可，「餐餐八分飽，兩分來助人」。

（八）含糖飲料應避免，多喝開水更健康

　　董氏基金會調查臺灣 10 家連鎖手搖杯飲料店、232種茶飲的含糖量。結果發現，16%半糖飲料的含糖量跟全糖一樣、61%半糖飲料的含糖量是全糖的七到八成。可見高糖已成為現今社會非常普遍的飲食型態。高糖會影響體內胰島素的敏感性，更易導致高血糖的發生，不可不慎。（圖 1-14）

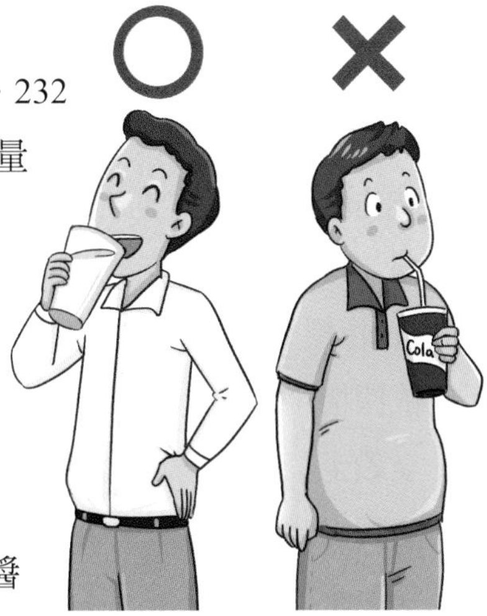

圖1-14　多喝白開水，人生變彩色

（九）太鹹不吃少醃漬，低脂少炸少沾醬

　　目前許多研究皆證實，吃太鹹、飲食中過多沾醬及過多醃漬品，可能皆與高血壓的發生有關。市售調味料，如沙茶醬、番茄醬、豆瓣醬、雞精粉、臘味食品等也含有高量的鈉，因此在選購時應特別注意。最好的方法就是盡量少食用，以避免其對身體的危害。

（十）母乳營養價值高，餵哺至少六個月

　　母乳中含有最適合嬰兒發育的營養素及抗體，因此應盡量以全母乳哺育嬰兒至少六個月。母乳中含有 IgA 抗體，對於增加嬰兒的免疫能力有幫助（圖 1-15），因此有研究發現，以母乳哺育的嬰兒，長大後發生蕁麻疹等過敏現象的機率較低。

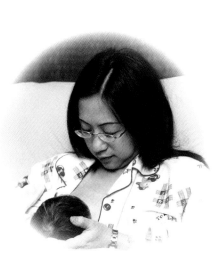

（十一）每日飲酒不過量，懷孕絕對不喝酒

　　酗酒者容易造成營養素的流失，尤其是維生素 B 群，且容易引起肝臟相關疾病，例如肝炎、肝硬化、甚至是肝癌。若在懷孕期間飲酒，過量的酒精可能會傷害成長中的胎兒，因此飲酒絕對不可過量。

圖1-15　母乳是媽媽送給嬰兒最好的禮物

（十二）來源標示要注意，衛生安全才能吃

　　由於最近食安新聞事件特別多，因此民眾對於食品的來源皆十分重視。在食品烹調及儲存的過程中，應特別注意衛生與安全，以防食品中毒事件發生。在購買食物或食材時，也應特別注意來源、產地、成分、有效日期、成分標示等（圖 1-16）。

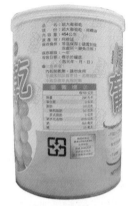

圖1-16　購買食物時須注意來源及標示

　　另外，為了追求健康，國內素食風潮也應運而生。然而，根據調查顯示，國人素食型態中因加入過量的油，所以反而對於健康有不良的影響。因此，衛生福利部也提出素食的飲食指標，與一般的飲食指標大同小異，簡列如下：

1. 依據指南擇素食，食物種類多樣化。
2. 全穀至少三分一，豆類搭配食更佳。
3. 烹調用油常變化，堅果種子不可少。
4. 深色蔬菜營養高，菇藻紫菜應俱全。
5. 水果正餐同食用，當季在地分量足。
6. 口味清淡保健康，飲食減少油鹽糖。
7. 粗食原味少精緻，加工食品慎選食。

🍩 營養小學堂

1. 毒澱粉混出彈牙口感 ── 粉圓、粄條難逃毒害

珍珠奶茶、客家粄條、九份芋圓等產品都是臺灣知名美食，但食品藥物管理署經舉報有業者在食品中添加未經核准的「順丁烯二酸」化製澱粉，長期過量食用可能導致腎小管壞死、急性腎衰竭。國內毒物專家曾指出，臺灣人洗腎率居全球之冠，可能原因就是這類毒澱粉所致。

此波毒澱粉事件就像2011年的塑化劑事件，業者為撙節成本和迎合消費者的喜好口感，在番薯粉或其他澱粉中添加廉價的工業用化製澱粉，受到波及的食品種類繁多，大多是香Q彈牙的國民美食，包括粄條、芋圓、粉圓、黑輪、天婦羅、肉圓、粉粿、米粉、蚵仔煎等。

2. 名人代言失效 ── 胖達人麵包假天然

名人代言不一定就是品質保證！由藝人小S代言、其夫婿許雅鈞投資的「パン（胖）達人手感烘焙」麵包店，產品素來標榜以天然酵母製作、無化學添加物，8月下旬卻遭香港網友踢爆含有人工香料，涉嫌廣告不實。

此則訊息引發國人關注，臺北市衛生局稽查胖達人敦南分店，現場確實發現9項人工香料，而在跨縣市持續追查和社會輿論的壓力下，業者終於坦承使用人工香精製作麵包。

即使胖達人使用的香精都符合我國《食品添加物使用範圍及限量暨規格標準》，屬於合法添加物，但其宣稱無化學添加的行銷手法，已涉嫌廣告不實，經與消保官協商，只能提供有限期的退費和禮券補償。

經此風波，胖達人已有多家分店關閉，還在營業的門市也從門庭若市變成門可羅雀，業績大幅下滑。而胖達人事件中，股東結構涉及的內線交易，目前尚在偵辦當中。

資料來源：華人健康網　2013十大食安事件回顧專題報導。

8. 健康運動30分，適度日曬20分。

　　臺灣的素食人口已逐年增加，但因為素食的食材選擇性較少，且素食食材普遍較缺乏鐵質及維生素 B_{12}，因此素食者較容易有營養缺乏及營養不良的情形。在素食者的飲食中，必須攝取多種類的蔬果、堅果、豆類及全穀類，以期能夠攝取到較全面性的營養素（圖 1-17）。奶蛋素者可藉由奶類、奶製品及蛋，補足較為缺乏的鐵質、蛋白質及維生素 B 群。

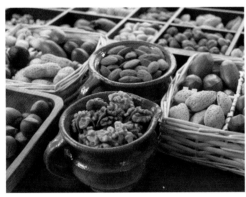
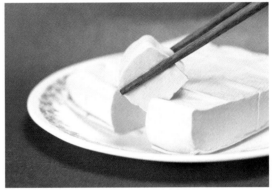

圖1-17　素食者宜多攝取豆製品及堅果類，以攝取到全面性的營養素。

　　本章讓讀者對於營養素的重要性及食物種類有基本的認識，讓民眾在吃得美味的同時，也能吃得健康。而對於國人普遍的營養缺乏問題，例如鈣質、維生素 B_2 的缺乏等，也在飲食品質上有很大的改善空間，這些都是未來餐飲營養學需要努力的方向。

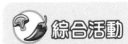

綜合活動

請同學檢視自己日常的飲食型態是否符合國民飲食指標中十二大點，並與班上同學討論。
【請填寫在書末附頁P2】

營養小學堂

醫食同源

韓國朝鮮時期的醫女大長今，
即推崇用健康的飲食方式來預
防疾病。中國古代的醫神華
佗，也建議用食療取代藥療，
讓病患能有更好的生活品質。
健康快樂的人生，首重營養。

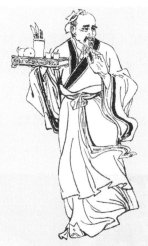

醫神華佗注重飲食養生

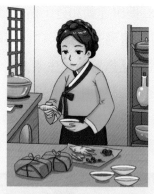

大長今推崇用健康的飲食方
式來預防疾病

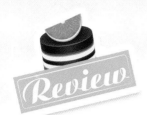

本章重點

1. 目前已知人體所需要的營養素約有50多種，可分爲醣類、蛋白質、脂肪、維生素、礦物質及水分。其中醣類、蛋白質及脂肪由於可產生熱量，因此稱爲「產能性營養素」；維生素、礦物質及水由於主要與調節生理機能有關，因此又稱爲「機能性營養素」。

2. 六大類基本食物爲：全穀雜糧類、豆魚蛋肉類、蔬菜類、水果類、油脂及堅果類、乳品類。

3. 高油脂、高糖、高鹽的飲食型態，容易導致肥胖、高血壓、高血糖、高血脂等慢性病甚至是癌症，因而造成現代人的健康危機。

4. 修正後的國民指食指標共有12大項，此12大項也是均衡飲食的重心。要維持身體健康必須以均衡飲食作爲基礎。

5. 在第七版的國人膳食營養素參考攝取量版本中會增加上限攝取量的訂定，主要是在教育民眾，導正民眾「營養補充劑吃愈多愈好」的錯誤認知。

Chapter 2
營養生理

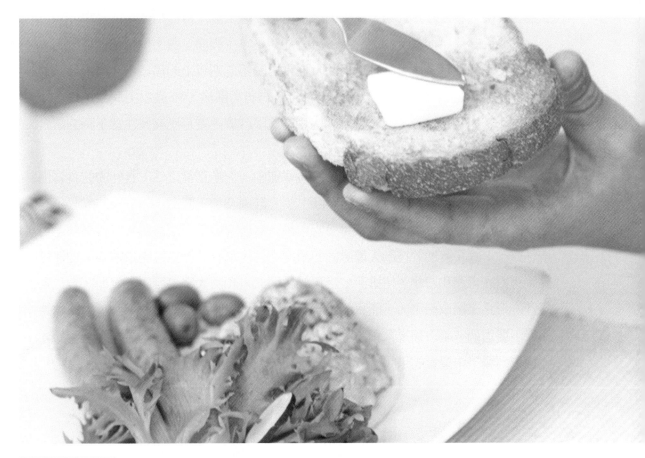

學習目標

1. 認識人體消化系統的組成
2. 分辨人體消化系統的功用
3. 了解人體消化酵素及荷爾蒙的種類
4. 明白消化系統的相關疾病

| 案例學習 | 主題：預防大腸癌，培養良好飲食習慣不可少 |

　　光田綜合醫院大腸直腸外科主任吳喬森醫師，日前診斷出一名李姓男子，平時作息正常、不熬夜，三餐也都不外食，無家族病史，卻在上個月做糞便潛血篩檢時呈陽性反應，就醫確診為第一期大腸癌，所幸經過治療，目前已穩定恢復中。

　　大腸直腸癌早期並無特別症狀，患者通常是發生腹痛、腹脹、排便習慣改善，甚至血便等症狀時，才會就診，但此時通常已是第二期以上的癌症。吳喬森醫師建議，民眾可透過糞便潛血檢查來進行大腸癌的初步篩檢，40 歲以上民眾，每 3 年就要做一次大腸鏡檢查，若是有家族史等高風險群者，更是應該多注意平時的飲食及生活習慣。

　　要預防大腸癌的發生，除了平時應規律運動，作息正常之外，良好的飲食習慣更是不可或缺的。多攝取蔬果、全穀類，少吃紅肉及加工製品，對於預防大腸癌有正面的助益。此外，也建議民眾可多吃蘋果。有研究發現，因為蘋果富含果膠等可溶性纖維，除了有助於控制人體膽固醇濃度之外，還有助於促進腸道蠕動，加速排除腸道內的毒素和廢物，使排泄較為順暢，因此可預防大腸癌發生。然而，若以喝果汁的形式來攝取蘋果，可能只能喝到一些糖，但果膠的攝取量並不多，因此建議民眾，要透過多攝取蘋果來預防大腸癌，盡量吃蘋果的完整型態是最好的，這樣才能攝取到蘋果中豐富的果膠。

新聞來源：https://news.tvbs.com.tw/health/854813　　2018.1.18

★ 問題與討論

　　請查詢 2017 年臺灣最新癌症十大死因，大腸癌名列第幾名呢？

2

人體攝取營養素的過程，必須將所攝取到的食物進行消化跟吸收，被吸收的營養素才能供人體所利用。醣類、蛋白質、脂肪等食物中的營養素，在消化道中要先被分解成甘油、胺基酸、葡萄糖等小分子，才能進入腸細胞，並進入血液或淋巴循環，經過吸收後，最終無法被人體所利用的殘渣或代謝產物即會排泄出來。為了讓食物能夠提供熱量、滿足人體生長發育、幫助人體建造或修補組織等，消化、吸收與排泄是三個非常重要的生理過程。

營養生理學的內容，除了在介紹與了解人體的消化系統及其功能之外，還須探討消化道的相關健康問題。當消化道發生異常的病理現象時，即有可能會影響到營養素的消化與吸收，進而導致人體疾病的產生。因此，如何藉由均衡的飲食及定期運動的健康生活型態，進而維持消化道的健康，也成為營養生理學的當務之急。

 ## 2-1　人體消化系統的組成

消化系統是由兩部分構成，分別是消化道及附屬器官（圖2-1）。消化道包括口腔、食道、胃、小腸、大腸及肛門所組成，其中小腸包括十二指腸、空腸及迴腸；而大腸則包括盲腸、昇結腸、橫結腸、降結腸、乙狀結腸及直腸。消化道全長約為 7.5 ～ 9.5 公尺左右。附屬器官包括肝臟、胰臟及膽囊。肝臟及膽囊會分泌膽汁，胰臟會分泌胰液及胰脂解酶，這些都與營養素的消化作用息息相關，也扮演著非常重要的角色。

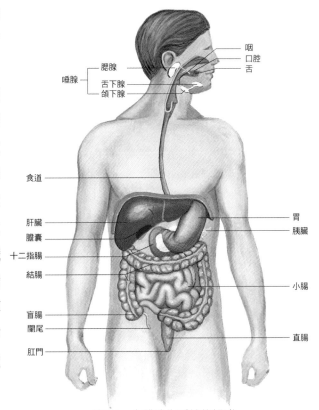

咽
口腔
舌
腮腺
唾腺
舌下腺
頜下腺
食道
肝臟
膽囊
十二指腸
結腸
盲腸
闌尾
肛門
胃
胰臟
小腸
直腸

圖2-1　人體消化系統的組成

一、消化道的構造

消化道由多層結構所構成，分別爲黏膜層、黏膜下層、肌肉層及漿膜層（圖 2-2）。

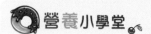

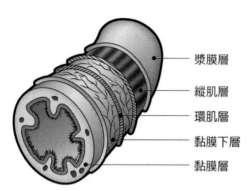

漿膜層
縱肌層
環肌層
黏膜下層
黏膜層

圖2-2　人體消化道管壁的基本構造

1. 黏膜層（mucosal layer）：由柱狀上皮細胞及黏膜肌層組成，位於腸胃道的最內層，因此會直接接觸到食糜。柱狀上皮細胞經排列後會凸起形成絨毛，可增加消化道表面積。黏膜層內部有很多可分泌消化液的腺體，因此其表面較爲滑潤。黏膜層中也含淋巴小結，具有免疫調節之功能。

2. 黏膜下層（submucosal layer）：黏膜下層主要爲結締組織，含有豐富的血管及淋巴，可調控消化道及消化細胞的分泌作用或活性。

3. 肌肉層（muscularis）：消化道的肌肉層由環肌層及縱肌層構成。當肌肉進行不同的收縮運動時，消化道會進行食物攪拌、混合，讓食物沿著同樣的方向推進，並促使消化道進行蠕動及分節運動（圖2-3、2-4）。此外，肌肉層之間也具有神經叢，可調控消化道的運動。

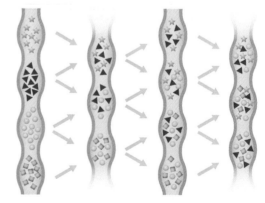

圖2-3　消化道的分節運動—消化道可藉由分節運動，將食物分解成小塊並將食物互相混合

2

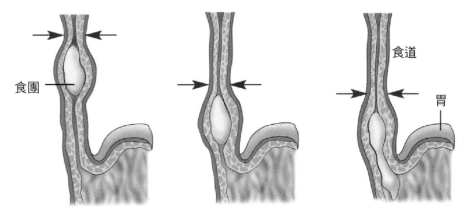

圖2-4　消化道的蠕動運動—消化道可藉由蠕動運動，將食物往前推進

4. 漿膜層（serosal layer）：位於消化道最外層。結構中有一部分漿膜層會構成腹膜，具有保護的功能。

二、消化器官之消化作用

食物的消化過程包括物理性消化、化學性消化及微生物消化三個階段。而這三階段的消化過程，皆與人體的消化系統有密切相關性。

（一）口腔

口腔的主要功用在咀嚼食物。藉由將食物咬碎、切斷或磨碎，可使食物易於吞嚥且順利通過食道。而人體的唾液腺有三對，分別為耳下腺、舌下腺及頜下腺。唾液腺所分泌的唾液，具有潤滑食物的功用，使食物較容易吞嚥。唾液還可溶出食物中的成分，讓舌頭上的味蕾能夠辨別出酸、甜、苦、鹹等味道（圖2-5）。此外，唾液中還含有唾液澱粉酶，可以初步分解食物中的澱粉。

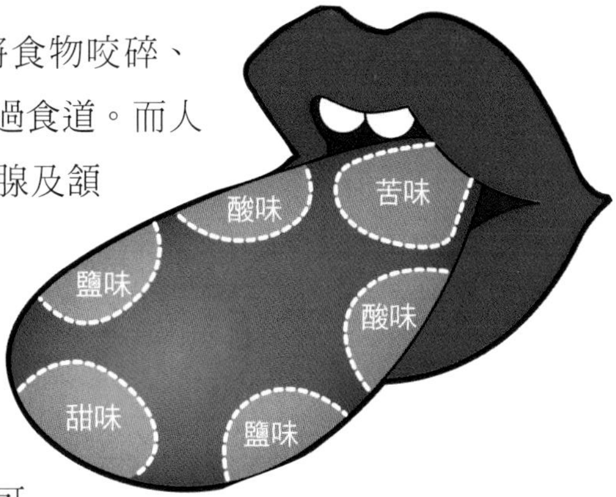

圖2-5　舌頭上的味蕾能夠辨別出酸、甜、苦、鹹等味道

（二）食道

食道長約 25 公分，是口腔與胃之間的通道。食物在口腔中被磨碎後，會經由吞嚥動作將食物推進食道中，而食道則以蠕動的方式，讓食物通過賁門括約肌而進入胃裡。當食物進入胃中之後，賁門括約肌則會關閉，以防食物或胃酸逆流。

（三）胃

胃是消化道中最大的部分，總容量約為1000～3000毫升（圖2-6）。胃的構造可分為賁門、胃底、胃體、胃竇及幽門。當食物在胃中儲存，並與胃液互相混合之後，就會藉由胃的蠕動作用，將食糜送入小腸。食糜完全離開胃部所花費的時間即稱為排空時間。一般而

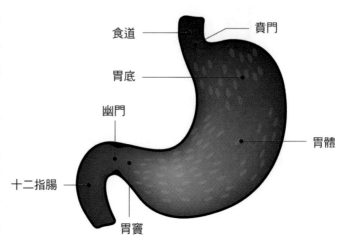

言，胃排空的時間約為 4 ～ 6 小時，但會受到食物的型態及組成所影響。含醣類較多的食物在胃中停留的時間最短，蛋白質及脂肪含量較多的食物則排空時間較長。因此，攝取蛋白質及脂肪含量較多的食物，會使人體有較強烈的飽足感。

圖2-6　胃是消化道中最大的部分，總容量約為1000～3000毫升

胃的主細胞、壁細胞及柱狀上皮細胞會分泌胃液，其主要作用在消化食物，並可保護胃黏膜以及潤滑食物。而胃液中含酶有高濃度的鹽酸、黏液及胃蛋白酶、脂解酶及凝乳酶。某些飲食成分會影響胃液的分泌情形，例如咖啡、茶及酒精等刺激性食物，會使鹽酸的分泌量增加，進而刺激胃液分泌。因此，患有胃潰瘍、十二指腸潰瘍及腸胃道疾病的人，不建議攝取太多刺激性的食物（圖 2-7）。

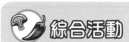

綜合活動

試各舉兩例，說明飲食中含醣類、蛋白質及脂肪較多的食物。
【請填寫在書末附頁P5】

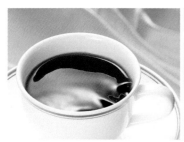
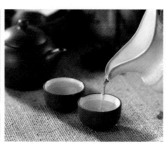
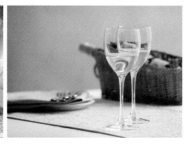

圖2-7　患有胃潰瘍、十二指腸潰瘍及腸胃道疾病的人，不建議攝取太多咖啡、濃茶及酒精類飲料

2

胃所分泌的胃酸可以幫助鐵質的吸收，因此當胃酸缺乏時，可能會導致鐵質吸收的減少而造成缺鐵性貧血。胃也可以分泌內在因子，有助於維生素 B_{12} 的吸收，當維生素 B_{12} 缺乏時則易發生惡性貧血。

（四）胰臟

胰臟位於腹腔的深處，胃的後方，長約 15 ～ 20 公分，寬約 3 公分。胰臟有內分泌及外分泌兩種功能。

1. 內分泌功能：是胰臟中的蘭氏小島，又稱胰島，可分泌胰島素（insulin）及昇糖素（glucagon）。當人體血糖過高時，胰臟會分泌胰島素用以降低血糖；而當人體血糖過低時，則會分泌昇糖素以升高血糖，因此胰臟對於人體內血糖的恆定扮演了關鍵性的角色。

2. 外分泌功能：是指胰臟能夠分泌胰液，當食糜進入小腸後，就會刺激腸促胰激素及胰泌素兩種荷爾蒙的分泌，進而刺激胰臟分泌胰液。胰液的組成，包括澱粉酶（amylase）、蛋白酶（protease）及脂解酶（lipase），用來消化澱粉、蛋白質及脂肪（圖2-8）。

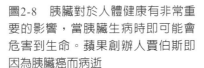

圖2-8　胰臟對於人體健康有非常重要的影響，當胰臟生病時即可能會危害到生命。蘋果創辦人賈伯斯即因為胰臟癌而病逝

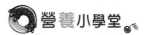

營養小學堂

惡性貧血也稱做巨球性貧血，是除了缺鐵性貧血外很常見的一種貧血類型。在治療惡性貧血上可以給病人補充葉酸及維生素 B_{12} 製劑即可有效改善貧血症狀。在臨床上發現，素食者尤其容易出現維生素 B_{12} 攝取不足的情形而導致惡性貧血，所以對於此類因飲食失調所引起貧血的病人，可以從日常飲食上改善，平日注意多補充富含維生素 B_{12} 及葉酸的食物，如瘦肉、肝、奶蛋類、深綠色蔬菜或檸檬、香瓜等水果。除了飲食失調的人容易有惡性貧血外，另外還有老年人以及曾經接受胃部手術的人，容易因為營養不良及胃腸功能分泌不足而導致維生素 B_{12} 吸收不良，所以也是容易發生惡性貧血的族群。

資料來源：郭冠億，〈由「長期吃蛋素導致惡性貧血」新聞事件淺談惡性貧血的原因與預防方法〉

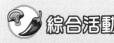

綜合活動

請查詢胰臟癌相關資料，並與同學老師討論如何藉由飲食來預防胰臟癌。

【請填寫在書末附頁P5】

（五）肝臟

　　肝臟是人體腹腔中最大的器官，位於右上腹部，其功能很複雜，幾乎參與體內所有的代謝過程。肝臟可製造及分泌膽汁，因而有助於乳化脂肪，幫助脂肪的吸收及脂溶性維生素的代謝。成人肝臟每日可分泌約 500 ～ 1000 毫升的膽汁。除了肝臟之外，膽囊也有濃縮及儲存膽汁的功能，當脂肪類食物進入十二指腸後，膽汁即由膽囊中釋放出來，並與胰臟而來的消化液互相融合，以幫助脂肪的消化。此外，肝也存在人體所需的肝解毒酵素系統。肝解毒酵素系統分成 phase I 及 phase II 兩個階段，當兩階段的酵素活性達到平衡時，就能代謝人體所攝入的毒物，如農藥、重金屬等。因此有句廣告詞說：肝若好，人生是彩色的。

　　肝臟的單位是肝小葉，而肝臟的血液主要是由肝動脈及肝門靜脈來供應。由肝動脈而來的血液，主要是將氧氣供應給肝臟細胞使用；由肝門靜脈而來的血液，可將腸胃道所吸收而來的養分供應給肝臟。肝臟即利用這些養分進行營養物質的儲存。

（六）小腸

　　小腸是整個消化道最長的一段，上端起源於胃的幽門，下端經迴盲瓣連接大腸。小腸從前段到後段依序為十二指腸、空腸跟迴腸。另外還有一段闌尾，其位於盲腸底部，它其實是一段已退化的腸，已經無吸收或排泄的功能。由於人體內的消化作用大部分皆在小腸裡進行，因此小腸的內壁有許多皺摺，皺摺的黏膜細胞上有非常大量的絨毛，這些絨毛可以增加食糜與腸道接觸的表面積，讓消化酵素的作用更加完全，且可以讓營養素被小腸吸收的面積更大，有利於營養物質的吸收（圖 2-9）。小腸可分泌的消化酵素，包括腸激酶（enterokinase）、胺基胜肽酶（amino peptidase）、雙胜肽酶（dipeptidase）、雙糖酶（disaccharidase）、卵磷脂酶（phospholipase）及核酸酶（nuclease）

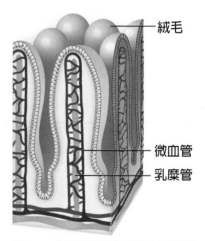

絨毛

微血管

乳糜管

圖2-9　小腸絨毛可以增加食糜與腸道接觸的表面積，讓消化酵素的作用更加完全，且可以讓營養素被小腸吸收的面積更大，有利於營養物質的吸收

2

等。這些消化酵素將食糜消化完畢後，即可由人體不同部位吸收，其中脂肪類物質由小腸絨毛的中心乳糜管吸收，並經由淋巴系統運送至胸管；而葡萄糖及其他養分則由微血管吸收進入門脈循環中。

（七）大腸

大腸包括盲腸、闌尾、昇結腸、橫結腸、降結腸、乙狀結腸、直腸及肛門（圖2-10）。食糜中大部分的營養素都已在小腸中吸收，而大腸所分泌的液體或黏液中並不含消化酵素，所以在大腸中並無消化作用的進行。

大腸的功能主要包括：

1. 微生物的發酵作用：大腸內的微生物可發酵及利用腸道內的膳食纖維及寡糖類物質，發酵後產生氣體、有機酸及毒性物質等。其中有機酸中的乳酸，可使腸道中 pH 值下降，進而有助於鈣質等礦物質的吸收。此外，大腸內微生物也可合成維生素，例如維生素 K 即是由大腸細菌所合成。

2. 排泄作用：水分及部分電解質可在大腸中吸收，例如鈉及氯等，而其他人體無法消化吸收的廢物，會在大腸形成糞便，並經由肛門排出。

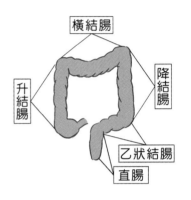

圖2-10　大腸的主要構成

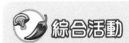

請查詢何謂飲食中的「益菌生」物質，並與老師同學討論。【請填寫在書末附頁P5】

2-2　消化與吸收

一、消化荷爾蒙及其功能

一般生活中所攝取到的食物皆為大分子，這些大分子要能順利被吸收，首先必須先被分解成小分子。將食物的大分子分解成小分子的過程，即稱為消化作用。消化作用必須靠許多消化荷爾蒙的作用，以下簡介幾種腸胃道荷爾蒙及其功能。

1. 胃泌素（gastrin）：胃泌素由胃部細胞及十二指腸分泌，其功能在促進胃酸分泌、活化胃蛋白酶、促進胃黏膜生長、促進腸胃平滑肌收縮及刺激胰泌素的分泌等。當攝取富含蛋白質的食物後，或是迷走神經受到刺激，就會增加胃泌素的分泌。

2. 膽囊收縮素（cholecystokinin）：膽囊收縮素是由小腸黏膜上皮細胞所組成，並由十二指腸分泌，其功能在刺激膽囊收縮與胰消化液的分泌，並使總膽管的十二指腸末端周圍的括約肌鬆弛，進而可促進脂肪及蛋白質的消化。發表在美國 "AJP - Gastrointestinal and Liver Physiology" 〈美國胃腸與肝生理學雜誌〉2004年1月號上的一項研究指出，膽囊收縮素在調節胃腸活動，是控制進食量的重要物質。

3. 胰泌素（secretin）：胰泌素又稱為促胰液素，是由十二指腸所分泌，胃酸是刺激胰泌素分泌的最主要因素，其他如膽汁、脂肪、鈣離子、酒精等皆會刺激胰泌素分泌量的增加。胰泌素的功能包括促進胰液中水分的分泌、增加膽囊收縮素對於胰臟的作用、抑制胃酸分泌及延緩胃的排空、刺激膽汁分泌等作用。當胰泌素分泌不足時，會導致胰液不足以中和進入十二指腸的胃酸，因而形成潰瘍，因此臨床上常發現有部分的十二指腸潰瘍病人，其胰泌素的分泌量是低於正常值的。

4. 胃抑素（gastric inhibitory peptide）：是由十二指腸及迴腸上的黏膜細胞所分泌，當十二指腸中有大量的葡萄糖及脂肪存在時，其分泌就會受到刺激。胃抑素的功能包括抑制胃液的分泌及胃排空及刺激胰島素的分泌。

5. 飢餓素（ghrelin）：由胃黏膜細胞的腺體所分泌，由28個胺基酸構成，飢餓素的作用在於引發飢餓感、促進食慾、促進胃蠕動及胃酸分泌、促進生長激素分泌等。近年來的研究顯示，飢餓素與血糖的調節及體重的控制皆有密切相關性。科學家的研究結果顯示將飢餓素注射到老鼠的腹腔或腦室中，會使得脂肪的分解減少，攝食量增加而導致體重增加。此外，在2006年，日本醫學家發現飢餓素會導致血糖上升。以實驗老鼠為例，隨著飢餓素的分泌，實驗老鼠的血糖值平均會上升30％。這項發現顯示，如果控制飢餓素的分泌，將有效治療高脂肪飲食所引起的糖尿病，因此，對於糖尿病的治療可說是一大突破，日本學者將針對此一方向進行深入研究。

6. 體制素（somatostatin）：可由下視丘、胃、小腸、胰臟細胞所分泌，主要作用在抑制胃酸分泌。體制素其它的功能還有可控制體內生長激素的含量，目前醫學界已經在研究利用體制素來治療肢端肥大症。

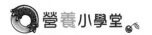

營養小學堂

肢端肥大症（acromegaly）是一種內分泌及代謝性疾病。由於生長激素（hGH）生產過量，導致患者體型脹大，生理功能異常。此病通常在中年時發病，若在發育前發病，則會不斷長高，令患者患上巨人症。

資料來源：肢端肥大症，維基百科

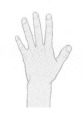
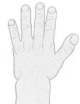

肢端肥大症

二、醣類、蛋白質及脂質的消化與吸收

　　人類飲食中最大的熱量來源，包含醣類、蛋白質及脂質三大營養素，為了獲得這些營養，必須先進行消化及吸收作用，才能讓人體吸收到所需的養分，並進而得到健康。以下簡介三大營養素的消化及吸收過程。

（一）醣類

　　食物中的醣類主要由多醣類（澱粉、纖維素等）、雙醣類（蔗糖、麥芽糖及乳糖）及單醣類（葡萄糖、果糖、半乳糖）所構成，以澱粉為例，介紹醣類的消化與吸收作用。

1. 消化作用：當澱粉類進入口腔內之後，即由唾液澱粉酶（salivary amylase）進行初步消化，將澱粉分解為麥芽糖（maltose）及糊精（dextrin）。唾液澱粉酶會在胃中被胃酸破壞，而胃對於醣類並沒有消化的作用，因此醣類接下來的消化即由小腸內的胰澱粉酶（pancreatic amylase）負責。醣類經過這兩種酵素的作用之後，會形成雙醣類物質（麥芽糖、乳糖、蔗糖）。這些雙醣類可藉由位於小腸表皮細胞上的酵素（如麥芽糖酶、乳糖酶、蔗糖酶），將之分解成葡萄糖、果糖、半乳糖等單糖類，即完成醣類的消化過程（圖2-11）。一般而言，醣類的消化率約為98%。在所有的醣類之中，纖維素不會被小腸內的酵素分解及消化，因此可在大腸內形成糞便，此外，尚有其他的多醣物質，例如洋菜、植物膠、海藻膠等，也由於無法被消化，因此在食品業中常用以作為減重輔助食品（圖2-12）。

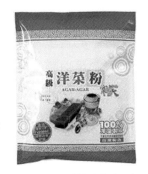

圖2-12　洋菜由於無法被消化酵素消化，因此在食品業中常用以作為減重輔助食品

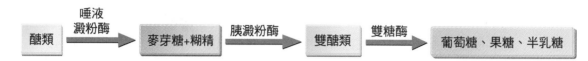

圖2-11　醣類的消化作用

2. 吸收作用：消化完畢的單糖類會藉由兩種方式穿過小腸表皮細胞而輸送至血液中。

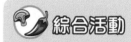

綜合活動

試設計三種用洋菜或植物膠製作的甜點，並與同學分享。【請填寫在書末附頁P5】

(1) 第一種方式稱為主動運輸，其吸收方式是將營養素由低濃度處運送至高濃度處，葡萄糖及半乳糖即利用此方式吸收。

(2) 第二種方式稱為被動擴散，是將營養素由高濃度處往低濃度處運送，果糖即利用此種原理吸收。被動擴散的機制是因為果糖無法溶於細胞膜上的脂肪層，無法通過細胞膜，因此必須要有攜帶者（carrier）來協助果糖的吸收，讓果糖能夠通過細胞膜而進入細胞，完成醣類的吸收作用。每種單糖的吸收率不盡相同，若以葡萄糖的吸收速率為100，則其它單糖的吸收速率分別為：半乳糖（110）、果糖（70）、木糖醇（36）、山梨醇（29）。

（二）蛋白質

蛋白質經過良好的消化吸收作用之後，可提供豐富的胜肽（peptide）及胺基酸（amino acids），因此其消化及吸收作用非常重要。

1. 消化作用：口腔對於蛋白質並沒有消化作用，因此其消化作用主要在胃及小腸中進行。胃中的胃蛋白酶及胰臟所分泌的胰蛋白酶（trypsin）、胰凝乳蛋白酶（chymotrypsin），可將蛋白質分解為胜肽小片段。而小腸黏膜會分泌胺基胜肽酶、羧基胜肽酶（carboxy

營養小學堂

在某些食物中含有胰蛋白酶抑制劑，例如大豆、花生、菜豆等。胰蛋白酶抑制劑會妨礙胰蛋白酶的作用，進而影響到蛋白質的消化及吸收。把上述食物加熱過後，即可破壞當中的胰蛋白酶抑制劑，因此這些食物不宜生食。

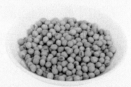

大豆因含胰蛋白酶抑制劑會妨礙胰蛋白酶的作用，進而影響到蛋白質的消化及吸收，因此不宜生食。

peptidase）及雙胜肽酶，將胜肽小片段分解為游離的胺基酸（圖2-13）。近年來的研究發現，人體中有20多種不同的胜肽酶，可針對不同的胜肽片段進行分解。不同的食物有不同的消化率，例如奶類、蛋的消化率約為97%，豆類等植物性蛋白質的消化率約為80%，平均來說，蛋白質的消化率約為92%。

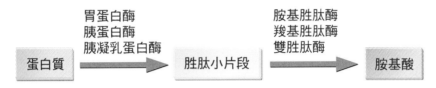

圖2-13　蛋白質的消化作用

2. 吸收作用：蛋白質的吸收作用，主要是在空腸部位進行。蛋白質在經過消化後，會形成雙胜肽（dipeptide）、三胜肽（tripeptide）及胺基酸（amino acids）。這些待吸收的小分子，藉由運送蛋白質的協助，以主動運輸的方式輸送入小腸，由小腸黏膜細胞吸收而進入血液循環中。而對於蛋白質的吸收能力，嬰兒比成人為佳，因為新生兒會藉由胞飲作用吸收分泌到母乳中的抗體，因此其吸收率較高。

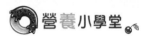

營養小學堂

胞飲作用（pinocytosis）也叫內吞作用，是指物質吸附在細胞膜上，然後透過細胞膜往內折而將物質轉移到細胞內，為細胞獲取物質及液體的過程。

資料來源：胞飲作用(A+藥學百科)

　　不同的胺基酸有不同的吸收速率。芳香族胺基酸（aromatic amino acids）、脂肪族胺基酸（aliphatic amino acids）、含硫胺基酸（amino acids with sulfur）、組胺酸（histidine）等，其吸收速率最快；離胺酸、精胺酸的吸收速率較慢；天門冬胺酸跟谷胺酸其吸收速率最慢。很多人在吃了富含蛋白質的食物後發生過敏現象，主要是因為蛋白質皆有其本身的特異性，因此在進入人體後不能直接被利用，才會引發過敏反應（圖 2-14）。

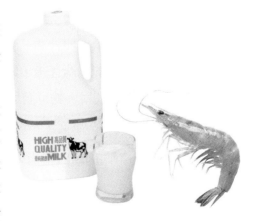

圖2-14　某些富含蛋白質的食物易引起過敏現象

（三）脂質

　　脂質不僅可以提供熱量，同時也能幫助脂溶性維生素的吸收，因此對於人體有相當重要的生理作用。脂質的消化及吸收作用較爲複雜，以下加以簡介之。

1. 消化作用：食物中的油脂主要以三酸甘油酯的形式存在。在消化道的上端，分別有口腔中的舌脂解酶（lingual lipase）及胃脂解酶（gastric lipase），負責分解中鏈及短鏈三酸甘油酯（triglyceride）。由於胃脂解酶的最適作用pH值爲6.3～7，而胃中的環境較偏酸性，因此胃脂解酶作用較不強。脂質主要的消化部位是在小腸。當食糜進入十二指腸之後，腸黏膜會產生膽囊收縮素、腸抑胃激素及腸促胰激素，這三種荷爾蒙有助於膽汁、胰液、胰脂解酶的分泌。其中膽汁中的膽鹽能乳化脂肪，使不溶於水的脂質分散成小膠體顆粒，提高脂質的溶解度，增加消化酶與脂質的接觸面積，因此有助於脂質的消化。而胰脂解酶則負責分解脂質，以形成甘油酯、脂肪酸和甘油，完成脂肪的消化過程（圖2-15）。

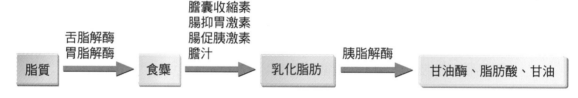

圖2-15　脂質的消化作用

2. 吸收作用：脂質的吸收作用主要是在十二指腸及空腸進行。消化完的中、短鏈脂肪酸及甘油，由於分子較小，因此可直接被小腸黏膜吸收，並藉由血液循環的運輸而進入肝臟。長鏈脂肪酸的吸收則較複雜。由於其分子較大，不能直接由小腸黏膜吸收，須先與甘油、膽固醇、蛋白質等結合形成乳糜微粒。乳糜微粒進入小腸絨毛中的乳糜管後，即經由淋巴系統運送至下腔靜脈吸收至血液，以運送至全身各處利用，就可滿足人體對於脂質及能量的需求。

　　人體腸胃道的消化與吸收作用影響著營養素的攝取狀況。因爲消化道不同的組織結構，且食物在消化道各部位停留的時間也不一樣，因此吸收能力皆不同。消化與吸收是人體重要的生理作用，也是維持人體營養需求的關鍵，因此在研究營養學時，營養生理是必須重視的環節。

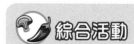

綜合活動

請列舉出三種飲食中常見的油脂類食物，並簡單畫出其消化吸收過程。

【請填寫在書末附頁P6】

2

 ## 2-3　消化系統常見疾病

消化道是一個複雜的系統，其功能會受到很多因素或是疾病的影響。現代人由於生活壓力大，外食人口多，高脂、高鹽、高糖的飲食型態對消化道造成許多的負擔，因而導致人們的消化道產生許多相關疾病，也因此影響到身體健康。以下簡介消化系統常見疾病。

一、蛀牙

蛀牙可能發生於各年齡層，根據研究指出，臺灣 12 歲的兒童，每人平均約有 2.58 顆的蛀牙，恆齒蛀牙率為 37％。5 ～ 6 歲兒童，每人平均約有 5.58 顆蛀牙，其乳牙蛀牙率為 73％。造成蛀牙的原因除了糖之外（圖 2-16），也有可能是因為食物的殘渣積留在牙齒表面，之後口腔裡的細菌便利用食物的殘渣作為營養的來源，不斷地繁殖增長，並製造出有機酸，例如乙酸（acetic acid）、丙酸（propanoic acid）、乳酸（lactic acid）等，這些酸性物質與牙齒接觸後，能慢慢地溶解牙齒的鈣質而形成齲蝕，即稱為「齲齒」，也就是「蛀牙」。

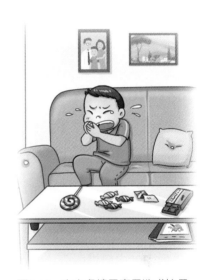
圖2-16　吃太多糖果容易造成蛀牙

要保護牙齒，預防蛀牙的發生，除了在用餐完畢之後清潔牙齒之外，還可使用氟化物。氟（fluorine）是人體必需的微量礦物質，它可以保護牙齒的原因包括：氟磷灰石可形成耐酸的牙釉質、降低細菌發酵的活性等。目前市面上已有很多牙膏添加氟化物，國小學童也有在牙齒上塗氟化物的健康措施。

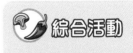
綜合活動

試查詢除了牙膏中的氟化物之外，飲食中是否還有其他的氟來源。
【請填寫在書末附頁P6】

二、食道炎

當胃酸逆流，進而傷害食道黏膜時，就極易導致食道炎的發生，尤其下食道是最好發的部位。會造成胃酸逆流到食道而造成食道炎的可能原因有以下兩個：

第一為食道的擴約肌閉鎖不全，因此只要稍高的胃內壓力就會將胃酸回推至食道。第二個原因為肥胖，當內臟脂肪堆積較多時，這些內臟脂肪就會向上擠壓，進而將胃酸回推進食道。另外，長期放置鼻胃管或服用阿斯匹靈（aspirin）也易導致食道炎的發生。食道炎的主要症狀包括心口灼熱感、反胃、吞嚥困難、打嗝、胸骨後疼痛等。

當罹患食道炎時，除了可用減少胃酸分泌量的藥物治療之外，尚需注意不可進食脂肪含量太高及刺激性的食物，如酒精、抽煙、濃茶、咖啡等含有咖啡因的食物也應盡量少吃。食道炎患者由於不宜一次進食太大量的食物，否則容易對食道及胃部造成過度的負擔，因此建議患者應維持少量多餐的飲食方式，可有助於病情的改善。

三、消化道潰瘍

食道、胃、十二指腸及空腸皆有可能發生潰瘍，以十二指腸潰瘍最為常見。發生消化道潰瘍的原因，包括胃酸分泌過量、感染幽門螺旋桿菌、吸菸、吃太多刺激性食物（如酒、咖啡、濃茶、可樂等）、精神壓力太大、情緒易激動者、長期服用藥物等。上腹部疼痛是消化道潰瘍的主要症狀，其中十二指腸潰瘍所引起的疼痛常發生在兩餐之間及夜間。此外，噁心、嘔吐、食慾不振、解黑便也常見於消化道潰瘍患者。由於胃所分泌的內在因子有助於維生素 B_{12} 的吸收，因此胃潰瘍患者其維生素 B 群，尤其是維生素 B_{12} 的吸收會受到影響，而出現營養不良的症狀。而當潰瘍非常嚴重時，可能會出現出血、阻塞及穿孔的症狀，此時則必須以手術治療。

消化道潰瘍患者的飲食首重定時定量、細嚼慢嚥，並於輕鬆愉快的氣氛下用餐（圖2-17）。為了促進潰瘍傷口的癒合，患者可多攝取蛋白質及維生素C，例如瘦肉、蛋及各類新鮮蔬果。而根據近年來的研究發現，飲食中的多元不飽和脂肪酸可抑制幽門螺旋桿菌的生

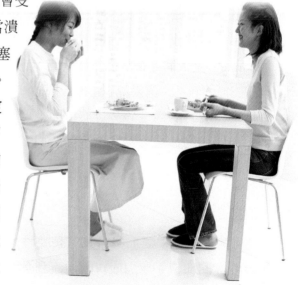

圖2-17　消化道潰瘍患者應於輕鬆愉快的氣氛下用餐

長，而必須脂肪酸可保護消化道之黏膜組織，因此可能有助於預防十二指腸潰瘍。為了避免刺激潰瘍傷口，患者應盡量避免攝取過酸食品、油炸品、辛辣物、濃茶、咖啡、菸酒、過度刺激性的調味品等，以維持消化道潰瘍病情的穩定。

四、便祕

便祕的定義為排便次數一週少於三次、超過三天沒有排便或是每天糞便量少於 35 公克者。在忙碌的現代社會中，外食人口多，便秘是很常見的症狀。引起便秘的原因很多，除了飲食中缺乏纖維素、生活壓力太大、沒有養成排便習慣、飲水量太少之外，缺乏運動、長期臥床、服用某些種類的藥物、大腸激躁症、大腸直腸癌等疾病也都有可能引起便秘。

要改善便祕，最重要的是要養成規律運動、定時排便及規律飲食的生活習慣（圖 2-18）。在飲食方面，需多攝取富含纖維質的蔬菜、水果及全穀類，多以未經碾製的糙米飯取代白米飯以增加纖維質的攝取，也可多選用莢豆類或乾豆類。另外，適量攝取棗子汁、梅子及增加水分的攝取，或在餐點中加入麥麩粉，皆可促進腸道蠕動，引起排便感。也有研究指出，維生素 B_1 可促進消化液分泌及維持腸道正常蠕動，因此也建議可多攝取富含維生素 B_1 的食物，例如全穀類、瘦肉等，有助於預防或改善便秘。

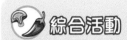

綜合活動

請幫助一位消化道潰瘍患者設計兩道富含蛋白質及維生素C的菜色。
【請填寫在書末附頁P6】

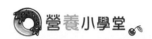

營養小學堂

大腸激躁症

大腸激躁症是腸胃科常見症候群，特徵是腹部疼痛或絞痛，同時會出現腹部脹大、易脹氣、腹瀉及便秘交雜的症狀，好發於年輕女性。造成大腸激躁症的原因不明，有可能與中樞神經感覺異常、荷爾蒙的分泌改變及生活壓力有關。

資料來源：慈濟醫院陳建麟醫師

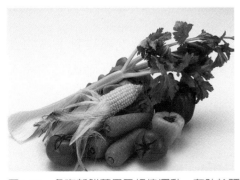
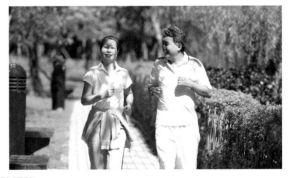

圖2-18　多吃新鮮蔬果及規律運動，有助於預防便秘

五、腹瀉

腹瀉可分爲急性腹瀉及慢性腹瀉兩種。急性腹瀉大多與食物中毒、食物過敏、細菌感染、藥物刺激或與心理因素有關;而慢性腹瀉則大多與消化系統本身的疾病有關,例如大腸癌或其他腸道病變等。當排便次數超過每日三次,每日的糞便重量大於 300 公克,且水分含量高達 85%以上時,即可認爲是腹瀉。若爲食物中毒引起的急性腹瀉時,通常會伴隨腹痛、發燒或嘔吐的現象,但由於只會持續數天,因此對於營養素的吸收並不會造成太大的影響;但若是慢性腹瀉,則會造成許多營養素吸收的缺乏,包括水分及電解質的流失、熱量及蛋白質的攝取不足、維生素的吸收不良等,因此病患常會有營養不良的現象。

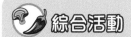
綜合活動

請查詢牛奶及奶製品為何為高渣食物,並與老師及同學討論。

【請填寫在書末附頁P6】

在腹瀉初期,可先補充水分及電解質,以補充腹瀉所流失的部分,當腹瀉趨緩後,即可漸漸給予質地較軟、纖維質含量稍低的食物,包括過濾的果汁、蒸蛋、雞蛋粥等,同時避免太過刺激性或會產氣的食物,以免造成腸胃道的負擔進而加重腹瀉病情。牛奶及奶製品對腸胃道而言屬於高渣食物,因此也不宜食用。有許多營養學專家皆建議,蘋果泥含有果膠,可以改變糞便的稠度,使糞便較成型(圖 2-19),因此可視病患的接受度而酌量食用。

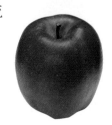

圖2-19 蘋果泥含有果膠,可以改變糞便的稠度,使糞便較成型進而改善腹瀉

六、痔瘡

肛門爲括約肌所構成,當肛門長期用力不當,就可能會使括約肌附近發生靜脈曲張現象,進而導致內痔或外痔的發生。若有慢性便秘、腹瀉、長期使用瀉劑及懷孕者,即爲痔瘡的高危險群。

在痔瘡的急性發作期,應給予足夠的水分,並盡量不要吃纖維質太高的食物,避免過度刺激痔瘡傷口。而在症狀趨緩後,可多攝取纖維質,並喝足夠的水分,水分能夠讓糞便質地較軟,可預防肛門過度用力而造成痔瘡的發作。此外,也需避免辛辣、油炸食物,並應減少濃茶、咖啡、酒精的攝取。

七、憩室病

憩室是指大腸腸壁上表層凹陷而形成如袋狀之結構，研究發現其形成原因可能與飲食中纖維質的攝取量不夠有關。當攝取足夠的纖維質時，由於纖維質無法被腸胃道消化，因此能增加糞便重量及體積，使腸腔擴張，讓腸腔內壓降低，因此可降低腸道形成憩室的機會（圖 2-20）。

憩室病通常無明顯症狀，但若發生發炎現象，引發憩室炎時，可能會出現腹脹、腹痛、大量排氣及便秘等症狀（圖 2-21）。憩室病患者建議攝取較高纖維質含量的飲食，例如全穀類、莢豆類及各種蔬菜水果等，並多喝水，

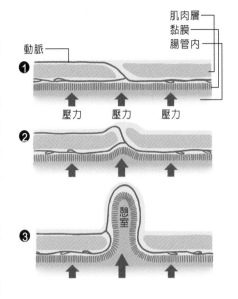

圖2-20　當腸腔內壓增加時，腸道就很有可能會形成憩室

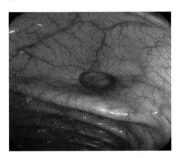

圖2-21　內視鏡下的大腸憩室

讓腸道內的糞便能順利排出去而不會堆積在憩室內。值得注意的是，若發生發炎現象時，則盡量不要攝取高纖維食物，以免這些粗糙纖維質摩擦發炎的地方，而使發炎狀況更嚴重。等到發炎稍好轉後，即可漸進式地從清粥、肉湯、青菜泥湯開始，慢慢恢復正常飲食。

我們飲食中所攝取到的三大營養素，必須先經過消化作用，才能被人體吸收，進而對人體產生熱量及其他的生理調節作用，因此腸道的健康及功能是相當重要的。要維持腸道的健康，必須先了解腸道的相關疾病，包括蛀牙、食道炎、消化道潰瘍、憩室病、痔瘡、腹瀉及便秘等，這些腸胃道的病理狀態都有可能會藉由影響消化道的功能，進而影響到營養素的吸收與代謝，因此在日常生活中，必須保持均衡飲食及定期運動的生活型態，以降低罹患消化道疾病的機會，若真的罹患了相關疾病，透過本章也能了解如何藉由適當的飲食調整與控制，以改善症狀或降低併發症的發生。

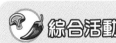

綜合活動

請說明憩室病跟憩室炎的飲食內容有何最大的不同之處。【請填寫在書末附頁P6】

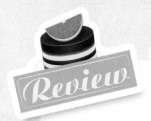

本章重點

1. 人體的消化道包括口腔、食道、胃、小腸、大腸、肛門及肝臟、胰臟及膽囊等附屬器官。

2. 人體中的消化荷爾蒙主要包括胃泌素、膽囊收縮素、胰泌素、胃抑素、飢餓素、體制素等，每一種荷爾蒙都有各自的作用，其最終結果都是有助於食物的消化與吸收作用。

3. 負責醣類消化的酵素包括唾液澱粉酶、胰澱粉酶、麥芽糖酶、乳糖酶、蔗糖酶等，其平均消化率為98％。消化後之葡萄糖及半乳糖以主動運輸方式吸收；而果糖以被動擴散方式吸收。

4. 負責蛋白質消化的酵素包括胃蛋白酶、胰蛋白酶、胰凝乳蛋白酶及胜肽酶，其平均消化率為92％。消化後之蛋白質以主動運輸及胞飲作用吸收。

5. 負責脂質消化的主要酵素包括胃脂解酶及胰脂解酶，並與膽囊收縮素、膽鹽有關。消化完的短鏈脂肪酸可直接被小腸黏膜吸收，而長鏈脂肪酸須先與甘油、膽固醇、蛋白質等結合形成乳糜微粒，並經由淋巴系統運送至下腔靜脈吸收至血液，以運送至全身各處利用。

6. 消化道常見疾病包括蛀牙、食道炎、消化道潰瘍、便秘、腹瀉、痔瘡、憩室病等。要預防消化道疾病，在日常生活中，必須保持均衡飲食及定期運動的生活型態，以降低罹患消化道疾病的機會。

Chapter 3
醣類

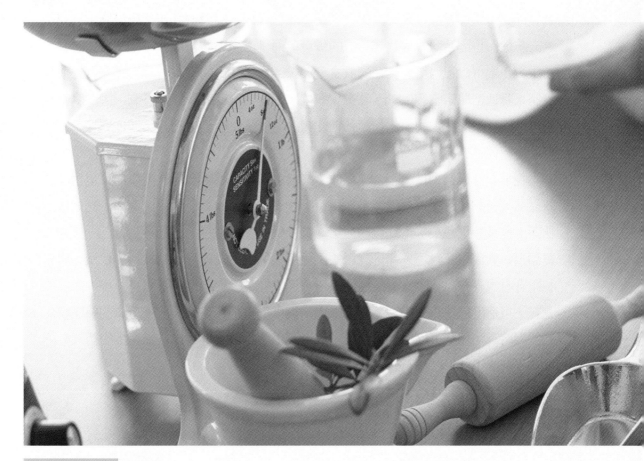

學習目標

1. 清楚醣類的結構、功能與特性
2. 通曉醣類的分類與食物來源
3. 知悉醣類的飲食建議量
4. 懂得何謂昇糖指數
5. 了解與醣類攝取相關的健康問題

主題：預防三高，膳食纖維好處多多

案例學習

2018 年 1 月，有一則新聞報導有一名 40 多歲中年男性突發心肌梗塞，但患者並沒有相關的病史或家族史，進一步檢查後，才發現是因爲長期的血糖過高，導致動脈硬化才使患者發生突發性的心肌梗塞。糖尿病已經連續多年位居臺灣十大死因之一，健保也因爲糖尿病及其造成的併發症而付出龐大的醫療成本。其實在日常生活中，民衆可以透過培養良好的飲食型態，或採用正確的烹調方式，盡量做好血糖控制來降低糖尿病的發生率。其中，多攝取膳食纖維有助於血糖控制。因爲膳食纖維可減緩胃液對食物的消化和葡萄糖的吸收速度，使飯後血糖升高速度變慢，所以可使血糖較爲穩定。

身爲餐飲從業人員，除了注意飲食的衛生安全之外，多提供健康的菜色也是餐飲從業人員的使命之一。建議可多供應膳食纖維較高的菜色供民衆選擇，例如水煮秋葵、韭菜炒豆芽菜、木耳炒高麗菜、糙米飯、堅果沙拉、芹菜炒金針菇、玉米白蘿蔔湯、紫菜蛋花湯等，都是高纖的菜色。喜歡吃甜食或喝含糖飲料的民衆，也可利用食材本身的甜味來增加菜色的味道，例如紅棗、枸杞等，都是可以提供甜味的食材，可適度運用在菜餚的烹調中。以下提供紅棗枸杞茶的作法，若眞的很想喝甜的飲料時，可用紅棗枸杞茶來替代，既可減少糖的攝取量，也具備養生的功效。

材料：紅棗 10 顆、枸杞 25 顆

作法：

1. 將枸杞跟紅棗用水沖洗乾淨備用
2. 將紅棗切開去籽
3. 把洗乾淨的紅棗和枸杞放入鍋中，加水4碗左右，以大火煮開後，再以小火煮約15分鐘，再燜2到3分鐘就可飲用。

新聞來源：https://health.ettoday.net/news/1093214　　2018.1.16

★ 問題與討論

請同學分組，討論之後每組設計出一道高纖菜色及一道低糖茶飲

　　醣類（carbohydrates）是人體所須能量的主要來源，也是飲食中建議攝取量最高者。根據衛生福利部建議，一般健康人每天所需總熱量的 58～68% 須由醣類提供，在臺灣飲食中醣類的食物來源很多，如最常吃的米飯、麵條、饅頭、吐司、地瓜、馬鈴薯、紅豆、綠豆等。此外，蔬菜及水果也是豐富的醣類來源。醣類的化學結構很多樣化，其生理功用也各不相同。

　　現代人由於較怕體重過重，因此很多人往往不敢攝取太多的醣類食物。然而，醣類在人體裡有非常重要的功用，也有不可忽視的角色，如節省蛋白質、調節脂肪正常代謝等。由於現今的飲食型態越來越精緻化，蛋糕等加工醣類製品在市面上如雨後春筍般出現，根據世界衛生組織調查的結果指出，人們對於澱粉的攝取比例下降，但對於甜味劑的攝取比例卻增加。精製醣類若攝取過多，易造成肥胖、糖尿病、血脂肪過高等健康方面的問題。如何攝取適當且足量的醣類，並正確選擇醣類食物，是營養教育中非常重要的議題。

3-1　醣類的組成與分類

　　學習醣類的組成與分類是了解醣類的最基本課程，因為不同醣類的組成及分類，進到人體中消化之後，就會產生不同的生理作用，也會對人體健康造成不同的影響。

一、醣類的組成

　　醣類又名為碳水化合物，是由碳（C）、氫（H）、氧（O）三種分子所組成，飲食中約有 60% 的熱量來自醣類。碳水化合物是自然界中最主要的有機物質，主要存在於自然界中，當綠色植物行光合作用時就會產生。在植物組織中，碳水化合物主要以澱粉、纖維素或果膠等形式存在，可用於植物自身的代謝作用，

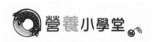

營養小學堂

灰份

是指動物組織在攝氏550～600度高溫爐中，將所有的有機物質全部氧化後剩餘的殘渣，主要包括氯化物、鹽類等礦物質。

而在動物中，則大多以肝醣、核糖等形式存在。碳水化合物約占植物乾重的 50～80% 左右，而占動物乾重的 2% 左右。食物中碳水化合物含量的計算法，是從食物中減去水分、蛋白質、脂肪、膳食纖維及灰份等成分後所得到的量。

二、醣類的分類

依據醣類結構及性質的不同，可分為簡單醣類及複合性醣類。簡單醣類包括單醣（monosaccharides）及雙醣（disaccharides）；複合性醣類則包括寡糖（oligosaccharides）、多醣（polysaccharides）及膳食纖維（dietary fiber）。「糖」與「醣」的區別，在於「醣」泛指所有的碳水化合物，「糖」則指有甜味的醣類（圖3-1）。

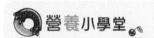

圖3-1　地瓜屬於醣類，糖果則屬於糖類

營養小學堂

常見的三碳糖、四碳糖、五碳糖及六碳糖

種類	舉例
三碳糖	磷酸甘油鹽-3-磷酸（glycerol-dehydrate-3-phosphate）
四碳糖	顯紅糖（erythrose）
五碳糖	木糖（xylose）、核醣（ribose）、阿拉伯糖（arabinose）
六碳糖	葡萄糖（glucose）、果糖（fructose）、半乳糖（galactose）

（一）單醣

單醣的構造中只含一個糖，其分子結構中含有 3-6 個碳原子，它是結構最簡單的醣，因此已無法再被分解。食物中常見的單醣類包括葡萄糖、果糖、半乳糖及甘露糖。

1. 葡萄糖：葡萄糖可溶於水，是型式最簡單的糖，存在於玉米、紅蘿蔔、橘子、玉米糖漿、楓糖漿及各式各樣的蔬菜水果中。葡萄糖是人體紅血球、大腦及神經細胞的主要能量來源，其中大腦每天約需100～120克的葡萄糖。葡萄糖是人體生理上最重要的糖，因為它在被攝取之後，可以被直接吸收而進入血液，形成血糖，因此一般所謂的「血糖」，指的就是葡萄糖。正常人餐前的血糖濃度約為80～126 mg/dL，目前臨床上也以空腹血糖值126 mg/dL來作為診斷是否罹患糖尿病的標準。

2. 果糖：主要存在於水果及蜂蜜中，是天然醣類中甜度最高的一種，甜度約為蔗糖的2倍。食品中的果糖在人體內會先轉變為肝醣，之後再分解為葡萄糖，以供身體利用。果糖的代謝不需要胰島素，因此糖尿病患者可以適量攝取果糖，但由於果糖會促進脂肪合成，容易導致血液中三酸甘油酯的濃度增加，因此建議高血脂症患者不宜攝取過量的果糖。目前常出現於清涼飲料及冰品中的高果糖玉米糖漿也是一種人工果糖的主要來源（圖3-2），運用最廣泛的是HFCS 55（high-fructose corn syrup），55是指含55%果糖，42%葡萄糖。

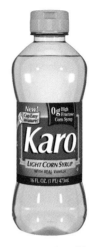

圖3-2 高果糖玉米糖漿常用於市售飲料中

3. 半乳糖：半乳糖為白色結晶，具有甜味，在自然界中半乳糖幾乎不單獨存在，主要是與葡萄糖結合而形成乳糖，存在於母乳、牛乳及各種乳汁中。半乳糖在人體肝臟中可與葡萄糖互相轉換，可轉變為葡萄糖而作為熱量之來源。在大腦和神經組織中，半乳糖常以半乳糖苷的形式存在，也是某些糖蛋白的成分。在母親哺乳時期，母親體內可將葡萄糖轉變為半乳糖，用以合成乳汁中的乳糖，因此母乳中的乳糖含量高於牛乳，所以新生兒建議以母乳餵食為佳（圖3-3）。

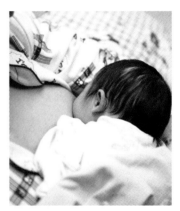

圖3-3 母乳中的乳糖含量高於牛乳，所以新生兒建議以母乳餵食為佳

4. 甘露糖：甘露糖為多種多醣的組合成分，以游離形式存在於某些莓類及柑橘皮、桃、蘋果、酵母、紅藻中，人體內缺乏可消化甘露糖的酵素，因此無法分解及利用甘露糖。

（二）雙醣

雙醣是由兩分子單醣結合後，脫去一分子的水而得到的化合物。雙醣溶於水，必須經過酵素的水解作用轉變為單糖後，才能被人體吸收，常見的雙醣有蔗糖、乳糖、麥芽糖和海藻糖。

1. 蔗糖：蔗糖是由一分子果糖加上一分子葡萄糖而形成，主要存在於甘蔗、甜菜及許多蔬菜水果中。蔗糖是日常飲食生活中使用最普遍的糖，如烹調中常用的白砂糖、冰糖、紅糖、赤砂糖就是蔗糖的成分，常做爲調味之用（圖3-4）。砂糖的精製程度較高，含有少量的礦物質，而紅糖的精製程度低，蔗糖含量較低，並保留較多的維生素及礦物質。市售的一般蔗糖商業製品，若攝取過量往往會引起肥胖、蛀牙、高血脂症等慢性病。

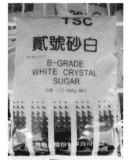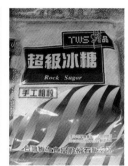

圖3-4 烹調常用的赤砂糖、冰糖主要為蔗糖的成分

綜合活動

請同學帶白砂糖、紅糖及赤砂糖到課堂上，比較這三種糖在外觀、口感及味道上的差異，並與同學討論
【請填寫在書末附頁P9】

2. 麥芽糖：麥芽糖是由兩分子的葡萄糖所結合而成，可由澱粉分解而得。將米飯在口中咀嚼一陣子，會產生甜味，是因爲澱粉被口腔中的唾液澱粉酶作用分解後，產生麥芽糖及葡萄糖所導致。在食品工業中，通常會用小麥芽來作爲酵素來源，作用於將澱粉分解後，可得到糊精和麥芽糖，即所謂的糖貽。此外，麥芽糖餅乾口味獨特，也是臺灣民眾懷念的小零嘴。

3. 乳糖：乳糖是由一分子的葡萄糖加上一分子的半乳糖而組成，主要存在於乳汁及乳製品中。人乳中約含乳糖5～8％，牛奶中含4～5％，羊奶中含4.5～5％。乳糖是嬰兒主要的醣類來源，乳糖在腸道中經過乳糖酶代謝後會產生乳酸，使腸胃道變成較偏酸性的環境，進而可以促進鈣質的吸收。隨著年齡的增長，人體腸道中乳糖酶的活性會逐漸下降或是數量逐漸減少，對於牛奶或乳製品的消化會變差，因此很多人在喝了牛奶之後會有乳糖消化不良的現象，稱爲「乳糖不耐症」。此疾病在後續的章節中會詳加介紹。

4. 海藻糖：海藻糖是從黑麥的麥角菌中提煉出來的，經a
步，海藻糖已能廣泛地使用於各種食品製作中，包括烘
等。在烘焙製品上，海藻糖可提供蛋糕、餅乾和糕點上自
果餡的甜味與芳香，而且不會影響到產品儲存的壽命。
糖可用於牛軋糖的製作，除了在糖果的外層提供一層保
濕性，讓牛軋糖成品較潤澤光亮。

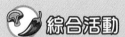

圖3-5 異麥芽寡糖是有益健康的保健食品

（三）寡糖

　　寡糖在水解後可產生 3～10 個單醣，甜度為蔗糖的 30～70％，種類如棉籽糖、水蘇糖、果寡糖、乳寡糖、麥芽寡糖、半乳寡糖、異麥芽寡糖等。其中棉籽糖分解後會產生果糖、葡萄糖及半乳糖，水蘇糖分解後會產生一分子果糖、二分子半乳糖及一分子葡萄糖。寡糖的主要作用在作為益菌生物質（prebiotics），其功能在於寡糖能當作腸道中有益菌（如比非德氏菌、乳酸桿菌等）生長的養分，讓有益菌生長較茁壯，有助於維持腸胃道的健康及正常的消化及排泄機能，有益人體健康。近年來有許多食品業者將寡糖開發為保健食品，如異麥芽寡糖就是其中一個例子（圖 3-5）。

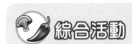

綜合活動

請同學說出益菌生跟益生菌有何不同？

【請填寫在書末附頁P9】

　　寡糖可藉由天然食品被攝取，如大蒜、洋蔥、豆類、菊苣根（圖 3-6），由於寡糖不容易被消化水解，因此當腸道中的細菌發酵分解這些寡糖之後，就會產生許多氣體。這些大量的氣體會停留在結腸中，這就是為什麼當食用大量的豆類食物之後，會產生脹氣的感覺，甚至有些人會腹痛。若平常有消化不良問題的人，建議在攝取豆類食物時要適量，以免造成腸胃道的不適。

（四）多醣

　　多醣是由 10 個以上的單醣分子所構成，其中所含有的單醣數目不定，通常從數百個到數千個，不具甜味，其結構較大、複雜。常見的多醣種類包括澱粉、糊精、肝醣及纖維素。

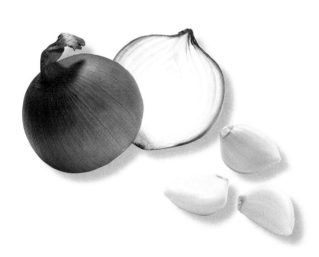

圖3-6　洋蔥及大蒜富含寡糖

1. 澱粉：澱粉為食物中主要的醣類來源，主要存在於穀類、馬鈴薯、芋頭、山藥、地瓜、玉米、紅豆或綠豆等食物中。這些食物不但含有豐富的澱粉，也富含纖維質，近年來營養學家皆建議民眾多攝取此類食物，尤其是全穀類製品，以維持人體的健康。澱粉在食用之後，會先被消化為糊精，再分解為麥芽糖，最後會分解成為葡萄糖。

   澱粉依其結構可區分為直鏈澱粉（amylose）及支鏈澱粉（amylopectin）兩類。直鏈澱粉是葡萄糖以 α-1,4 鍵結合而形成的直鏈聚合物；支鏈澱粉除了 α-1,4 鍵之外，又以 α-1,6 鍵結合而形成分支側鏈結構（圖3-7）。支鏈澱粉的粒子比直鏈澱粉大，且黏度也大，因此含支鏈澱粉較多的食物，則黏性較大，如糯米中幾乎全為支鏈澱粉，黏度較高，也較難消化。市面上的糯米製品，如飯糰、粽子等，在食用時必須注意其攝取量（圖3-8）。

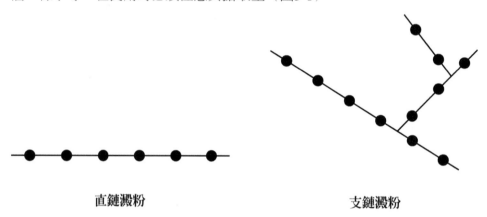

直鏈澱粉   支鏈澱粉

圖3-7　直鏈澱粉與支鏈澱粉的結構

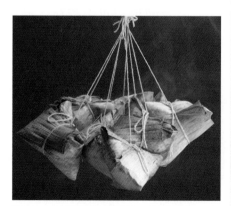

圖3-8　粽子為糯米製品，較難消化，因此食用時須注意其攝取量。

營養小學堂

在1982年，Englyst等研究人員發現有一些澱粉因為老化（retrogradation）或構造較特殊，無法被消化酵素完全消化，稱之為「難消化澱粉」（resistant starch），又稱為抗性澱粉。抗性澱粉較其他澱粉難水解，在人體內的消化及吸收皆較緩慢，在食用後不至於讓血糖上升過快，同時可讓人體產生飽足感，因此目前多用在糖尿病患者的血糖調節及體重控制上。含有豐富抗性澱粉的食物包括香蕉、燕麥、糙米、大麥、地瓜、黑豆、豌豆及其他未加工的豆類、種子類及全穀類等食物。目前在歐美國家健康意識高漲，將抗性澱粉加入食品加工或製造中，如麵包、餅乾等，相信在未來的食品研發上，抗性澱粉將成為重要的主角之一。

2. 糊精：澱粉在水解爲葡萄糖的過程中會產生糊精，一般爲黃色或白色粉末，在食品工業上可作爲黏合劑及賦型劑。糊精爲澱粉分解的中間產物，最主要功用是在腸道中有利於嗜酸桿菌生長，減少腸道中細菌的腐化作用。

3. 肝醣：肝醣主要存在於動物體內，在人體內的含量約有300克左右，主要儲存於肝臟及肌肉中。當人體血液中的葡萄糖濃度不足時，儲存於肝臟中的肝醣就會分解進而產生葡萄糖，以維持足夠的血糖濃度，讓人體能夠維持正常的生理活動。含有較多肝醣的食物，包括牡蠣、豬肝等（圖3-9）。在臺灣有很多民眾會買「蜆精」來保養身體，主要就是因爲蜆精含有肝醣，食用後能讓人精神充沛，充滿活力，深受臺灣民眾的喜愛。

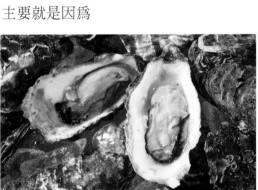

圖3-9　牡蠣爲富含肝醣的食物

4. 膳食纖維：指人體消化道無法消化水解的多醣類及木質素（lignin）等。對植物而言，它是維持植物細胞結構的必要成分，而對動物而言，它有許多生理上的好處。有關膳食纖維的功能及益處，於下一節中敘述。

 ## 3-2　膳食纖維

　　目前有很多相關研究皆認爲膳食纖維對於人體有許多的益處，攝取足夠的膳食纖維有助於維持人體健康。

一、膳食纖維的食物來源及建議攝取量

膳食纖維主要存在於蔬菜、水果、全穀雜糧類及豆類食物中，常見的膳食纖維包括纖維素、半纖維素、植物膠、果膠、木質素等，其中果膠常運用在食品加工上，例如可利用富含果膠的水果（蘋果、柑橘、木瓜、柿子等），加入適量的糖及酸，加熱後即可製成膠狀的果醬。

膳食纖維可分為水溶性及非水溶性兩種。水溶性纖維的來源包括豆類、燕麥片、大麥、大部分的蔬菜水果、果膠、植物膠及半纖維素等。非水溶性纖維的來源包括植物木質組織結構部份，如水果及蔬菜的表皮、米麩（圖3-10）、米糠等。水溶性及非水溶性膳食纖維在人體中可產生不同的生理效益。水溶性纖維可溶於水中，並形成膠狀，其優點為有助於降低膽固醇量、調節血糖、增加飽足感並有助於控制食慾等。非水溶性纖維的好處，是可促進腸胃道的蠕動、增加糞便的體積、預防便祕、降低憩室症及大腸癌的發生等。近年來由於外食族人口逐漸增加，高脂、高油、高鹽的飲食型態導致人們飲食中膳食纖維攝取量嚴重不足，因此便秘、痔瘡、大腸癌的發生率逐年上升。為了預防這些慢性病的發生，衛生福利部建議民眾每天至少必須攝取 20～35 克的膳食纖維，才能維持腸道的健康。

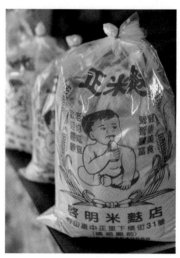

圖3-10　市售米麩粉屬於非水溶性纖維

為了達到每天20～35克膳食纖維的建議量，可依照每天三份蔬菜、兩份水果的飲食指南來攝取。一份蔬菜是指100公克重，可用小蛋糕盤（圖3-11）來作為目測的基準。將煮熟的蔬菜用小蛋糕盤裝，平鋪一滿盤即差不多為100公克，並盡量以多種類、多顏色為準則；水果一份則指一個拳頭大小的量。這些簡單的目測秤量法，可提供民眾作為在攝取蔬果類時的參考。

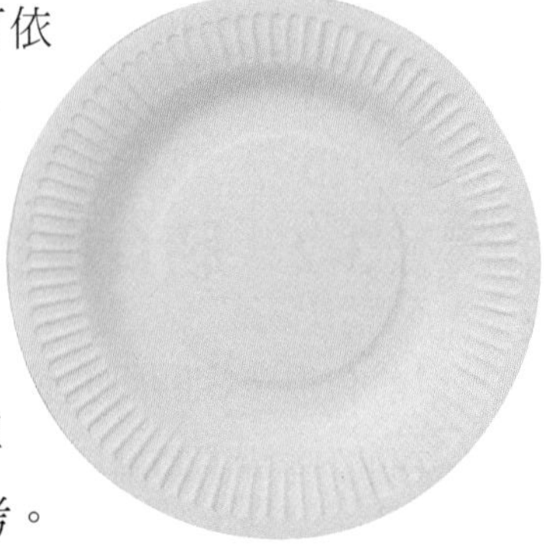

圖3-11　小蛋糕盤可作為蔬菜攝取量的目測基準

二、膳食纖維的生理效益

近年來已有許多研究證實現代人常見的慢性病，如便秘、痔瘡、糖尿病、高血壓、肥胖、大腸癌等疾病的發生，皆與飲食中膳食纖維攝取不足有關。膳食纖維對人體的生理效益，如下：

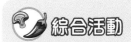

綜合活動

請紀錄你一天的飲食內容，檢討是否符合三份蔬菜、兩份水果的飲食指南建議量。【請填寫在書末附頁P10】

1. 增加飽足感：膳食纖維具有保水的特性，當吃了含較多膳食纖維的食物後，可因吸水度的增加，而造成食物在胃中體積的膨脹，因此會增加飽足感。此特性常運用在需減重的人身上，例如市面上常見的減重代餐包，其主要成分即是高膳食纖維的全穀類及麥片等食材，當食用完代餐包再飲用大量的水分之後，即可因為膳食纖維的保水性，增加食物的體積，以達到降低食物及熱量攝取、控制體重的目的。

2. 調節血糖值：膳食纖維具有可延緩血糖上升的特性。當人體攝取食物之後，血糖會上升，而上升幅度的多寡，會影響到人體血糖值的穩定性。食用含有較高膳食纖維的食物之後，會使得血糖值上升的幅度較慢，不會讓血糖快速上升而影響了血糖值的穩定性。

該特性常被運用於糖尿病患者的飲食治療中，在糖尿病患者的飲食指南中，即建議患者必須多攝取富含膳食纖維的食物，如以糙米取代白米、以果菜汁代替含糖飲料、以全麥吐司取代白土司等，增加膳食纖維的攝取量，可讓餐後血糖值較為穩定，進而達到血糖控制的目的。

3. 降低血膽固醇濃度：血液中膽固醇濃度過高與心血管疾病、腦中風的發生有密切的相關性，因此如何降低血膽固醇濃度就成為當務之急。膳食纖維可與飲食中膽固醇、膽酸及膽鹽結合，降低其在腸道中的吸收率，並促使膽固醇從糞便中排出，達到降低血膽固醇的效果。另外，膳食纖維在腸道中被腸道細菌代謝後會產生一些短鏈脂肪酸，如乙酸、丙酸、丁酸等，可降低肝臟中膽固醇的合成量，對預防心血管疾病有一定的作用，因此建議有血膽固醇濃度過高問題的民眾，可從飲食中多攝取膳食纖維，以達到改善血脂值的效果。

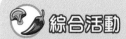 綜合活動

小雅的奶奶患有糖尿病，醫生說必須多攝取膳食纖維較多的食物。但小雅不知道甚麼是膳食纖維，以下的食物中，你可以幫小雅挑出膳食纖維較高的食物嗎？請在空白的欄位中打勾。

【請填寫在書末附頁P10】

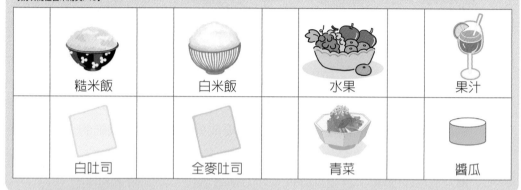

糙米飯		白米飯		水果		果汁	
白吐司		全麥吐司		青菜		醬瓜	

4. 預防或治療便秘及憩室症：纖維質由於無法被消化道中的酵素水解，能增加糞便體積，其保水性的特性也可軟化糞便及促進腸道蠕動，進而預防便秘的發生。若長期便秘，用力排便時，會使腸道中壓力增加，並壓迫腸壁肌肉，最後可能會導致腸子向外突出，形成一個囊狀，即是「憩室症」。一旦形成憩室，糞便容易停滯在憩室中，滋生大量微生物，造成發炎現象，嚴重的話甚至會造成腸阻塞及腸穿孔，危及生命。在日常的飲食型態中，攝取大量的膳食纖維，可預防憩室症的發生，避免對腸道健康造成傷害。

5. 預防大腸癌：大腸癌的成因目前仍未有明確的認知，但已知飲食中過高的脂肪、蛋白質及低膳食纖維的攝取與大腸癌的發生息息相關。衛生福利部從民國96年開始推行「天天蔬果579」，強調每日在飲食中應攝取三份蔬菜及兩份水果，就是希望民眾能從天然蔬果中攝取膳食纖維。由於膳食纖維可促進腸胃道蠕動，因此可縮短食糜通過腸道的時間，並減少宿便或有毒物質、致癌物質被腸胃道吸收的機會。在1978年有科學家進行以下試驗，先吃一般飲食三週，之後分別在飲食中加入4種不同種類的膳食纖維，包括糠麩、包心菜、蘋果及紅蘿蔔。結果顯示，加了膳食纖維之後，食物通過腸道的時間明顯變快，其中加了糠麩的時間變最快，原本食物通過腸道的時間為49～79小時，結果縮短為35～51小時，排便量也顯著增加。此外，非水溶性膳食纖維可促進腸道中有益菌的生長及數量增加，有助於維持腸道的正常機能，能預防大腸癌的發生。

　　綜合以上，膳食纖維對人體的助益包括增加飽足感、有助維持體重、調節血糖及血膽固醇值、預防便秘、憩室症、大腸癌等腸道病變等，對人體好處多多。平日在飲食中，應多攝取全穀類、豆類及各種蔬菜水果，也有學者建議民眾可回歸到臺灣早期的飲食型態，如地瓜飯是很好的膳食纖維來源。

3-3　醣類的功能及食物來源

　　醣類是動物食物鏈的起始，也是人類得以生存的基本物質。醣類在人體中除了具有提供身體主要熱量來源外，尚有許多功能與人體生理機能的調節有關。

一、醣類的生理功能

（一）提供熱量

　　醣類是人體最主要的能量來源，其中葡萄糖更是大部分細胞主要的能量來源，如紅血球及中樞神經系統是靠葡萄糖代謝來提供能量（圖3-12），並以葡萄糖作為唯一的能量來源。一般飲食中每公克的醣類可提供 4 大卡的熱量，但在醫院的臨床工作中注射點滴時，每公克的葡萄糖是以 3.4 大卡來精算。

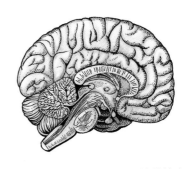

圖3-12　大腦細胞主要以葡萄糖來提供能量

（二）蛋白質節省作用

　　蛋白質在身體中主要的功能，為促進生長發育及建造或修補身體組織。若人體的醣類攝取及供應量足夠時，身體會優先利用醣類來供應身體足夠的熱量，此時蛋白質不必用來分解以提供熱量。但當醣類攝取及供應量不足時，飲食中的蛋白質甚至是體蛋白質都必須分解。蛋白質分解後，會產生胺基酸，其中生醣性胺基酸可經由醣質新生作用以提供熱量供身體使用。因此，若體內有足夠的醣類存在時，蛋白質就可以完全運用於身體組織的生長、建造及修補，不需額外再分工作供應熱量的工作。這種提高蛋白質利用效率的作用，即稱之為「蛋白質節省作用（protein sparing action）」。

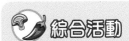

綜合活動

小名吃了一包零食，有醣類60克、維生素20克，礦物質20克。請幫小名算一下他吃進去多少熱量？
【請填寫在書末附頁P11】

現今有很多女性因為追求美麗，往往聽信許多網路謠言，獲取錯誤的減重資訊，誤認為不吃飯，只吃麵、吐司、饅頭等澱粉類就可以減重。殊不知這樣的減重方式是有害身體的。因為當人體攝取的醣類量不夠時，蛋白質必須分解出來以補充不足的熱量，但分解後會產生氨、尿素等廢棄物，造成肝臟及腎臟代謝上的負擔，影響其健康及功能。因此，減重須依照均衡飲食、多運動的法則，才能有效且健康地減重；否則為了追求美麗而失去健康，是得不償失的。

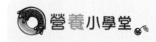

營養小學堂

醣質新生

（gluconeogenesis）

醣質新生指的是以非碳水化合物的物質作為來源（乳酸、丙酮酸、甘油、生糖胺基酸等），將之轉變為葡萄糖的過程。醣質新生的主要器官是肝。

（三）調節脂肪的代謝

當每天醣類的攝取量低於 50 克，使醣類無法供應給身體足夠的熱量時，身體中的脂肪會分解，轉而代謝脂肪酸，以作為替代的熱量來源。但脂肪酸的氧化及代謝需要葡萄糖的協助，若葡萄糖攝取不足時，會導致脂肪酸分解或氧化不完全，此時就會產生大量的酮體（ketone body）。酮體的組成，包括丙酮（acetone）、乙醯乙酸（acetoacetate）、β- 羥基丁酸（β-hydroxybutyrate）。在正常情況下，血液中僅含有少量酮體，其濃度約為 0.03～0.5mmol/L。若只產生少量酮體，可由血液送到肌肉、腎臟、腦等部位代謝；但若酮體大量堆積時，可能會造成酮酸中毒，其症狀包括口渴、多尿、噁心、皮膚潮紅、心搏過快、嘔吐、腹痛、頭痛、食慾減退、嗜睡、脫水等，嚴重者更會導致休克。另外，酮酸中毒者還會出現呼吸深而快且呼吸有爛水果味的症狀，稱為「庫斯莫爾氏呼吸」。為避免酮酸中毒的發生，每日必須攝取至少 50～100 克的醣類，才能維持脂肪正常的代謝作用。

（四）合成肝醣

儲存於肝臟及肌肉中的肝醣，是由葡萄糖所合成的。肝醣的主要功能，在維持血糖的穩定。當人體血糖濃度不足時，肝臟中的肝醣會分解產生葡萄糖，以提高血糖的濃度；而肌肉中的肝醣可供應作為肌肉活動之用；心肌中的肝醣可供給心肌緊急的熱能來源。當肝醣不足時，人體就容易感覺疲勞，而市面上常見的蜆精，即含大量的肝醣，適量補充有助於幫助肝臟細胞恢復健康，也能提供身體的能量來源。

（五）其他生理作用

醣類可參與體內許多生化反應，如可合成醣蛋白、黏蛋白、醣脂質等，這些都是身體結締組織或是神經細胞的重要成分（圖3-13）。人體中的遺傳基因，如可傳遞遺傳訊息的核醣核酸（RNA）及去氧核醣核酸（DNA）也含有醣類。此外，乳糖在腸道代謝後能產生乳酸，能促進鈣質及鐵質在腸道中的吸收利用。還有一些較特殊的醣類，如葡萄醣醛酸可作為人體的解毒劑；肝素可作為抗凝血劑等。

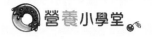

營養小學堂

肝醣儲積症（glycogen storage disease）

肝醣儲積症屬於一種合成、分解肝醣有缺陷的代謝疾病。主要症狀包括高血脂症、肌肉衰弱及肝臟腫大。在美國的調查顯示約2萬至2萬5千名嬰兒中會有一人患有肝醣儲積症；在荷蘭的發生率約為4萬位嬰兒中有1位。

資料來源：肝醣儲積症，維基百科

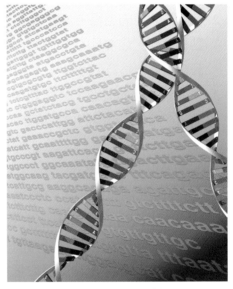

圖3-13　人體中重要的DNA也以醣類為主要成分

（六）食物製備上的功能

醣類在食物製備或食品加工上，具有特殊的功能。

1. 在烘焙工業中，醣類可加強食品風味。當醣類與蛋白質一起經高溫加熱後，經過一連串的化學反應，產生具有顏色的聚合物，統稱爲類黑精（melanoidins），也稱爲梅納反應（maillard reaction）。這些有顏色的聚合物可運用在餅乾、月餅、蛋糕的製作上，給予烘焙成品金黃光亮的色澤（圖3-14）。

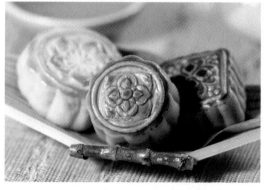

圖3-14 月餅的金黃色澤爲梅納反應的結果

2. 在食品製備的過程中，醣類也能改善食品質地，如可改變食物的硬度、脆度、黏稠度等。最常見的例子就是當民眾在烹調食物時，會利用地瓜粉、玉米粉等澱粉類來作爲勾芡用的增稠劑。

3. 在健康食品的製造上，醣類也賦與食品特殊的機能性，如添加寡糖的整腸食品，或添加木糖醇的口香糖等。

二、醣類的需要量

根據衛生福利部公布的國民飲食指標，建議醣類攝取量應占每日總熱量的 58 ～ 68%。由於每個人的體型、活動量皆不同，醣類的攝取量爲一彈性的範圍，每個人可依照自己的狀況作適當增減。此外，應增加複合性醣類（如全穀類、地瓜、芋頭等）的攝取量，減少精製醣類的攝取，包括甜點、糖果、含糖飲料等，不但沒有營養成分，反而是含有大量的蔗糖，攝取過多會提高糖尿病及心血管疾病的罹患率，因此其攝取量建議不宜超過總熱量的 10%。

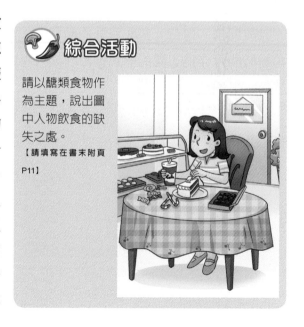

綜合活動

請以醣類食物作為主題，說出圖中人物飲食的缺失之處。
【請填寫在書末附頁 P11】

三、醣類的食物來源

　　根據衛生福利部公布的六大類基本食物來舉例一般飲食中常見的醣類來源。

1. 全穀雜糧類：包括米飯、麵條、吐司、饅頭、地瓜、馬鈴薯、芋頭、玉米、南瓜、麥製品（蛋餅皮、水餃皮）、紅豆、綠豆、皇帝豆、蓮子、栗子、菱角、蘿蔔糕、漢堡麵包、小餐包、冬粉、燒餅、燕麥等（圖3-15）。上述食物是為一般日常飲食中最主要的醣類及熱量來源，即使在減重的生理狀況下，也必須攝取足夠的醣類。

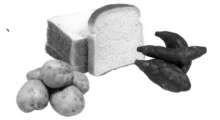

圖3-15　全穀根雜糧中醣類的食物來源

2. 奶類：奶類及奶製品，包括鮮奶、調味乳、乳酪、起司、保久乳等，能攝取不同量的乳糖（圖3-16）。

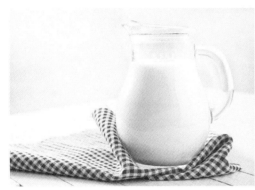
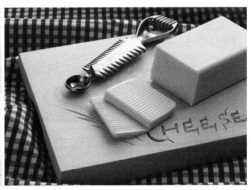

圖3-16　奶類中醣類的食物來源

3. 蔬菜類：各式各樣的蔬菜類皆含有豐富的膳食纖維及少量的葡萄糖、果糖。其中，紅蘿蔔是醣類的良好來源（圖3-17）。

圖3-17　蔬菜類中醣類的食物來源

4. 水果類：臺灣由於氣候溫暖潮濕，非常適合水果的種植與生長，每年生產的水果種類相當多，如木瓜、芒果、鳳梨、香蕉、草莓、柑橘、蓮霧、楊桃、釋迦等，號稱水果王國。水果中所含的醣類大多以單醣類（如葡萄糖、果糖），及一些雙醣（如蔗糖）為主（圖3-18）。但若是糖尿病患者，必須注意水果的攝取量，以免引起血糖過高的現象。

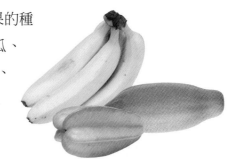

圖3-18　水果類中醣類的食物來源

5. 豆類、動物性食品：豆類食物包括大豆、皇帝豆、四季豆、萊豆、豆腐、豆漿、豆乾等，是為醣類的來源；某些動物性食品，如牡蠣、九孔、蛤蜊，也含有肝醣（圖3-19）。

6. 堅果類：堅果類食物包括花生、瓜子、芝麻、核桃、松子等（圖3-20）。在營養學的分類上，由於堅果類富含許多不飽和脂肪酸，被歸類為油脂類，但其也含有約10～27％左右的醣類，也可視為醣類的來源之一。

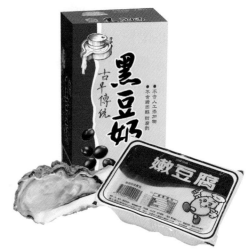

圖3-19　豆類及動物性食品中醣類的食物來源

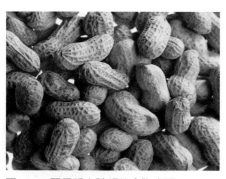
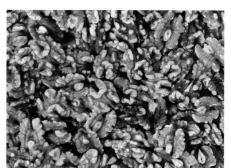

圖3-20　堅果類中醣類的食物來源

3-4　昇糖指數

一、昇糖指數的定義

　　在 1981 年，大衛‧傑金斯（David JA Jenkins）提出飲食「昇糖指數」（glycemic index, GI）的概念。「昇糖指數」是指食用醣類食物，經過消化或吸收後，這些含醣食物對於血糖值所造成的影響。若食物中的醣類進入人體後，很快轉變爲血糖，血糖就會快速上升，該食物即稱爲高昇糖指數的食物。反之，較低昇糖指數的食物在進入人體後，轉化爲血糖的速度較慢，因此血糖上升速度會較緩和穩定。

　　進行食物 GI 值的測定時，主要以葡萄糖或白吐司作爲標準食物。以葡萄糖 GI 值爲 100 爲例，讓受試者食用葡萄糖或含相同重量之碳水化合物的食物之後，觀察其 2 小時內血糖的變化。一般而言，食物可分爲高、中、低昇糖指數食物。若昇糖指數低於 55，即稱爲低昇糖指數食物；若昇糖指數介於 55 ～ 70 之間，即稱爲中昇糖指數食物；若昇糖指數高於 70，即稱爲高昇糖指數食物（表 3-1）。

表3-1　常見食物昇糖指數表

食物種類	昇糖指數值	食物種類	昇糖指數值
全穀雜糧類	皇帝豆46±13	水果類	蘋果52±3
	山藥53±11		李子55±21
	綠豆76±11		柳橙60±5
	馬鈴薯85±4		桃子60±20
	薯條107±6		葡萄66±4
	米粉61±6		芒果73±8
	豌豆仁68±7		香蕉74±5
	粉絲56±13		木瓜84±2
	貝果103±5		鳳梨84±11
	白米飯91±9	豆類	黃豆25±4

食物種類	昇糖指數值	食物種類	昇糖指數值
蔬菜類	菜豆39±6	烘焙食品及零食	鬆餅78±6
	扁豆41±1		天使蛋糕95±7
	大豌豆夾56±12		甜甜圈108±10
	胡蘿蔔68±23		巧克力61±4
乳製品	全脂奶38±6		洋芋片77±4
	布丁62±5		爆米花103±24
	冰淇淋87±10		可口可樂83±7

備註：以白麵包昇糖指數值為 100 作為對照之指標
資料來源：衛生福利部

　　然而，食物中單一成分的昇糖指數並無法反應出複合成分食物的昇糖指數，是因為食物中不同的成分會對其昇糖指數，造成很大的影響，因此有科學家提出以昇糖指數值再乘以每份食物中所含的醣類量而得到所謂的「昇糖負荷」（glycemic load, GL），如每 100 克 GI 值為 68 的紅蘿蔔，含有 4 克的碳水化合物，其 GL 值即為 2.7（68×4/100 ＝ 2.7）。有學者認為若要考量食物中醣類的品質時，同時考量昇糖指數與昇糖負荷，更能表現出其生理上的意義。

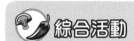

綜合活動

前面我們已經做過一天的飲食紀錄。請根據這份飲食記錄，檢視一下你吃的食物大多是屬於高、中或低昇糖指數的飲食型態？
【請填寫在書末附頁P11】

二、不同昇糖指數的食物對人體的影響

　　在許多研究發現，長期攝取較高 GI 值的食物會提高罹患心血管疾病及第 2 型糖尿病的風險，也有學者發現攝取較高 GI 值的飲食易導致胰臟 β 細胞功能異常，容易降低胰島素之敏感性，進而導致糖尿病的發生。相反地，有學者以第 1 型糖尿病患者作為受試者，給予這些糖尿病患者低 GI 飲食，結果發現低 GI 飲食明顯降低這些患者血液中糖化血色素的濃度，代表患者血糖的控

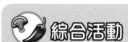

綜合活動

請同學查詢，甚麼是低密度脂蛋白膽固醇。
1. 探討它跟心血管疾病有何相關性。
2. 在飲食中，可透過何種方式降低低密度脂蛋白膽固醇。【請填寫在書末附頁P12】

制狀況已獲得改善。此外，有研究指出長期食用較低 GI 值飲食，有助於降低血液中三酸甘油酯、膽固醇及低密度脂蛋白膽固醇的濃度，維持心血管的健康及降低心血管疾病的發生。在動物實驗中，有學者發現餵食大鼠較高 GI 值的飲食，會導致脂質的合成作用增加，使大鼠血液中三酸甘油酯濃度增加。另一研究發現以低 GI 值之動物飼料配方餵食大鼠五週後，明顯增加大鼠體內某些基因的數量，有助於預防糖尿病。

綜合以上的研究顯示，攝取較低昇糖指數的飲食有助於維持血糖、血脂的穩定性，也能進一步影響醣類的代謝，因此對於人體之健康維持或是慢性疾病的預防具有不可忽視的角色。

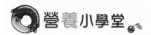 營養小學堂

糖化血色素（glycosylated hemoglobin A1c,HbA1c）

血色素是紅血球中很重要的一種蛋白質，它的主要功能是將氧氣帶到身體各處，供組織細胞運用。許多醣類可以附在血色素上，此稱為糖化血色素。如果葡萄糖附在血色素的 β 鏈N端就稱為糖化血色素 HbA1c，這是最重要的一種糖化血色素。血中葡萄糖濃度愈高，糖化血色素 HbA1c 也愈高。葡萄糖附在血色素上，就不易脫落，一直要等到紅血球細胞衰老破壞為止。一般而言，紅血球的平均壽命為120天，因此測定血中糖化血色素的百分比，可以反映最近2～3個月血糖控制狀況。一般人糖化血色素的正常值約為4～6%，糖尿病人宜控制在7%以下。

資料來源：臺北榮民總醫院新陳代謝科主任，臺灣糖尿病協會理事長 林宏達醫師，〈糖化血色素〉，臺灣糖尿病協會

 ## 3-5　與醣類攝取相關的健康議題

現代人由於追求飲食的美味及精緻，往往會攝取過多的甜食，或過量的醣類食物，導致慢性病的發生，不僅造成許多醫療成本上的負擔，更影響健康的問題。

一、乳糖不耐症（lactose intolerance）

乳糖不耐症，又稱為乳糖消化不良或乳糖吸收不良，主要是因為人體腸道中乳糖酶數量減少或不足，或是乳糖酶活性降低，導致當人體攝取乳糖之後，這些乳糖無法被消化分解，堆積在腸管內，造成腸管內水分增加。此外，這些乳糖也會被腸道細菌發酵，產生甲烷、二氧化碳等氣體，繼而引起腸道劇烈蠕動、噁心、嘔吐、腹痛、下痢（水瀉）、脹氣等症狀。

　　乳糖不耐症的發生與遺傳及種族有密切的相關性，此症狀在東方人的發生率較高，歐美人則較低。根據一項 1972 年的統計數據指出，瑞士人的乳糖不耐比例為 10％，美國白人約為 12％，而華人則高達 93％，泰國人為 98％。因此歐美人每天喝牛奶較無任何不適症狀，在臺灣則有很多人在喝了牛奶之後，就會出現腹痛、脹氣及腹瀉症狀。

　　要改善或預防乳糖不耐症，最主要的方法就是避免攝入乳糖。豆漿、豆腐等豆製品可以替代奶製品的蛋白質跟鈣質，建議在早餐時以豆漿來取代牛奶（圖 3-21）。另酸奶、乾酪等奶製品，經過特殊的食品加工過程後，其中所含的乳糖含量較少，有乳糖不耐症的人，建議從乳糖含量較低的乳製品開始，讓腸道能漸進式地適應有乳糖的環境，之後再慢慢增加乳糖的攝取量，便可改善及減緩乳糖不耐症的症狀。

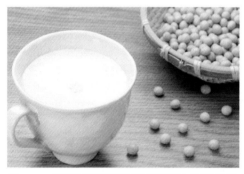 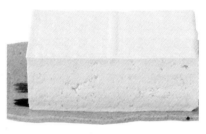

圖3-21　豆腐及豆漿等豆製品可用來提供乳製品中的蛋白質及鈣質，以改善乳糖不耐症

二、糖尿病（diabetes mellitus）

（一）糖尿病的定義與診斷標準

　　根據衛生福利部的統計資料顯示，2013 年糖尿病位居國人十大死因的第四位，臺灣因糖尿病併發症而死亡的總人數有 9438 人，顯示糖尿病對於國人的健康及壽命造成極大的威脅。糖尿病可分為第 1 型糖尿病跟第 2 型糖尿病。第 1 型糖尿病也稱為「胰島素依賴型糖尿病」，通常被認為是一種自體免疫疾病，是由免疫系統異常損害胰臟功能而造成的。第 2 型糖尿病也稱為「非胰島素

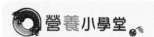

營養小學堂

口服葡萄糖耐受性試驗（oral glucose tolerance test, OGTT）

當懷疑有糖尿病，並且在測過空腹血糖還無法判定時，可以進一步做「口服葡萄糖耐受性試驗」來加以判定。這項檢查先抽血查空腹血糖，然後喝下以75公克葡萄糖浸泡的300c.c開水，在30、60、90及120分鐘後，分別抽血測定血中的葡萄糖濃度。若在兩小時後血糖值大於200mg/dL時，即診斷為糖尿病。

依賴型糖尿病」，主要是因為胰臟蘭氏小島的貝他細胞（β-cell）無法分泌足夠量的胰島素，或是體內的胰島素不能充分發揮降低血糖的生理功能而造成的。此外，長期攝取高 GI 的醣類後，由於身體急欲維持血糖的穩定，會刺激胰臟分泌大量的胰島素，長期下來導致身體無法有效利用胰島素，造成第 2 型糖尿病。

　　根據 2011 年美國糖尿病協會（American Diabetes Association, 2011）訂定的糖尿病診斷標準，若符合以下任一條件，且擇日重複測定結果相同時，即診斷為糖尿病：

1. 糖化血色素（glycosylated hemoglobin, HbA1c）≧6.5％；
2. 空腹至少8小時之血糖值≧126mg/dL（7.0mmol/L）；
3. 75公克口服葡萄糖耐受性試驗（oral glucose tolerance test, OGTT）後2小時的血糖值≧200mg/dL（11.1mmol/L）；
4. 出現糖尿病典型症狀，包含多吃、多尿、多喝、體重下降及隨機血漿葡萄糖濃度≧200mg/dL。

（二）控制體內血糖濃度的荷爾蒙

　　維持體內血糖的恆定對人體健康是十分重要。人體中的空腹血糖之正常濃度為80 ～ 120mg/dL，若高於 120mg/dL，就會產生高血糖的現象。為了維持人體血糖的恆定，胰臟分泌了兩種可控制血糖的激素。當血糖上升時，胰島素會被分泌出來，進而使細胞吸收較多的葡萄糖。同時，胰島素也會刺激肝臟和肌肉細胞將葡萄糖儲存為肝醣，此時，過高的血糖值就會恢復正常。而當血糖開始降低時，胰臟也會分泌另一種激素——昇糖激素（glucagon），刺激肝醣分解成葡萄糖並釋放至血液中。腎上腺髓質會分泌腎上腺素（epinephrine），與昇糖激素有相似的作用，在緊急狀況下有升高血糖的作用。

（三）糖尿病的飲食治療

　　糖尿病的治療方式包括藥物治療、運動治療及飲食治療三個部分，其中飲食治療是非常重要的治療方法之一，是糖尿病整體治療的基礎，也是最自然而安全的控制方法。根據1999 年美國糖尿病學會對第 2 型糖尿病的飲食建議為：

1. 蛋白質應占總熱量的10～20％，來源應廣泛的涵蓋各種動物性及植物性蛋白質，如雞蛋、魚、豆漿、豆腐等豆類製品。

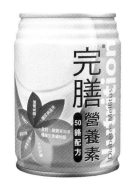

圖3-22　市面上的高纖糖尿病患者專用配方

2. 脂肪應少於總熱量的30％，飽和脂肪及膽固醇攝取過多，由於易導致心血管疾病，因此建議飽和脂肪之攝取量應少於總熱量的10％，膽固醇每日攝取量應少於300毫克。

3. 醣類應占總熱量的50～60％，其中以富含纖維素的醣類為主，如糙米、燕麥等全穀類及地瓜、南瓜等根雜糧；並盡量減少精緻的糖類食物，如含糖飲料、糖果、甜點等，以免造成肥胖及其他慢性病。

4. 要攝取足夠的膳食纖維，建議量為每天攝取20～35克。膳食纖維有助於維持血糖的穩定，因此糖尿病患者的飲食要攝取足夠的膳食纖維。目前市面上的糖尿病患專用營養配方或奶粉，大多都有「高纖」的成分，主要原因就是希望糖尿病患者能在飲食中多增加膳食纖維，以幫助血糖控制（圖3-22）。

5. 糖尿病患者由於容易出現高血壓、腎臟病、心血管疾病等併發症，因此飲食中鈉建議每日勿超過2400～3000毫克，若併發有輕、中度的高血壓，則每日鈉攝取應少於2400毫克；若併發有糖尿病腎病變者，則建議每日鈉攝取應少於2000毫克。也就是說，飲食的口味盡量以清淡為主，才不會對糖尿病患者造成太大的負擔。

　　糖尿病是現今已日趨嚴重的慢性病，臺灣罹患人口每年皆有增加的趨勢，其所造成的醫療成本及壓力是相當沉重的負擔。「預防重於治療」，改變飲食型態、養成良好的生活習慣、增加運動量，才是預防糖尿病之道。

三、低血糖症（hypoglycemia）

　　低血糖症常發生在糖尿病患者身上，在使用胰島素過量或是運動過度時，都有可能會發生低血糖症。症狀包括飢餓、頭痛、顫抖、心跳加快或虛脫等。如果血糖再繼續降低，甚至有可能造成昏迷或死亡。因此，有在使用胰島素或是降血糖藥物治療的糖尿病患者，應隨身攜帶糖果、小餅乾、果汁、方糖等含糖食物，當血糖突然過低時，可以馬上進食，提高血糖，以預防低血糖症狀發生。而非糖尿病患者則有兩種情形有可能造成低血糖症。第一種為反應性低血糖症，發生在吃高醣飲食一小時後，身體因為高糖類的攝取，而分泌過多的胰島素所造成。第二種為禁食性低血糖症或飲食中醣類缺乏而造成的，因為身體長時間未進食，或是飲食中長期缺乏醣類而導致血糖濃度降低，產生頭暈、心悸等問題，嚴重時就會導致低血糖。

　　蛋白質、脂肪、醣類及膳食纖維皆能調節血糖值，爲了預防低血糖症，必須養成規律且均衡的飲食習慣，三餐定時定量、遵守每日飲食指南的飲食生活，切不可爲了減重或其他原因偏廢均衡飲食的原則，以免因爲飲食的不規律而導致低血糖症的發生。

四、心血管疾病（cardiovascular diseases）

　　心血管疾病的發生與血液中膽固醇濃度過高有非常密切的相關性。當飲食中膳食纖維的攝取量過低時，可能會導致血液中膽固醇濃度升高，增加罹患心血管疾病的危險性。此外，若飲食中攝取過多的單糖，如含糖飲料、糖果、巧克力等零食，容易導致糖尿病的發生，而糖尿病的併發症就包括心血管疾病。由此可知，飲食中的醣類攝取對於心血管疾病雖非直接的影響，但其間接的影響也是不可忽視的。平日在飲食中，除了應多增加膳食纖維的攝取量，多攝取新鮮蔬果、五穀類之外，還必須盡量避免每日一杯含糖飲料，以降低日後發生心血管疾病的風險。

五、肥胖（obesity）

　　根據 2005 ～ 2008 年的臺灣營養健康狀況變遷調查結果指出，與 1993 ～ 1996 年調查相比，男性不管是過重、輕度肥胖、中重度肥胖的比例都升高，分別由 1993 ～ 1996 年的 22.9％、8.1％、2.4％上升到 32％、13％、6％；女性過重的比例雖有降低，由 20.3％下降爲 19.3％，但值得注意的是輕度肥胖的比例卻提高了，由 1993 ～ 1996 年的 7.6％上升爲 10.5％。肥胖容易引發許多的疾病，包括糖尿病、高血壓、癌症、心血管疾病等，由此可知，肥胖已成爲臺灣須加以重視的公共衛生議題。

　　高糖食物，如含糖飲料、糖果、巧克力、蛋糕等，通常也富含高脂肪及高熱量，但所含有的營養素非常少，這類食物稱爲「空熱量食物」。攝取過多的空熱量食物容易造成肥胖，此外，現代人生活腳步快，講求快速，因此速食如雨後春筍般推陳出新。尤其學童偏愛冰淇淋、可樂、含糖飲料等，其過量攝取也造成許多小胖子的產生，形成臺灣未來健康及保健的一大隱憂。爲了維護下一代的健康，建議父母少買速食或可樂給學童，也不要以速食作爲獎勵學童的方法，這樣才能讓健康觀念從小紮根起。

六、人工甜味劑對人體的影響

人工甜味劑（artificial sweetener）目前主要運用於糖尿病患者的血糖控制及減重者上，為了提供甜味及希望熱量降低，多會選擇使用人工甜味劑。市面上常見的人工甜味劑，包括糖精、阿斯巴甜及醋磺內酯鉀，對人體的影響如下。

（一）糖精（saccharine）

糖精的甜味是蔗糖的 300 ～ 500 倍，是目前使用歷史最悠久的人工甜味劑。斯維樂（Sweet-N-Low）是市面上最常使用的糖精，常用於添加在咖啡及紅茶中（圖 3-23）。在1977 年，有研究報告顯示，當老鼠餵食大劑量的糖精，罹患膀胱癌的機率明顯上升。有一些研究結果顯示，大量攝入糖精會引起血

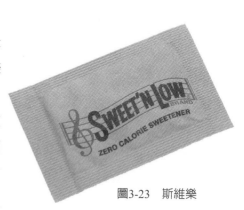

圖3-23　斯維樂

小板數量減少，並會損害細胞結構及肝、腎功能。然而，之後的研究結果顯示，糖精在白老鼠上的致癌原理並不適用於人類。美國國立環境衛生科學研究所在 2000 年也得到同樣的結論。雖然糖精對於人體的致癌性尚未有明確的證據，但攝取時仍應該有攝取量上的限制。根據臺灣現行法令，使用在瓜子、蜜餞中，用量為 2g/kg 以下；使用在碳酸飲料中，用量為 0.2g/kg 以下；使用在膠囊狀、錠狀食品中，用量為 1.2g/kg 以下。

（二）阿斯巴甜（aspartame）

阿斯巴甜是由苯丙胺酸及天門多胺酸兩種胺基酸所組合而成的，甜度約為蔗糖的 200 倍，目前市面上常用的阿斯巴甜品牌為怡口（Equal）（圖3-24）。一克的阿斯巴甜含有 4 大卡的熱量，但因為量極少就能感受到甜味，因此其熱量往往能忽略不計。阿斯巴甜在體內能迅速代謝，成為天門多胺酸、苯丙胺酸及甲醇，由於苯酮尿症患者無法代謝苯丙胺酸，因此不宜攝取阿斯巴甜。可口可樂的 zero 系列，

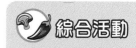

圖3-24　怡口

圖3-25　可口可樂的 zero系列，即添加阿斯巴甜作為代糖

綜合活動

甚麼是苯酮尿症？在飲食中要注意甚麼事項？
【請填寫在書末附頁P12】

添加阿斯巴甜作爲代糖，在標示上即有標出「苯酮尿症患者不宜食用」的警語（圖3-25）。臺灣於 1983 年核准使用阿斯巴甜，對於其使用規定爲只限於使用在食品製造及食品加工上，在使用量方面則無特別規定。

（三）醋磺內酯鉀（acesulfame-K, ACE-K）

醋磺內酯鉀（圖 3-26）的甜度約爲蔗糖的 200 倍，不具熱量，不被人體吸收也不會累積於體內，臺灣於 1989 年准許應用於糖尿病患者，及作爲體重控制的輔助品。目前市面上常見的煮甜甜、蜜而康即爲醋磺內酯鉀。醋磺內酯鉀對於熱較安定，因此可使用於烘焙食品、甜點等的製作方面。臺灣對於醋磺內酯鉀的使用規定爲：不得使用於生鮮禽畜肉類，但運用於特殊營養食品時，須先獲得中央主管機關之核准，在使用量方面則無特別規定。

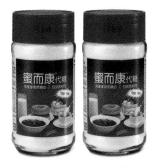

圖3-26　acesulfame-K代糖

人工甜味劑由於甜度高，熱量低，因此有許多愛美的女性常使用人工甜味劑來作爲減重的輔助品。雖然阿斯巴甜及醋磺內酯鉀經過研究發現對人體並無顯著的危害，但它們終究屬於人工合成的化學品，避免攝取過量。因此建議在選購人工甜味劑或是其相關製品時，必須愼讀其標示及警語，以免攝取過量，不但傷財又傷身。

醣類攝取的過與不及，都會對人體健康有所影響，尤其是膳食纖維的攝取，對於許多慢性病及癌症的預防有非常大的助益。

現代飲食講求美味，因此有許多精緻的醣類製品，如蛋糕、甜點等應運而生，現代人總喜歡在週末時約三五好友出門吃下午茶，以紓解一週來的工作壓力。然而，精緻醣類與現代人的慢性病，包括糖尿病、高血壓、高血脂甚至是癌症等，皆有非常密切的相關性。因此爲了維護身體的健康，除了必須遵守衛生福利部所訂定的醣類攝取量標準之外，在食物的選擇方面，也應盡量選擇膳食纖維含量高、較具多樣化的五穀類食物，讓豐富的膳食纖維發揮保護腸道的功用。此外，乳糖等醣類也具有促進鈣質吸收的功用，因此醣類對於人體的功用不僅僅只是提供熱量。民衆在平日的飲食型態中，應適量攝取足夠的醣類，以避免發生酮酸中毒等醣類攝取不足的後遺症。

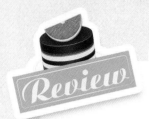

本章重點

1. 醣類分類

分類	成員
簡單醣類	單醣、雙醣
複合性醣類	寡糖、多醣、膳食纖維

2. 葡萄糖是人體生理上最重要的糖，因爲它在被攝取之後，可以被直接吸收而進入血液，形成血糖。

3. 醣類的生理功能包括提供熱量、節省蛋白質、調節脂肪的代謝、合成肝醣及其他食品製備上的功用。

4. 昇糖指數是指食用醣類食物，經過消化或吸收後，這些含醣食物對於血糖值所造成的影響。若食物中的醣類進入人體後很快即轉變爲血糖，血糖就會快速上升，該食物即稱爲高昇糖指數的食物。

5. 乳糖不耐症又稱爲乳糖消化不良或乳糖吸收不良，主要是因爲人體腸道中乳糖酶數量減少或不足，或是乳糖酶活性降低，導致當人體攝取了乳糖之後，這些乳糖無法被消化分解。

6. 人體中的空腹血糖之正常濃度爲80～120 mg/dL，若高於120mg/dL，就會產生高血糖的現象。

7. 膳食纖維的建議量爲每天攝取20～35克。膳食纖維有助於維持血糖的穩定及血脂值、血膽固醇值的正常。

8. 醣類的建議攝取量應占每日總熱量的58～68%，並應增加複合性醣類的攝取，減少精緻糖類的攝取。精製醣類的攝取量建議不宜超過總熱量的10%，以免產生慢性病。

Chapter 4

蛋白質

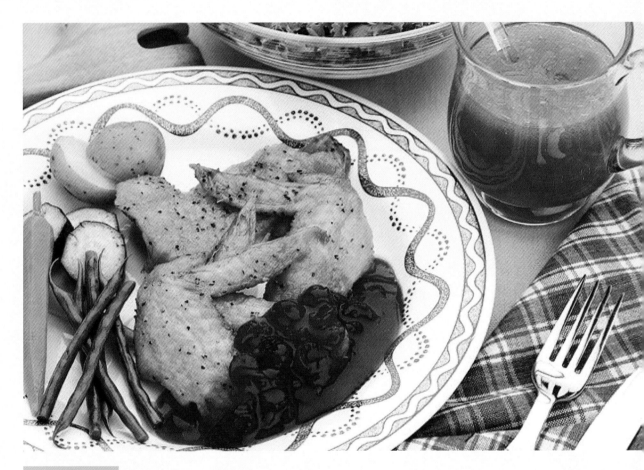

學習目標

1. 了解胺基酸及蛋白質的組成、分類及性質
2. 熟悉蛋白質的生理功能
3. 明瞭蛋白質營養價值的評估方式
4. 知悉蛋白質的攝取建議量
5. 通曉蛋白質的食物來源
6. 清楚與蛋白質攝取相關的健康問題

案例學習　主題：小心芬普尼!! 過量有害肝腎！

　　臺灣在 2017 年 8 月底爆發了芬普尼毒雞蛋風暴，臺灣西部縣市幾乎全面淪陷，學者指出可能已有逾 300 萬顆被消費者吃下肚了。蛋可以說是臺灣人飲食生活中不可或缺的一環，不管是主菜或是甜點都會用到蛋，芬普尼毒雞蛋事件也大大衝擊了消費者的信心。

　　芬普尼主要是用在甲殼類昆蟲的農藥及殺蟲劑，目前多用於殺蟑藥、白蟻藥、寵物除蚤劑等。美國環境保護署已將芬普尼列為可能致癌物質，也有動物實驗發現長期暴露於芬普尼中會引發甲狀腺的良性及惡性腫瘤，並有可能會影響動物的生殖能力。此外，接觸大量芬普尼也會對肝臟及腎臟造成負擔，並發生頭痛、噁心、頭暈、身體無力、眼睛刺激性等不適症狀。根據長庚醫院毒物科的研究發現，一個體重 60 公斤的成年人，一天所吃到的芬普尼不能超過 12 微克，而國際食品法典會安全標準則規定，芬普尼攝取不能超過 5ppb。

　　要確保食用蛋的安全，在購買蛋時，必須注意產地，盡量少選購遭毒物汙染的養殖場所生產的蛋。由於臺灣環境較為高溫潮濕，蛋買回來後，應先以紙巾將外殼擦拭乾淨，以鈍端朝上，尖端朝下的方式保存在冰箱裡。要使用前，先以清水清洗一下蛋殼，並盡量吃全熟蛋，以避免吃到沙門氏菌而引發食物中毒。蛋也不要一次買太多，維持蛋的新鮮度是確保食用蛋安全性最基本的要素。此外，芬普尼在人體中大多數是由腸胃道排泄，少部分由腎臟排除，因此建議民眾多吃高纖食物，多喝水及運動以促進腸道蠕動，每天都要定時排便，這樣才能讓芬普尼在體內的堆積量降到最低，確保自身的安全。

新聞來源：https://news.ftv.com.tw/news/detail/2017822L04M1　　2017.8.22

★ 問題與討論

　　請討論若要保護消費者食的安全與安心，一位牧場經營者應具備那些理念？

　　蛋白質的功能不僅在提供熱量，同時還具有許多的生理機能，如建造或修補組織、維持水分平衡、免疫功能調節等，甚至體內各種代謝過程都需要蛋白質組成酵素來加以調控，因此蛋白質可說是飲食中非常重要的必需營養素。

　　蛋白質廣泛地存在於各種食物中，如雞蛋、牛奶、各種肉類等皆是蛋白質的豐富來源之一。但由於每種食物所含的蛋白質種類及量皆各不相同，蛋白質品質（用所含胺基酸的量或種類來評定）上也有很大的差異，素食者、有特殊飲食習慣或是正在減肥者，可能會缺乏蛋白質，因此特別注意優質蛋白質的攝取。

　　現今社會富裕，人們對於飲食的追求越來越著重精緻與美味，導致大魚大肉的飲食型態充斥在每個人的飲食生活中，易產生蛋白質攝取過量，為了代謝這些蛋白質，容易造成肝臟及腎臟的負擔，這也是近年來臺灣肝病及腎臟病發生率逐年上升的原因之一。本章藉由營養觀點介紹蛋白質的特性、分類、生理性質及功能，並進一步介紹與蛋白質攝取相關的健康議題。

4-1　蛋白質的組成、分類與性質

　　蛋白質的英文名稱「protein」起源於希臘語中的「protos」一詞，其意義代表「第一」、「非常重要」的意思，顯見其對生理機能調節的重要性。蛋白質的組成元素主要包括碳、氫、氧、氮四種分子，其中氮分子的含量約為 16%，是蛋白質與其他營養素最不一樣的地方，也是蛋白質組成的主要特徵。在定量食品中的蛋白質，可以先測出食品中的含氮量，再乘以氮係數 6.25，可計算食品中蛋白質的含量。此外，蛋白質還含有硫、磷及少量的鐵、銅、錳、鋅、鉬、碘等元素。人體體重的 65% 為水，其他約 35% 是固形物，固形物中的 2/3 即為蛋白質。肌肉是人體中蛋白質含量最多的組織，約占身體蛋白質量的 50% 左右，而骨骼及軟骨中的蛋白質含量約占 20%，皮膚組織約含 10%，其他則分布在體液、血液或其他組織中。

一、蛋白質的組成單位：胺基酸的介紹

蛋白質的組成單位是胺基酸（amino acid），它是構成生物體的主要成分，也是構成人體組織最主要的營養素。

（一）胺基酸的結合方式

不同的胺基酸以肽鍵結合成不同形式後，即形成不同的蛋白質。胺基酸的基本構造，是以碳原子為基本骨架，在碳原子上連接胺基（amino group, -NH₂）及羧基（carboxyl group, -COOH），再接上不同的支鏈所構成的。自然界中存在的胺基酸約有50多種，在營養學上經常被討論的胺基酸約有22種。胺基酸與胺基酸之間是以胜肽鍵互相結合的，並依據胺基酸結合的數目，可分為雙胜肽、三胜肽等，若有10個以上的胺基酸結合者，即稱為多胜肽。其中多胜肽經過酸或鹼的水解作用，會產生游離胺基酸。

（二）胺基酸的分類

胺基酸的分類方式有很多種，在營養學上，最常以胺基酸的結構及營養價值來分類。

1. 依照胺基酸結構的異同，可分為中性、酸性及鹼性胺基酸三大類，如表4-1。

表4-1　胺基酸結構

分類	特性	成員
中性胺基酸	1.含有一個胺基及一個羧基 2.水溶液呈現中性	甘胺酸（glycine）／丙胺酸（alanine）／擷胺酸（valine）／白胺酸（leucine）／異白胺酸（isoleucine）／半胱胺酸（cysteine）／甲硫胺酸（methionine）／硒胺酸（selenocysteine）／絲胺酸（serine）／羥丁胺酸（threonine）／苯丙胺酸（phenylalanine）／酪胺酸（tyrosine）／脯胺酸（proline）／羥脯胺酸（hydroxyproline）／色胺酸（tryptophan）／天門冬醯胺（asparagine）／麩醯胺酸（glutamine）
酸性胺基酸	1.含有一個胺基及兩個羧基 2.水溶液呈現酸性	天門冬胺酸（aspartic acid）／麩胺酸（glutamic acid）
鹼性胺基酸	1.含有兩個胺基及一個羧基 2.水溶液呈現鹼性	離胺酸（lysine）／精胺酸（arginine）／組胺酸（histidine）／瓜胺酸（citrulline）／鳥胺酸（ornithine）

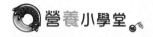 營養小學堂

胺基酸種類及結構

縮寫	全名	中文譯名	結構	縮寫	全名	中文譯名	結構
Gly	Glycine	甘胺酸		Asn	Asparagine	天門冬醯胺	
Ala	Alanine	丙胺酸		Glu	Glutamic acid	麩胺酸	
Val	Valine	纈胺酸		Lys	Lysine	離胺酸	
Leu	Leucine	白胺酸		Gln	Glutamine	麩醯胺酸	
Ile	Isoleucine	異白胺酸		Met	Methionine	甲硫胺酸	
Phe	Phenylalanine	苯丙胺酸		Arg	Arginine	精胺酸	
Trp	Tryptophan	色胺酸		Ser	Serine	絲胺酸	
Tyr	Tyrosine	酪胺酸		Thr	Threonine	羥丁胺酸	
Asp	Aspartic acid	天門冬胺酸		Cys	Cysteine	半胱胺酸	
His	Histidine	組胺酸		Pro	Proline	脯胺酸	

2. 若依照胺基酸的營養價值來區分，可分為必需胺基酸、半必需胺基酸及非必需胺基酸。

   (1) 必需胺基酸：人體無法自行合成，必須由食物中獲得的胺基酸，稱為必需胺基酸（essential amino acid; EAA）。成年人所需的必需胺基酸共有八種：纈胺酸、白胺酸、異白胺酸、甲硫胺酸、羥丁胺酸、苯丙胺酸、色胺酸、離胺酸。嬰幼兒為了因應生長發育，必需胺基酸除了上述八種之外，還加入精胺酸跟組胺酸兩種，總共為十種（圖4-1）。必需胺基酸的主要作用如下：

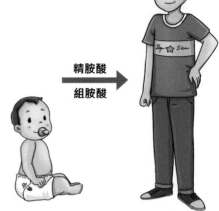

精胺酸
組胺酸

圖4-1　嬰兒為了因應生長發育所需，因此必需胺基酸比成年人多了精胺酸跟組胺酸兩種

     ① 離胺酸，在人體中的功用，主要是刺激胃蛋白酶與胃酸分泌，並提高胃液的分泌功效。若缺乏離胺酸，可能會因為胃液分泌不足，而出現厭食、消化不良及發育不良等。

     ② 甲硫胺酸為含有硫的胺基酸，與體內各種含硫化合物的代謝有密切相關性。此外，由於甲硫胺酸結構中帶有甲基（methyl group），當人體攝取藥物後，甲硫胺酸會對這些藥物進行甲基化（methylation）的作用，進而達到解毒的效果，因此甲硫胺酸可用來緩解砷、三氯甲烷、四氯化碳等毒物的毒性反應。

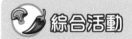 綜合活動

請查詢砷、三氯甲烷、四氯化碳對人體健康有何影響，並與同學及老師討論。【請填寫在書末附頁P15】

     ③ 色胺酸具有神經穩定的作用，有助於緩解失眠及偏頭痛。

     ④ 纈胺酸、白胺酸、異白胺酸跟羥丁胺酸主要跟人體的代謝及生長有關。

       由此可知，必需胺基酸對於人體的重要性。在後續的章節中，會陸續提到如何均衡地攝取胺基酸及蛋白質，才不會有必需胺基酸缺乏的風險。

   (2) 半必需胺基酸：半必需胺基酸是指可由其他胺基酸轉變而來者，如甲硫胺酸可轉變為半胱胺酸，苯丙胺酸可轉變為酪胺酸，因此半胱胺酸及酪胺酸屬於半必需胺基酸。

(3) 非必需胺基酸：人體可自行合成且合成量足夠者，即稱爲非必需胺基酸，如
　　丙胺酸、天門冬胺酸、天門冬醯胺、麩胺酸、麩醯酸、甘胺酸、脯胺酸、羥
　　脯胺酸、絲胺酸。

二、蛋白質的結構

　　蛋白質的結構共分爲一級、二級、三級及四級（圖 4-2），蛋白質皆是由各種
胺基酸以二級、三級或四級的狀態結合而成，不同的結構就會呈現出不同的生理
特性。

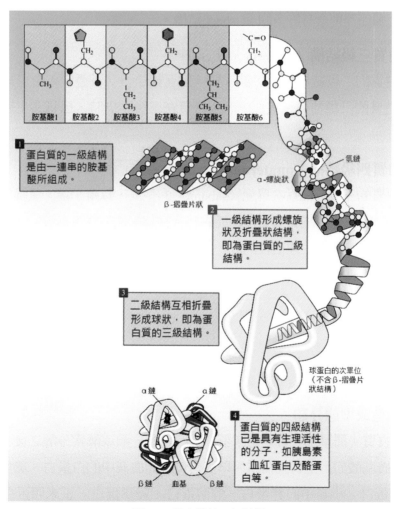

圖4-2　蛋白質的四級結構

（一）蛋白質一級結構（primary structure）

當胺基酸相互連接時，形成蛋白質，而胺基酸與胺基酸互相連接成一小段，此結構即稱為一級結構。簡單來說，一級結構就是指胺基酸所組成的線性多胜肽，為最簡單的蛋白質型式。

（二）蛋白質二級結構（secondary structure）

一級結構可將化學性的氫鍵再互相結合，並形成螺旋狀及折疊狀結構，此即為蛋白質的二級結構。其中螺旋狀構造稱為 α-helix，折疊狀結構則稱為 β-sheet。肌肉中的肌紅蛋白及血液中的血紅蛋白含有豐富的 α-helix 結構，結締組織、頭髮、指甲、關節等則含有許多的 β-sheet 結構。

（三）蛋白質三級結構（tertiary structure）

當蛋白質的二級結構再以氫鍵或雙硫鍵互相結合並折疊後，會形成球狀，此即稱為蛋白質的三級結構。有部分的蛋白質在三級結構時，已具有生理活性，如球蛋白。

（四）蛋白質四級結構（quaternary structure）

當蛋白質的三級結構以次單元（subunit）的型式，以離子鍵、氫鍵、疏水鍵及雙硫鍵互相結合，並形成具有生理功能的結合物時，此稱為蛋白質的四級結構。此時的蛋白質已是一個有生理活性的分子，如胰島素、血紅蛋白及酪蛋白等，即是具有活性的蛋白質四級結構。

三、蛋白質的分類

蛋白質是一種複雜的含氮化合物，其分類方式也很多樣化，主要的分類方式包括以結構或型態分類及以營養價值分類等兩種。

（一）以構造或型態分類

1. 簡單蛋白質：簡單蛋白質是指該蛋白質經過酸、鹼或酵素分解之後，僅含胺基酸或是胺基酸的衍生物就稱為簡單蛋白質，如血液中的白蛋白、球蛋白、肌肉中的肌蛋白、小麥中的麩蛋白、醇溶蛋白、穀膠蛋白、玉米膠蛋白、膠原蛋白、角蛋白、彈性硬蛋白等。

2. 複合性蛋白質：複合蛋白質是由單純蛋白質及其他非蛋白質類物質所組合而成，如色素類物質、醣類、脂質、金屬離子等，都有可能與蛋白質結合成複合性蛋白質。其包括血紅蛋白、醣蛋白、低密度脂蛋白、高密度脂蛋白、肌紅蛋白、免疫球蛋白、鐵蛋白等。此外，還有一種含有核酸類分子的蛋白質，如核糖體，也屬於複合性蛋白質。

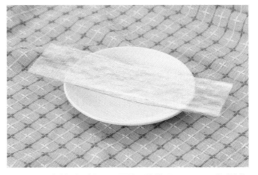

圖4-3　市售吉利丁即屬於動物膠，可用來製作慕斯等甜點

3. 衍生蛋白質：當簡單蛋白質或是複合蛋白質的構造或是組成發生變化時，會產生衍生蛋白質，如動物膠（圖4-3）、胜肽等。

（二）以營養價值分類

1. 完全蛋白質：完全蛋白質是指含有人體各種的必需胺基酸，且種類完全，胺基酸比例均衡，可以提供人體內的胺基酸需求，不但能維持健康，也可促進生長。食物中屬於完全蛋白質，如雞蛋、奶、肉類、魚類，屬於營養價值較高的蛋白質類食物（圖4-4）。

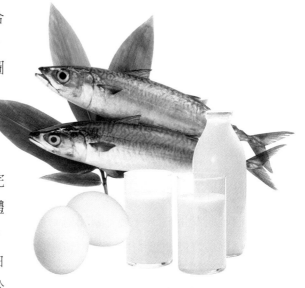

圖4-4　完全蛋白質食物

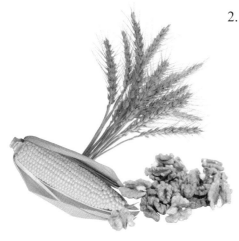

2. 部分完全蛋白質：當蛋白質所含的胺基酸種類不齊全，且胺基酸比例不均衡，只能維持生命，但無法促進生長，即稱為部分完全蛋白質。大部份的植物性蛋白質皆屬於部分完全蛋白質，如穀類中缺乏離胺酸，玉米缺乏色胺酸，堅果類缺乏甲硫胺酸及離胺酸，豆類缺乏甲硫胺酸（圖4-5）。

圖4-5　部分完全蛋白質食物

3. 不完全蛋白質：當蛋白質中缺乏所含的必需胺基酸，不但無法維持生命，也無法促進生長，即稱為「不完全蛋白質」，如玉米膠蛋白、動物膠蛋白等。

　　一般而言，動物性食品的胺基酸種類及組成皆比植物性食品均衡得多，因此動物性蛋白質的營養價值通常比植物性蛋白質高。

 ## 4-2　蛋白質的功能及食物來源

　　蛋白質不管是對於人體的結構組成或是生理代謝作用，扮演非常重要的角色，也是生命歷程中的主要基礎物質，如蛋白質是構成酵素、血紅素等重要物質的成分，懷孕期的婦女、生長期的兒童、重症病患等必須依賴足夠的蛋白質來供應身體所需。

一、蛋白質的生理功能

（一）建造及修補組織

　　蛋白質約占體重的 13 ～ 19%，除了水分之外，蛋白質是含量最多的物質，它廣泛地存在於體內各種組織及器官中，是組成身體結構的重要物質。肌肉中有肌動蛋白及肌凝蛋白，骨骼及關節處有膠原蛋白，皮膚、毛髮及指甲有角蛋白等，這些都是構成身體組織的主要蛋白質。此外，由於身體組織會不斷地新陳代謝，隨時有新生的細胞或組織來維持身體機能，如血球細胞、淋巴細胞等，是從飲食中攝取蛋白質，經過建造或修補功能後所生成。若長期缺乏蛋白質，細胞就會受到損傷，甚至死亡，導致人體功能無法正常運作或是生長。嬰幼兒期、兒童期、青春期、懷孕期及重度訓練的運動員，都需要供應足夠的蛋白質，來建造新的細胞組織，以因應他們細胞及組織量的增加。

（二）提供熱量

　　身體最主要的熱量來源是醣類，其次是脂肪。當醣類及脂肪的攝取量不足，不夠滿足人體所需時，就會利用食物中的蛋白質作為熱量來源。1 公克的蛋白質可以產生 4 大卡的熱量。

　　雖然蛋白質在醣類攝取不足的狀況下可做爲熱量的來源，但過度消耗蛋白質的結果，會使體內累積過多的含氮廢物，而爲了代謝這些含氮廢物，會造成肝臟及腎臟的負擔。有腎臟科醫師指出，臺灣洗腎人口逐年增加，可能就與蛋白質的過度消耗有關。因此在飲食中，醣類、脂肪及蛋白質的攝取比例必須適宜且足夠，避免不均衡的飲食及不當的減肥方式，以免讓體內產生過多的含氮廢物，進而影響了肝臟及腎臟的健康。

（三）調節生理機能

　　蛋白質在人體內可構成多種具有生理功能的物質，參與許多重要的生理機能及新陳代謝功能。若蛋白質攝取不足，可能會影響人體正常的新陳代謝。蛋白質對生理機能調節的作用如下：

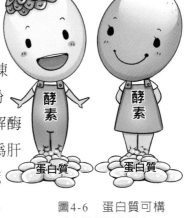

1. 構成酵素：身體內所有的消化、吸收過程及新陳代謝，都需要酵素的協助，如消化澱粉需要澱粉酶，消化乳糖需要乳糖酶，消化脂肪需要脂解酶等。此外，肝臟中有一群負責解毒的酵素，稱爲肝臟解毒酵素系統，這些酵素是由蛋白質所構成（圖4-6）。除了消化及解毒功能之外，酵素也跟體內許多生化反應有關，因此缺乏蛋白質可能會導致酵素合成量不足，進而影響到人體生理機能的進行。

圖4-6　蛋白質可構成人體所需的酵素

2. 構成荷爾蒙：身體要維持正常的運作，荷爾蒙扮演了非常重要的角色。每一種荷爾蒙都有不同的功用，胰島素負責降低血糖，昇糖激素、腎上腺素負責升高血糖，甲狀腺素負責能量的調節與代謝，性激素負責調節生殖功能與性徵，生長激素調節生長狀況等。蛋白質是構成荷爾蒙的主成分之一，因此其重要性不言而喻。

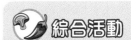

綜合活動

小玲的媽媽今年42歲，最近發生失眠、月經不順的現象，經婦產科醫生診治後，發現是荷爾蒙分泌失調。你可以告訴小玲的媽媽，如何藉由飲食調理嗎？請與老師討論。【請填寫在書末附頁P15】

3. 維持體內水分及酸鹼的平衡：體內水分的平衡與電解質的平衡有關，因此維持水分的平衡是非常重要的一環。血液中的白蛋白（albumin）是負責體內滲透壓及水分的平衡，若蛋白質攝取不夠而造成白蛋白合成量不足，就會導致水分流入並堆積在細胞間隙中，造成水腫，也會使廢物無法藉由水分順利排出，影響健康。此外，蛋白質帶有正電荷及負電荷，可緩衝體內的酸性或鹼性物質，維持酸鹼平衡，避免人體發生酸中毒或鹼中毒的現象。

4. 構成身體的防禦系統：為了防止疾病的發生，人體產生許多的防禦機制，此防禦機制稱為「免疫功能」。抗體、免疫球蛋白及其他的免疫細胞是由蛋白質構成。當蛋白質攝取量足夠時，抗體、免疫球蛋白、免疫細胞的合成量足夠，體內的免疫功能就會提高，可幫助人體防禦各種外來的病菌、病毒等侵入體內，預防疾病的發生（圖4-7）。

目前市面上賣得很好的初乳蛋白（colostrum），據研究指出是可提高免疫能力的食品之一。初乳是指產後 2～3 天內所分泌的乳汁，其營養成分與一般乳汁相比，蛋白質含量較高，脂肪及糖的含量較低。初乳中含有大量的免疫球蛋白，分別是 IgA、IgD、IgE、IgG 及 IgM，其中 IgG 的含量最高，人初乳中，IgG 的含量一般在 2％左右，而牛初乳中 IgG 的含量是 8％～ 25％不等。免疫球蛋白對於病毒性感染、細菌性感染、寄生蟲和酵母菌都有良好的防禦作用。

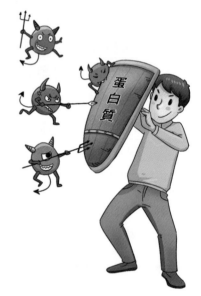

圖4-7　蛋白質有助於形成抗體，使人體能夠防禦各種外來的病菌、病毒等侵入體內

綜合活動

請同學找出幾種市面上的初乳蛋白產品，了解一下當中含有哪些成分，並製成比較表格交給老師。

【請填寫在書末附頁P16】

5. 協助體內物質的運輸：人體中有許多營養物質或是代謝物質需要蛋白質來協助運輸，如血紅素運送氧氣及二氧化碳、運鐵蛋白（transferrin）運送鐵質、脂蛋白運送脂肪及膽固醇等，維生素A也需藉由視網醇結合蛋白（retinol-binding protein）來協助運送。

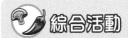

綜合活動

小玲想知道有哪些食物有助於合成神經傳導物質——乙醯膽鹼，你可以幫她嗎？【請填寫在書末附頁P16】

6. 構成色素及神經傳導物質：蛋白質可構成色素，以維持皮膚及毛髮的正常顏色。此外，也有一些胺基酸可合成重要的神經傳導物質，如甲硫胺酸能合成神經傳導物質——乙醯膽鹼（acetylcholine），以傳導神經刺激及神經衝動。

7. 其他作用：除了以上功能之外，蛋白質還有一些其他的作用，如肌凝蛋白及肌動蛋白負責操控肌肉的收縮；當人體有傷口時，凝血酶可促使纖維蛋白元轉變為纖維蛋白，進而啟動凝血作用，產生血凝塊，使血液凝結，讓傷口不要血流不止（圖4-8）。

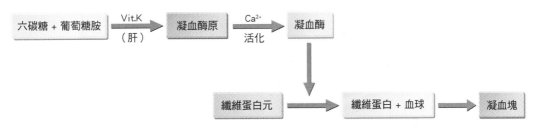

圖4-8　纖維蛋白有助於凝血作用的進行

（四）在食品製備上的功能

　　蛋白質有一些特殊的性質，可運用在食品或餐飲製備上，賦予食物適口性。

1. 蛋白質的結構性：蛋白質結構中的氫鍵及雙硫鍵的作用，可改變蛋白質的結構，進而會產生彈性及凝膠性。豆腐、奶酪即是運用蛋白質的結構性來製備的食物。

2. 蛋白質的表面性：蛋白質是具有乳化性的物質，且其同時具有起泡性及表面張力，因此可用以穩定沙拉醬、冰淇淋及烘焙食品的結構。

3. 蛋白質的水合性：蛋白質的胜肽鍵與水分子間的相互作用，讓蛋白質具有膨潤性、保水性及黏性。此保水性可運用在烘焙食品及肉類製品，例如香腸、臘肉的製備。

4. 蛋白質的感官性：蛋白質具有可吸附呈味物質的特性，再經過不同的溫度或酸鹼度處理後，即可呈現出不同的風味、顏色及質地。市面上常見的甜甜圈或是雙胞胎，因蛋白質經過油炸之後，當蛋白質與脂肪發生交互作用，就會產生金黃色澤及香味，吸引人一飽口福（圖4-9）。

　　綜合以上，蛋白質的功能包括提供熱量、建造或修補組織、調節生理機能以及可用於食物製備。對於人體健康的維持或是對食品業者而言，蛋白質是不可或缺的好夥伴。

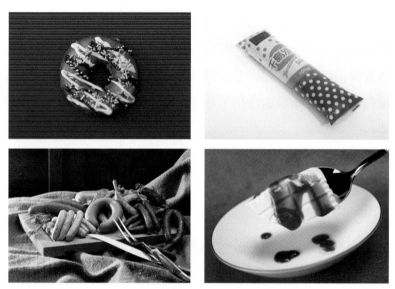

圖4-9　豆腐、沙拉醬、香腸、甜甜圈，是利用蛋白質的不同特性所製備而成

二、需要量

　　蛋白質的需要量依照年齡、性別及體型的差異而有所不同，但根據衛生福利部所制定的建議量（表4-2），國人每日蛋白質的攝取量，應約占總熱量的10～14%，平均值為12%，若以體重來計算，則是每公斤體重0.8～1克左右。

　　上述蛋白質的需要量為建議值，仍需依身體的生理或病理狀況，攝取不同的蛋白質需要量。成長中孩童、孕婦、哺乳婦、生病後、手術後、貧血、外傷、營養不良者、或是需嚴格體能訓練的運動員，都需要攝取充足的蛋白質，且盡量以營養價值較高的蛋白質（詳見第三節）為主，以幫助合成更多的組織及加速傷口癒合。

表4-2　衛生福利部所訂的蛋白質參考攝取量

年齡	單位（公克）	
0～6月	2.3/公斤體重	
7～12月	2.1/公斤體重	
1～3歲	20	
	男性	女性
4～6歲	30	30
7～9歲	40	40
10～12歲	55	50
13～15歲	70	60
16～18歲	75	55
19～30歲	60	50
31～50歲	60	50
51～70歲	55	50
71歲～	60	50

資料來源：行政院衛生福利部

三、食物來源

蛋白質在許多食物中皆含量豐富，食物來源可分為動物性及植物性兩種。一般而言，動物性來源的蛋白質之營養價值較高，植物性來源則較低。不同食物的蛋白質含量也有所差異，如禽畜肉類約為 10 ～ 20％，魚類為 16 ～ 18％，蛋類為 11 ～ 14％，乳品為 1.5 ～ 4％，大豆為 40％，穀類為 10％，花生等堅果類為 15 ～ 30％。

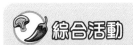

綜合活動

王伯伯今年73歲，體重72公斤，身體健康，每日約攝取1600大卡的熱量。請你分別從衛福部所公布的表格、體重及所攝取的熱量三方面，來說明王伯伯每日所需要的蛋白質攝取量。

【請填寫在書末附頁P16】

（一）蛋及奶類

蛋及奶類的蛋白質含量非常豐富，且為營養價值高的蛋白質，生長期的兒童、青少年、孕婦及哺乳婦須多攝取蛋及乳品。市面上的蛋品、乳品的種類及品牌很

多,無論是雞蛋、鴨蛋、鵪鶉蛋等,或是各種不同品牌的鮮奶、乳製品,蛋白質含量都非常豐富。以牛乳而言,其中酪蛋白含有80%,乳清蛋白含有20%。牛乳中的乳清蛋白之營養價值及消化率都很高,也含有豐富的免疫球蛋白或抗體,因此對年齡較小的哺乳類動物來說,是一個重要的蛋白質來源。

若有血膽固醇過高的民眾,每週最好不要攝取超過3～4顆蛋。有些調味乳品及優酪乳含糖量偏高,在選購時注意營養標示,盡量選擇糖含量較低的乳製品,如選購原味優酪乳會比草莓口味優酪乳理想,可避免攝取過多的糖,對健康才有益。

(二) 肉及魚類

豬肉、牛肉、羊肉、雞肉、鵝肉、鴨肉、魚、蝦、貝類等,都是蛋白質含量很豐富的食物。肉類中蛋白質的組成胺基酸幾乎都是人體的必需胺基酸,種類包括肌凝蛋白、肌動蛋白、膠原蛋白及彈性蛋白等。當肉類在加熱烹調時,蛋白質約在60～65℃左右會凝固,肉會產生收縮現象。但經長時間的加熱後,肉中的膠原蛋白會被分解,破壞固有的結構,其組織容易崩解,如燉牛肉。

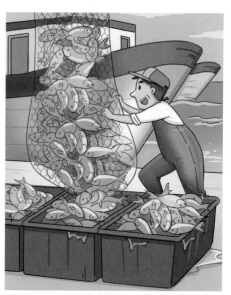

圖4-10　臺灣漁獲豐富,有業者從魚鱗中萃取出一些胜肽類物質,目前被研發為美容保養品

魚肉中的蛋白質為適合人體食用的優質蛋白質,魚肉中以離胺酸及含硫胺基酸的量最多。另外,從魚肉中分離出來的短鏈胺基酸,被發現可能具有降低血壓及降膽固醇的作用。此外,有業者從魚鱗中萃取出一些胜肽類物質,研發作為美容保養品(圖4-10)。

(三) 豆類

豆類包括黑豆、黃豆、蠶豆、花豆等,較缺乏甲硫胺酸,但其是蛋白質營養價值很高的食物。有資料指出,黃豆中必需胺基酸的組成與牛奶相比並無顯著差異,顯示其蛋白質的營養價值很高。在食品加工上,因黃豆蛋白具有可溶性,將這些蛋白質萃取出來後,可用來做人造肉等其他黃豆蛋白製品。

　　目前市面上有很多豆製品，如豆腐、豆干、五香豆干、油豆腐、素雞等，是民眾愛吃的小菜。不過這些豆製品經過加工過程，其蛋白質會有流失的情形，如豆腐的蛋白質含量為 6.4％，五香豆干為 14.9％，油豆腐為 20.5％，素雞為 16.9％，都低於黃豆原本將近 40％的蛋白質含量。

（四）穀類

　　穀類的結構可分為外皮、胚乳、胚芽三個部分，其中蛋白質含量最高的部位為胚芽，含量超過 20％（圖 4-11）。穀類所含的蛋白質量雖不高，但由於民眾每天所食用的穀類較多，因此穀類也可以供應民眾每日所需的蛋白質量。

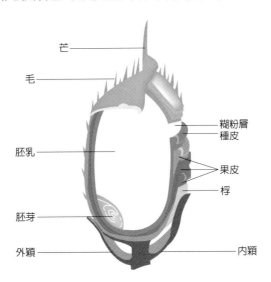

圖4-11　穀類中蛋白質含量最高的部位為胚芽

　　穀類的蛋白質組成，包括穀蛋白、球蛋白、白蛋白及醇溶蛋白等，在胺基酸方面則較缺乏離胺酸，因此在攝取穀類食品時，最好與其他動物性食品或其他豆類、堅果類等一起食用，以補充其不足之處。

　　穀類中的蛋白質，如小麥中蛋白質含量的不同，可將磨成的麵粉區分為特高筋麵粉（蛋白質含量 13.5％）、高筋麵粉（蛋白質含量 11.5～13.5％）、中筋麵粉（蛋白質含量 8.5～11％）、粉心麵粉（蛋白質含量 10.5～11％）及低筋麵粉（蛋白質含量 8.5％以下）五種。每一種在烹飪上具有不同的用途，特高筋麵粉用於油條、春捲皮；高筋麵粉用於饅頭、麵包；中筋麵粉用於水餃皮、蒸餃、麵條、燒賣等；粉心麵粉用於一般中式麵食；低筋麵粉用於蛋糕、餅乾、小西餅等。而存在於麵粉中的蛋白質主要為麥穀蛋白及麥膠蛋白，在經過水洗後能形成具有彈性的麵筋。

除了以上幾種食物之外，其他還有堅果類及種子類等食材也含有蛋白質，如花生、開心果、杏仁、芝麻等，可作爲蛋白質的良好來源。

4-3 蛋白質的營養價值評估

六大類食物中皆含有不同種類的蛋白質，每一種蛋白質具有不同的營養價值。評估蛋白質營養價值的五種方法如下：

一、蛋白質效率（protein efficiency ratio, PER）

蛋白質效率的評估方法，主要是以動物實驗來進行。以小老鼠做爲實驗動物模式，讓小老鼠攝取某種蛋白質 1 公克後，可讓小老鼠增加多少體重，即爲「PER」。PER 的數值越高，代表蛋白質營養價值越高，若 PER 超過 2，可視爲優良蛋白質，如蛋的 PER 爲 4，牛奶爲 3.1，黃豆爲 2.3。動物性食品的 PER 通常會比植物性食品來得高。老年人因咀嚼、消化及吸收能力較差，嬰幼兒則需要足夠的蛋白質以供成長，因此在飲食中更需要攝取優良蛋白質。以下爲 PER 的計算公式：

蛋白質效率（PER）＝體重增加量（克）÷ 蛋白質攝取量（公克）

二、蛋白質淨利用率（net protein utilization, NPU）

蛋白質淨利用率是以蛋白質的主要元素—氮元素來做爲評估的基準，主要是計算保留氮量跟攝取氮量的比值，所得數值越高者，代表蛋白質的品質及營養價值越好。計算公式如下：

蛋白質淨利用率（NPU）＝保留氮量 ÷ 攝取氮量 ×100%

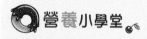 營養小學堂

保留氮量的計算法
保留氮量＝攝取氮量 −（尿液氮量 − 內因性氮量）−（糞便氮量 − 代謝性氮量）
內因性氮量
是指攝取不含蛋白質的飲食時，由尿液排出的氮量。代謝性氮量，是指攝取不含蛋白質的飲食時，由糞便排出的氮量。

三、生物價（biological value, BV）

　　生物價是以保留氮量與吸收氮量相除後所得的數值。它是衡量食物蛋白質營養價值最常見的指標之一，反應食物中的蛋白質被消化吸收後，被生物體所利用的程度，因此生物價越高，代表蛋白質的品質越好。以下為計算公式：

生物價（BV）＝保留氮量 ÷ 吸收氮量 ×100%

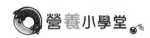 **營養小學堂**

保留氮量的計算法
保留氮量＝攝取氮量－（尿液氮量-內因性氮量）－（糞便氮量-代謝性氮量）
吸收氮量的計算法
吸收氮量＝攝取氮量－（糞便氮量－代謝性氮量）

　　選擇蛋白質食物時，可根據蛋白質效率、蛋白質淨利用率及生物價，作為選購的參考（表 4-3）。

表4-3　蛋白質營養價值評估表

食物	PER	NPU	BV
蛋	4.0	94	94
牛奶	3.1	82	84
魚	3.6	81	83
牛肉	2.3	73	74
黃豆	2.3	66	73
糙米	－	70	73
全麥麵粉	－	59	65
白米	2.2	63	64
白麵粉	0.6	51	52
玉米	1.4	56	72
花生	1.8	－	68

四、蛋白質消化率（protein digestibility, PD）

蛋白質消化率，常用來代表食物中的蛋白質被消化酵素分解及吸收的程度。當蛋白質的消化率越高，就代表營養價值越高。計算公式如下：

蛋白質消化率（PD）＝〔攝取氮量－（糞便氮量－代謝性氮量）〕÷ 攝取氮量 ×100%

食物中蛋白質的消化率除了會受到個人因素影響之外，食物的性質、加工條件、其他營養素的存在等，也會影響蛋白質的消化率，如植物性蛋白質含有膳食纖維，但這些膳食纖維會阻礙植物性蛋白質與消化酵素的接觸，因此植物性蛋白質的消化率通常較動物性蛋白質低。此外，有一些食物中含有會阻礙蛋白

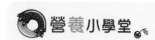

質消化的因子，如大豆含有胰蛋白酶抑制劑，生蛋含有抗生物素等會影響蛋白質的消化率。不過經過適當的烹調法，軟化膳食纖維，或是破壞蛋白酶抑制劑等，可提高蛋白質的消化率。

五、胺基酸積分（amino acid score, AA score）

胺基酸積分又稱為化學積分，是利用化學分析的方法，分析食物中各種胺基酸的含量。計算公式如下：

$$胺基酸積分（AA \ score）＝\frac{1公克測試蛋白質中某胺基酸的含量（毫克）}{1公克參考蛋白質中某胺基酸的含量（毫克）}×100$$

用以上公式計算出某食物中每一種胺基酸的分數後，分數最低的胺基酸就稱為第一限制胺基酸（代表是最缺乏的胺基酸），分數次低者則稱為第二限制胺基酸（代表是次缺乏的胺基酸），以此類推，如白米的第一限制胺基酸為離胺酸，豆類的第一限制胺基酸為甲硫胺酸，玉米的第一限制胺基酸為色胺酸等。

由以上五種蛋白質品質評估方法可知，在飲食中很難有一種食物完整地包含所有胺基酸，或具有完美的營養價值，因此若沒有均衡地攝取各類食物，在蛋白質的營養價值上會有部分的缺失。為了因應這樣的問題，在飲食中可使用「蛋白質互補作用」來彌補飲食中蛋白質品質較不足的地方，如以下說明：

1. 將植物性食物與動物性食物一起搭配進食：根據上述的蛋白質品質評估方法顯示，動物性蛋白質的營養價值通常較植物性蛋白質高。若長期只攝取植物性蛋白質可能會有營養價值上的缺失。但將植物性食物與動物性食物互相搭配，可讓動物性食品去彌補植物性食品的不足，如牛奶配早餐穀片、番茄炒蛋、空心菜炒牛肉、毛豆炒蛋、饅頭夾蛋等菜色（圖4-12）。

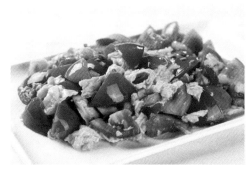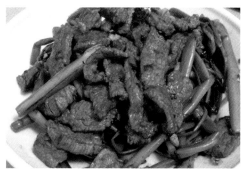

圖4-12　番茄炒蛋及空心菜炒牛肉，是蛋白質互補作用的良好例子

2. 混合各種植物性食物一起進食：在胺基酸積分法中，發現每一種植物性食物都有第一限制胺基酸，因此不宜只偏重於攝取某幾種特定的食物，如穀類較缺乏離胺酸，但富含甲硫胺酸；豆類較缺乏甲硫胺酸，但富含離胺酸，因此可將穀類及豆類混合進食，互補其不足之處，如什錦麥片、十穀米、黃豆薏仁糙米飯、冷凍三色蔬菜、饅頭配豆漿或米漿等。

　　當食物在經過互相搭配食用之後，其生物價的變化，如表 4-4 所述。

3. 將食物中所缺乏的胺基酸額外添加於食物中：目前市面上有一些胺基酸的營養補充劑商品，且各有其健康上的訴求，可供消費者選用，除了可單獨食用之外，也可添加於食物中一同進食。不過因其價格較高，若選購到不肖廠商生產的商品，在裡面添加一些有害人體的成分，不但沒有補充到營養，反而傷了身，因此建議從天然食品中補充是最理想的。

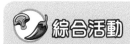 綜合活動

請設計一套三菜一湯的菜單，每一道菜都必須符合蛋白質互補作用的原則。
【請填寫在書末附頁P17】

表4-4　食物的生物價

名稱	食物蛋白質的配合比例（%）	生物價	
		單獨進食	混合進食
豆腐	42	65	77
麵筋	58	67	
小麥	67	67	77
黃豆	33	64	
黃豆	70	64	77
蛋	30	94	
玉米	40	60	
小米	40	57	73
大豆	20	64	

資料來源：王莉主編，2010，《食品營養學》。化學工業出版社。

 ## 4-4　氮平衡及食品加工對蛋白質的影響

影響蛋白質需要量的因素，即包括人體內蛋白質的平衡狀況，稱為「氮平衡」，是本節所要探討的重要內容。

一、氮平衡

測量一個人對於蛋白質的需要量，可以利用測量氮的攝取和排泄狀況來評估，稱為「氮平衡」。氮平衡的計算方式是將攝取氮素減掉排出氮素（由糞便、尿、皮膚、毛髮、汗液等），可得到三種情況：

1. 氮平衡（nitrogen balance）：當所攝取的氮量等於所排出的氮量時，即為氮平衡。一般健康的成年人大多屬於氮平衡的狀態。

2. 正氮平衡（positive nitrogen balance）：當所攝取的氮量大於所排出的氮量時，稱為正氮平衡。一般而言，成長中的嬰幼兒、兒童、青少年、孕婦、穩定康復期的病患，屬於正氮平衡的狀態，代表此時身體內正在合成蛋白質。

3. 負氮平衡（negative nitrogen balance）：當所攝取的氮量小於所排出的氮量時，稱為負氮平衡。負氮平衡多半會出現在長期營養不足、重症、燒傷的人身上，代表體內的蛋白質正在流失。長期處於負氮平衡的狀態下，有損身體健康。

　　有研究指出，成年人飲食中完全不含蛋白質時，每公斤體重從尿液、糞便、汗液等途徑流失的氮量約為 54 毫克。這代表一個體重為 65 公斤的男性，一天可能會損失氮共 3510 毫克，換算成蛋白質約為 22 公克（3510×6.25÷1000 ≒ 22）。氮在體內的動態如圖 4-13。

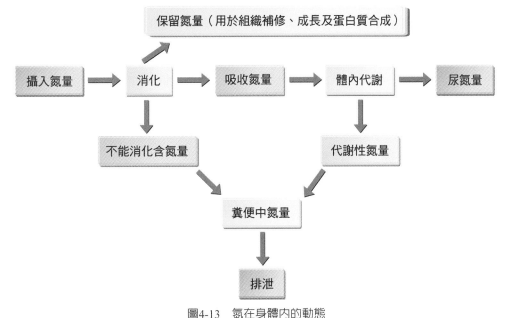

圖4-13　氮在身體內的動態

資料來源：邱麗玲編著，2012。《營養學》。啟英文化事業有限公司。

二、食品烹調過程對於蛋白質的影響

　　食物在烹調時，最主要的手法為加熱。加熱對於蛋白質的影響非常大，不同的加熱溫度、時間等因素，對蛋白質有不同程度的影響，如蛋白質可能會發生變性、凝固、氧化等現象。

1. 加熱對蛋白質造成的正面影響

在烹調食物時，至少以100℃的溫度來烹調。高溫加熱後會使蛋白質變性，而提高蛋白質的消化率。而生蛋白中含有抗生物素，黃豆中含有胰蛋白酶抑制劑，生吃蛋白或黃豆會影響到生物素的吸收及胰蛋白酶的分泌，若加熱過後，則會破壞抗生物素及胰蛋白酶抑制劑，使抗生物素及胰蛋白酶抑制劑失去活性，進而提高食物的營養價值。

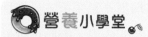

營養小學堂

牛奶中的乳糖會因過度加熱而產生焦化現象，導致焦味的產生，這是因為牛奶中的乳球蛋白經受熱後變性，進而生成硫化物，產生一股硫化物的異味。

經過高溫加熱烹調的食物，食物中所含蛋白質變性的速度會變快，食材表面會因蛋白質變性而產生凝固現象，使食物質地及口感變為鮮嫩。如在製作糖醋排骨時，會先將排骨放入熱油中油炸一會兒，將排骨撈出後再與其他的食材或調味料一起拌合，這樣製備的排骨不僅外觀會呈現漂亮的金黃色，且口感會較鮮嫩可口。此外，蛋白質在加熱過程中，會分解出許多胺基酸，其含有特殊的風味，如甘胺酸帶有甜味，精胺酸帶有苦味，天門冬胺酸鈉帶有鮮味等，能賦予食物特殊的鮮、香等風味。

2. 加熱對蛋白質造成的負面影響

在上述內容中提到，食物經過適當的加熱烹調步驟，除了會提高食物的營養價值之外，也可使食物的質地鮮嫩，並帶出食物的獨特風味。然而，若食物過度加熱，會讓食物中蛋白質的營養價值下降。離胺酸是在加熱過程中最容易被破壞的胺基酸，尤其是在糖存在時，如在烘焙蛋糕、點心的過程中，蛋白質與糖在高溫加熱下所產生的梅納反應，會導致離胺酸大量流失，使蛋白質的營養價值遭到破壞。

除了加熱之外，食物經過冷凍、脫水乾燥等步驟後，也會導致食物的保水度降低，硬度增加，除了讓食物的風味變差外，也會影響食物的營養價值。因此，食材還是選擇新鮮為佳，過度加工的食物還是少碰為妙。

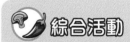

綜合活動

小玲到超市購物，看到新鮮雞胸肉、早上才做的板豆腐、肉醬罐頭、凍豆腐、冷凍豬腳、豬里肌肉片。請你幫助小玲如何正確地選擇要購買的食物，才不會影響到蛋白質的營養價值。【請填寫在書末附頁P17】

4-5　與蛋白質攝取相關的健康問題

　　蛋白質在維持人體的健康上具有重要的角色，攝取過多或過少都會對健康造成不良的影響，如缺乏時可能會造成免疫力下降、生長發育不良等；攝取過量也易導致肥胖及肝腎功能的負擔。

一、蛋白質攝取不足

　　臺灣由於經濟較富裕，生活物資較為豐富，因此較少發生蛋白質攝取不足的現象。然而，在社會底層的人，因處於經濟的弱勢，造成營養不良，使得蛋白質攝取不足。蛋白質攝取不足的兩大疾病包括消瘦症（marasmus）及瓜西奧科兒症（kwashiorkor）。

1. 消瘦症：這種症狀常見於一歲以下的嬰兒，通常是因為熱量及蛋白質攝取不足導致營養不良所引起，常見症狀包括生長發育非常緩慢，以及身體組織逐漸萎縮，尤其是皮下脂肪組織流失的非常嚴重，導致身體組織耗弱（圖4-14）。病童由於肌肉萎縮，皮膚鬆垮有皺紋，看起來像個小老頭，使得病童的心理狀態也會因此受到影響，而有冷漠、煩躁不安、對任何事都失去興趣的情形。在飲食的調理上，必須提供高熱量、高品質的蛋白質，另外補充足夠的維生素及礦物質，以加速病情的復原。

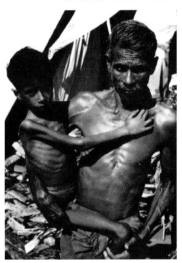

圖4-14　消瘦症病童

2. 瓜西奧科兒症：飲食中的醣類雖然攝取足夠，但缺乏高品質蛋白質的攝取時，容易發生瓜西奧科兒症，又稱為紅孩兒症，是因為飲食中缺乏高品質的蛋白質，導致必需胺基酸的缺乏，出現髮色改變、生長停滯、水腫、脂肪肝、傷口癒合不易、皮膚病變、嚴重貧血等症狀（圖4-15）。由

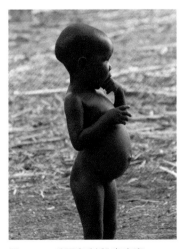

圖4-15　瓜西奧科兒症病童

於此症狀會伴隨肝臟病變，因此其死亡率比消瘦症要高。要治療瓜西奧科兒症，最主要的就是要提供足夠的高品質蛋白質，如蛋、牛奶、瘦肉類，將身體中缺乏的必需胺基酸補足是治療的重點。

二、蛋白質攝取過量

蛋白質對於人體雖然有很重要的功用，但若攝取過量，同樣會跟攝取不足一樣，威脅到人體的健康。

1. 若攝取過多的動物性蛋白質，如肉類等，可能會同時攝取到過多的膽固醇與飽和脂肪酸。這些膽固醇及飽和脂肪酸會堆積在血管壁中，容易導致心血管疾病的發生。此外，攝取過多的動物性飽和脂肪，也與許多癌症的發生有密切相關，如大腸癌、胰臟癌、乳癌、卵巢癌、子宮內膜癌等。同時，也容易因為攝取到過多熱量而導致肥胖。因此，飲食中的蛋白質來源，建議動物性及植物性搭配食用，以避免攝取到過量的動物性蛋白質。

2. 蛋白質的結構中含有氮元素，因此蛋白質在分解之後，會產生許多的含氮廢物，而這些含氮廢物必須藉由肝臟及腎臟加以代謝。因此，高蛋白質飲食容易導致肝臟及腎臟負擔加重，尤其是腎臟功能不佳或患有腎臟疾病的人，更會因為攝取過多的蛋白質而對身體健康造成負面影響。

3. 研究顯示，飲食中過多蛋白質的攝取，可能會使身體內鈣離子的流失增加，鈣質從尿液中排泄，造成骨質流失，會間接影響到骨骼的健康，進一步發生骨質軟化症或是骨質疏鬆症。

除了以上影響之外，蛋白質攝取過多也會導致血液中尿酸濃度過高，容易引發痛風，其症狀包括關節疼痛、腫脹等。

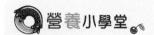

營養小學堂

國健署公佈2011年國人癌症登記報告，新發人數為92682人，平均每251人，就新增1人罹癌，且平均每5分鐘40秒有1人罹癌，癌症時鐘比前一年快了8秒。男性發生率則為女性的1.3倍。

大腸癌蟬聯癌症發生人數第一，新光醫院腸胃科主治醫師劉玉華分析與國人飲食西化、多高脂、燒烤食物有關，加上近來大腸癌篩檢受重視，也使得通報罹癌人數增加。國健署提供50至75歲民眾二年一次免費糞便潛血檢查，若有家族史、且大便習慣明顯改變者，建議提前受檢。

文章來源：〈癌症時鐘加快 每5分40秒1人罹癌/2011年比前1年快了8秒〉，自由時報電子報 2014年4月16日

綜合活動

小玲的奶奶有骨質疏鬆症，醫生建議要多補充富含鈣質的食物。小玲不知道富含鈣質的食物有哪些，你可以幫助他嗎？

【請填寫在書末附頁P18】

三、素食者的蛋白質營養

素食是目前很普遍的飲食型態，不論是爲了健康、養生或是信仰、宗教的理由，已成爲飲食新風潮。臺灣對於素食的普遍定義是不添加動物性原料的產品，蔥、蒜、韭菜等較具刺激性的植物性食品，通常也不被包括在素食的範圍內（圖4-16）。

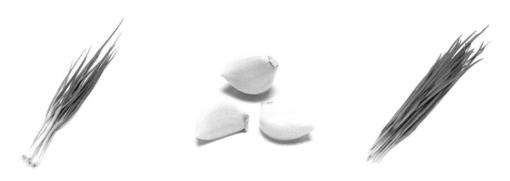

圖4-16　蔥、蒜、韭菜等較具刺激性的植物性食品，通常不被包括在素食的範圍內

衛生福利部公布國內素食的分類包括純素（全素）、奶素、蛋素、奶蛋素跟植物五辛素。其中奶蛋素食者可藉由奶類及蛋類的攝取來補充高品質的蛋白質，但只能攝取五穀根雜糧、蔬菜、水果、種子核果類的純素食者，由於完全沒有攝取到動物性食品，因此要注意飲食中蛋白質的多樣化，以防止必需胺基酸的缺乏而影響到身體的健康。爲了預防純素食者蛋白質營養的缺乏，衛生福利部制定「素食飲食指標」，提供素食飲食建議，請見本書第 24 ～ 25 頁。

素食者容易發生的營養問題，包括醣類及脂肪的攝取可能會占總熱量的比例太高，在蛋白質方面可能會缺乏某些必需胺基酸，如離胺酸即爲素食者較易缺乏的胺基酸。此外，素食者的維生素 B_{12}、鈣質、鐵質及鋅等礦物質也較易缺乏。爲了預防以上的營養問題，衛生福利部在民國 101 年訂定了素食飲食指南（表 4-5），以預防素食者發生營養缺乏的現象。

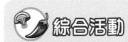
綜合活動

1. 請根據素食飲食指南，設計一份三菜一湯的午餐菜單。
2. 素食者較易缺乏維生素 B_{12}，請查一下，有哪些富含維生素 B_{12} 的豆製品可供素食者食用。

【請填寫在書末附頁P18】

表4-5　素食飲食指南

	1200大卡	1500大卡	1800大卡	2000大卡	2200大卡	2500大卡
全穀雜糧類	6份	10份	10份	12份	12份	14份
未精緻	4份	4份	4份	4份	4份	4份
其他	2份	6份	6份	8份	8份	10份
豆類	2份	3份	4份	5份	6份	7份
蛋類	1份	1份	1份	1份	1份	1份
低脂或脫脂奶類	1.5份	1.5份	1.5份	1.5份	1.5份	2份
蔬菜類	3份	3份	3份	3.5份	4份	5份
水果類	2份	2份	3份	3.5份	4份	4份
油脂	3份	4份	5份	5份	6份	7份
堅果種子類	1份	1份	1份	1份	1份	1份

　　蛋白質的基本單位是胺基酸，為構成身體結構與組織很重要的組成份，如頭髮、指甲、肌肉，甚至是細胞、器官等，都含蛋白質的成分，因此蛋白質在建造或修補組織上是不可或缺的。蛋白質的品質主要是以當中所含的必需胺基酸之種類及含量而訂，其食物來源可分為動物性及植物性兩大類，在植物性的食物中，必需胺基酸的含量較低，因此素食者較容易有缺乏蛋白質的營養問題。建議素食者須遵從衛生福利部所訂定的素食飲食指南，以預防蛋白質營養問題的發生。

　　現代人的飲食型態偏重大魚大肉，因此容易導致飲食中蛋白質攝取量過多。當蛋白質攝取過多時，除了造成肥胖之外，也會導致血液中膽固醇濃度的上升，造成心血管疾病。蛋白質代謝後所產生的大量含氮廢物，也會造成肝臟及腎臟的負擔，進一步影響人體的健康。為了攝取優良的蛋白質，應多選擇較高品質，脂肪含量較低的蛋白質，同時注意維持正確的攝取量，才能真正達到飲食均衡，健康又養生的目標。

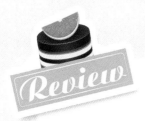 **本章重點**

1. 構成蛋白質的基本單位為胺基酸。胺基酸是由碳、氫、氧、氮四種元素所組成，其中氮分子的含量約為16％。目前營養學上常討論的胺基酸共有22種。

2. 必需胺基酸是人體無法自行合成，必須由食物中獲取。成年人所需的必需胺基酸共有8種，而嬰幼兒為了因應生長發育所需，他們的必需胺基酸還加入精胺酸跟組胺酸兩種，總共為10種。

3. 蛋白質的功用包括提供熱量、建造及修補組織、調節生理機能等。此外，在食物製備上也有其重要功能。

4. 蛋白質依營養價值分類：

分類	成員
完全蛋白質	蛋、奶類、肉類
半完全蛋白質	蔬果類、全穀類
不完全蛋白質	玉米膠蛋白

5. 根據衛生福利部所制定的建議量，國人每日蛋白質的攝取量應約占總熱量的10～14％，平均值為12％，若以體重來計算，則是每公斤體重0.8～1克左右。

6. 在飲食中可使用「蛋白質互補作用」來彌補飲食中蛋白質品質較不足的地方。方法包括將植物性食物與動物性食物一起食用、混合多種植物性食物一起進食、將食物中所缺乏的胺基酸額外添加於食物中。

7. 飲食中，蛋白質攝取過多，容易導致肥胖、血膽固醇過高、增加肝腎功能負擔、骨質疏鬆症等，應多選擇較高品質、脂肪含量較低的蛋白質，注意正確的攝取量。

Chapter 5
脂質

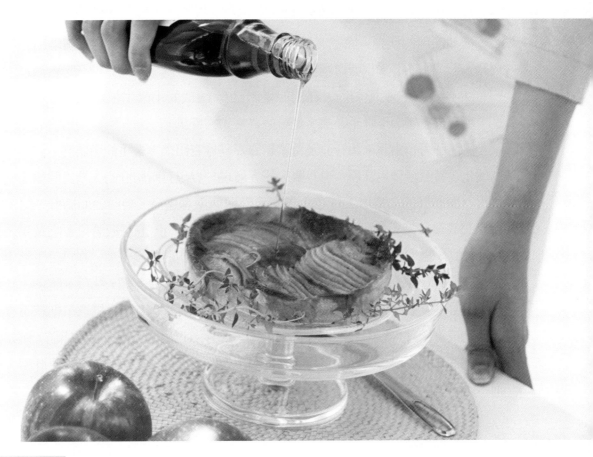

學習目標

1. 了解脂質的組成、分類及性質
2. 熟悉脂質的生理功能
3. 知悉脂質的攝取建議量
4. 通曉脂質的食物來源
5. 明瞭脂質攝取相關的健康問題

案例學習　主題：健康的不定時炸彈—脂肪肝

　　1 月份有新聞報導，台安醫院診斷出一名 8 歲的小學生因為喜歡吃雞排、炸物、珍珠奶茶等高油高糖食物，不喜歡吃蔬果，長期下來，才僅僅 8 歲就發現患有脂肪肝，為自己的健康埋下一顆不定時炸彈。

　　高油高糖的飲食，除了容易造成肥胖之外，也容易讓多餘的脂肪堆積在肝臟周圍，形成脂肪肝。根據財團法人臺灣肝臟學術文教基金會網站顯示，台灣成年人約有 26%~34% 罹患脂肪肝。在之前臺灣已有 11 歲的小學生被診斷出脂肪肝的案例，現在罹患年齡下降至 8 歲，是一個非常大的警訊。

　　脂肪肝可藉由腹部超音波及電腦斷層掃瞄檢查出來。嚴重的脂肪肝，容易導致肝硬化，甚至演變為肝癌。也有臨床研究發現，發現有脂肪肝的人罹患胰臟癌機率比沒有脂肪肝的人高出 2.63 倍，機率比糖尿病患者還高。要防治脂肪肝，除了維持理想體重、每天規律運動之外 (每天健走效果最好)，戒菸戒酒、多吃蔬果、少吃油炸物、攝取好的油脂種類等，都有助於降低脂肪肝的發生率。在日常生活中，建議可多以堅果類、植物油 (橄欖油、葵花油等)、深海魚類 (鮭魚、鮪魚、鱈魚等)、雞肉等較好的油脂食物作為油脂的來源，這些油脂若適量攝取，則較不會對人體造成負擔，也較不會堆積在肝臟周圍。此外，也應避免攝取反式脂肪 (例如奶精、酥油、乳瑪琳、人造奶油等)，不要讓這些對身體有害的脂肪傷害了肝臟，反而得不償失。

新聞來源：https://news.tvbs.com.tw/health/849558　　2018.1.9

★ 問題與討論

　　請討論橄欖油有哪些分級呢？

　　脂質與醣類、蛋白質並稱為食物的三大組成分，其主要功能包括供應熱量、必需脂肪酸、合成荷爾蒙、幫助脂溶性維生素的吸收等，此外，脂質也可增加食物美味，在食物製備、糕點烘焙時常會使用到脂質。但脂質若攝取過多，也容易影響人體健康，如造成心血管疾病、膽固醇過高、癌症等，因此脂質可說是讓人又愛又恨的營養素。

　　脂質可分為動物性脂質跟植物性脂質，廣泛地存在於各種食物中，如大豆油、玉米油、葵花油、豬油等為常見的脂質種類，而飲食中也有許多不可見脂質，如核桃、芝麻等堅果類是不飽和脂肪酸的良好來源。為了維持心血管的健康，近年來衛生福利部建議人們可攝取適量的堅果類，因此帶動堅果類產品的商機。

　　減肥已成為現今社會的風潮，人們對於脂質的觀感大多為負面的，然而，為了維持身體的健康，適當的脂質攝取仍是必要的，在製備食物時也應謹慎選擇烹調用油。本章主要介紹脂質的特性、分類、生理性質及功能，了解脂質的重要性，並破除對脂質的負面刻版印象。

5-1　脂質的組成與分類

　　脂質的基本特性為不溶於水，且可由乙醚、丙酮、酒精、氯仿等有機溶劑所萃取出來的化合物。脂質的結構是由一個分子的甘油加上三個分子的脂肪酸結合而成，因此又稱為「三酸甘油酯」。飲食中常見的脂質，分為「脂肪」和「油」，若在室溫下呈現固態，稱為脂肪；若在室溫下呈現液態，則稱為油。一般而言，含不飽和脂肪酸較多者通常呈現液態，如大部分的植物性油脂；而含飽和脂肪酸較多者則呈現固態，如豬油等動物性油脂（圖5-1）。

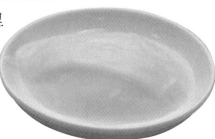

圖5-1　豬油在室溫下呈現固態，葵花油在室溫下呈現液態。

一、脂質的分類

脂質的組成元素包括碳、氫及氧，可分為簡單脂質、複合脂質及衍生脂質三種，每一種皆包含不同的種類，具備不同的特性。以下介紹脂質的分類。

（一）簡單脂質

簡單脂質是由脂肪酸及甘油所結合而成的酯類，其中包含兩種，分別為甘油酯及蠟。在甘油酯方面，根據當中所含的脂肪酸數目，又可分為單酸甘油酯、雙酸甘油酯及三酸甘油酯，其中三酸甘油酯又稱為中性脂肪，是脂肪類食物及人體所儲存的脂肪中最常見的脂質。三酸甘油酯經過人體吸收之後，會分解成為游離脂肪酸（free fatty acids）及甘油，脂肪酸在燃燒後可供應人體作為能量。

蠟普遍存在於自然界中，主要由脂肪酸及含 10 個碳以上的醇類物質所構成，人體無法消化及利用蠟質。在許多果實的外皮、蜂巢等物質即含有蠟質，因此在食用帶皮水果時，必須將果皮清洗乾淨，以免人體無法消化，引起腸胃道不適。

（二）複合脂質

複合脂質主要由脂肪酸及其他物質，如醇類、含氮化合物及磷酸鹽等所結合而成，其包括磷脂類（phospholipids）、腦磷脂（cephalin）、醣脂類（glycolipids）、脂蛋白等。上述幾種物質對於人體健康的維持有重要影響。

1. 磷脂類：多存在於腦及神經組織中，與神經傳導功能有關，同時也是細胞膜的主成分，約占60%以上。食物中最普遍的磷脂類為「卵磷脂」。卵磷脂是在1844年由一位法國人從蛋黃中發現的，剛開始命名為蛋黃素，並以希臘文命名為lecithos（卵磷脂），英文名為lecithin。卵磷脂存在於細胞之中，大多集中在腦及神經系統、血液循環系統、免疫系統以及肝、心、腎等重要器官。目前民眾所食用的磷脂大多為大豆磷脂及蛋黃磷脂，皆含很高的營養成分，在豌豆、酵母、胚芽及花椰菜中也含有豐富的磷脂質（圖5-2）。根據1996年9月在布魯塞爾召開的第七屆卵磷脂國際會議證實，卵磷脂或大豆磷脂對於增進健康及預防疾病有不可忽視的作用，如保護肝臟、促進大腦發育、調節心血管功能、安定神經系統等。此外，磷脂類可分別與油、水結合，使原本不互溶的油跟水能均勻混合，因此在食品工業及烹調上常用於製作沙拉醬及其他乳製品。

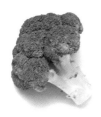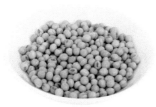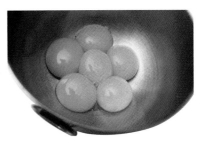

圖5-2　花椰菜、蛋黃及大豆含有豐富的磷脂類

2. 腦磷脂：腦磷脂就是存在於腦部的磷脂質，目前醫學界認為腦磷脂能增加腦部細胞膜的流動性，提高腦部葡萄糖的濃度，進而增加腦細胞的活性。美國FDA在2003年已核准使用腦磷脂作為合法的健康食品，主要用於減緩老年失智，並用於預防腦部退化、增強記憶力等，FDA所公布的有效劑量為每日140～240毫克，連續食用3個月以上。食物中腦磷脂的來源較少，且純度都不高，包括動物腦部、魚類、豆類等。若想要改善腦部功能的民眾，建議可在藥師及營養師的建議下，選購適合自己的腦磷脂營養補充品，並在劑量規範下食用。

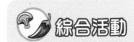

綜合活動

小玲的奶奶近日被醫生診斷出有失智症，小玲全家人都非常擔心。請問飲食中是否有哪些食物可幫助奶奶改善失智症狀？你是否能使用這些食物幫奶奶設計兩道菜色？
【請填寫在書末附頁P21】

3. 醣脂類：醣脂類為醣類及甘油酯所組成的化合物，主要存在於神經系統中，可構成神經系統的髓鞘質，有助於神經傳導及維持神經系統的正常。

營養小學堂

高雪氏症（Gaucher's disease）是一種相當少見的「醣脂類貯積症」，其致病的原因是由於遺傳的因素，使得患者體內的葡萄糖腦脂酶（glucocerebrosidase）失去活性，導致醣脂類大分子的新陳代謝無法順利進行，逐漸囤積在患者的骨髓細胞及神經系統等處，造成肝脾腫大、運動協調功能失靈、頸部向後伸張、吞嚥困難、發展遲緩、吸入性肺炎、痙攣，甚至有貧血、出血傾向及智能障礙。

高雪氏症為一體隱性遺傳疾病，父母為帶原者，孩子帶有四分之一的機會為患者。高雪氏症可能發生在任何地區或任何族群，但在東歐Ashkenazi猶太人中第一型高雪氏症相當常見，發生率高至343：100000，（估計大約14個Ashkenazi人中就有一個是帶原者）。在一般人之中，150到200人就有一人是帶原者，10萬人就有一人罹患此症。Ashkenazi有97%的突變可以針對五個較普遍的突變來篩檢而發現。目前臺灣的盛行率不明。治療方法包括骨髓移植、酵素取代療法、基因療法等。

4. 脂蛋白：脂蛋白由脂質及蛋白質結合而成，主要功能在運送膽固醇、三酸甘油酯等脂質，使它們能夠在血液中順利運送。血液中的脂蛋白種類非常多，包括乳糜微粒、極低密度脂蛋白、低密度脂蛋白及高密度脂蛋白等。以下介紹幾種較爲重要的脂蛋白，了解複合脂質的特性及功能。

(1) 乳糜微粒（chylomicrons）：乳糜微粒是所有脂蛋白中體積最大的脂蛋白，密度約爲<1.006 g/mL，其成分中有98％爲從食物中攝取而來的脂質，包括膽固醇、三酸甘油酯、磷脂質等。從飲食中所攝取到的脂質，在小腸中即是以乳糜微粒的形式吸收，由於其中含有很多三酸甘油酯，因此會先被運送至淋巴系統中，經過周邊組織再運送至肝臟代謝。

(2) 極低密度脂蛋白（very low density lipoprotein, VLDL）：極低密度脂蛋白主要在小腸及肝臟中形成，其功能是攜帶體內合成的三酸甘油酯，並將之運送至各組織中。日常的飲食型態對於極低密度脂蛋白的濃度有明顯影響，因爲極低密度脂蛋白負責運輸體內合成的三酸甘油酯，若飲食中攝取過多的果糖或蔗糖，容易使身體合成三酸甘油酯，進而導致血液中極低密度脂蛋白濃度的上升。市售手搖杯飲料即含有許多的果糖及蔗糖成分，喝多不僅容易造成血糖升高，也容易影響脂蛋白濃度，不僅浪費錢，也造成身體的負擔且影響健康。建議平時在生活中多喝白開水，少喝市售手搖杯飲料，「多喝白開水，人生變彩色」。

(3) 中密度脂蛋白（intermediate density lipoprotein, IDL）：中密度脂蛋白在人體血液中的含量很低，是脂蛋白在型態轉變過程中的中間產物，因此對人體生理的重要性及意義並不大。

(4) 低密度脂蛋白（low density lipoprotein, LDL）：低密度脂蛋白密度介於1.019～1.063g/mL之間，又被稱爲「壞的膽固醇」，負責運送膽固醇給周邊組織利用，容易造成血液中膽固醇濃度的上升。此外，低密度脂蛋白容易被氧化而形成泡沫細胞（foam cell），堆積在血管壁上，造成血管變窄及變硬。目前研究指出，低密度脂蛋白濃度的上升與心血管疾病（包括動脈硬化、中風、心肌梗塞等）的發生率有關，當低密度脂蛋白濃度越高時，罹患心血管疾病的風險性就越高，可說是心血管疾病的危險因子。

在2003年，美國心臟學會及美國國家膽固醇教育計劃訂定低密度脂蛋白在血液中參考濃度與心血管疾病發生的相關性，如表5-1。

表5-1 低密度脂蛋白濃度與心血管疾病的相關性

低密度脂蛋白濃度（mg/dL）	代表意義
＜100	罹患心血管疾病的風險較低（但並非零風險）。
100～129	低密度脂蛋白最理想的濃度。
130～159	低密度脂蛋白的臨界高濃度。
160～189	低密度脂蛋白的高濃度。
＞190	低密度脂蛋白濃度很高，罹患心血管疾病的風險很高。

資料來源：National Institutes of Health. Third Report of the Expert Panel on Detection, Evaluation, and Treatment of High Blood Cholesterol in Adults（Adult Treatment Panel III）Full Report. NIH publication. 2002：IV–1–3.

為了讓自己的低密度脂蛋白濃度維持在理想範圍內，平時在生活中就應維持理想體重、多運動、少菸、少酒、少油炸物、飲食應盡量少鹽、高纖、低脂等原則，才不會讓低密度脂蛋白濃度太高，影響了心血管的健康。

(5) 高密度脂蛋白（high density lipoprotein, HDL）：高密度脂蛋白含有磷脂質、脂蛋白及少量膽固醇，密度介於1.063～1.210g/mL之間，又被稱為「好的膽固醇」，其主要功用是將身體器官或組織中過多的膽固醇運送到肝臟中，讓膽固醇在代謝之後排出體外，降低血液中膽固醇濃度，並進一步預防心血管疾病的發生。有醫生將高密度脂蛋白稱為「血管的清道夫」，當高密度脂蛋白濃度較高時，人體罹患心血管疾病的機率就降低（圖5-3）。

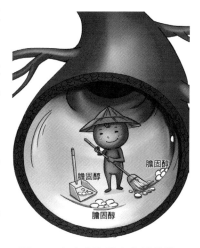

圖5-3 高密度脂蛋白為好的膽固醇，俗稱血管清道夫

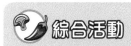 綜合活動

請同學紀錄你一天以來的飲食及生活型態，包括是否有運動等，檢視一下你是否是低密度脂蛋白濃度飆高的高危險群。

【請填寫在書末附頁P21】

美國心臟學會及美國國家膽固醇教育計劃訂定了高密度脂蛋白在血液中參考濃度與心血管疾病發生的相關性，如表 5-2。

表5-2　高密度脂蛋白濃度與心血管疾病的相關性

高密度脂蛋白濃度（mg/dL）	代表意義
<40	高密度脂蛋白濃度較低，罹患心血管疾病的機率較高
40～59	中等的高密度脂蛋白濃度
>60	最理想的高密度脂蛋白濃度，罹患心血管疾病的風險較低

資料來源：National Institutes of Health. Third Report of the Expert Panel on Detection, Evaluation, and Treatment of High Blood Cholesterol in Adults（Adult Treatment Panel III）Full Report. NIH publication. 2002：IV–1–3.

較高的高密度脂蛋白濃度，對於心血管具有保護作用，曾有研究數據顯示，若高密度脂蛋白的濃度提高到80mg/dL，心血管疾病的死亡率可降至20%以下，因此在日常生活中應致力於提高血液中高密度脂蛋白的濃度，其中生活型態的調整是很重要的因素之一。多運動、減重、維持理想體重、少菸少酒、控制肉類的攝取量、適量攝取魚類、多使用橄欖油等植物油等，有助於提高高密度脂蛋白濃度，成為保護心血管的最佳武器。

（三）衍生脂質

衍生脂質是指單純脂質和複合脂質，經由分子的化學反應後所產生的，仍保有脂質的特性，包括脂肪酸、固醇類、脂溶性維生素 A、D、E、K 等（圖 5-4）。在人體中，最常見的固醇類為膽固醇，對人體有不可忽視的影響。脂肪酸、膽固醇、類胡蘿蔔素及脂溶性維生素在後續的章節中皆會有詳盡的介紹。

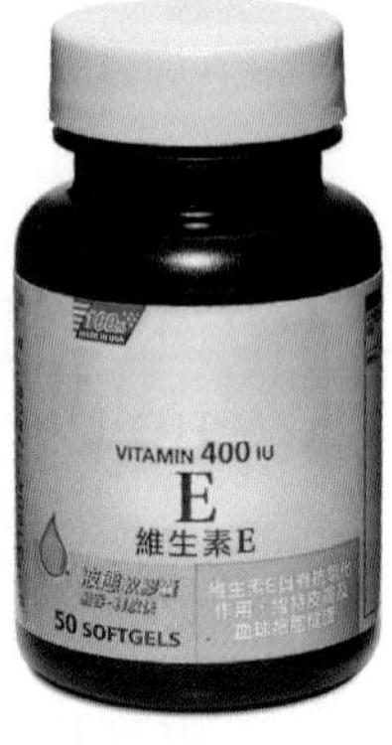

圖5-4　維生素E屬於衍生脂質的一種

二、脂肪酸的分類

構成脂質的最基本單位為脂肪酸，它是由碳、氫及氧等元素所組成。自然界中的脂肪酸大多都是直鏈偶數碳的化合物，兩端分別是甲基（-CH3）及羧基（-COOH）。若脂肪酸的碳鏈在 6 個碳以下者，稱為短鏈脂肪酸，如丁酸、己酸；在 8～10 個碳者，稱為中鏈脂肪酸，如辛酸、葵酸、月桂酸；而在 12 個碳數以上者，則稱為長鏈脂肪酸，如棕櫚酸、硬脂酸、油酸、亞麻油酸。短鏈脂肪酸及中鏈脂肪酸在吸收後由血液系統負責運送，長鏈脂肪酸則由淋巴系統負責運送。

脂肪酸的分類，主要可依照脂肪酸的飽和度及營養價值來分類。以下針對脂肪酸的分類加以介紹。

（一）依飽和度分類

脂肪酸的飽和度各有不同，若加以區分，可分為飽和脂肪酸及不飽和脂肪酸，其性質各有不同。

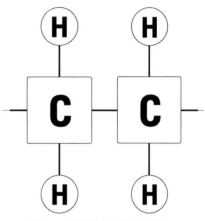

圖5-5　飽和脂肪酸的結構

1. 飽和脂肪酸：是指脂肪酸的碳原子間皆以單鍵相連結（圖5-5），一般而言，動物性脂肪及動物性製品，除了魚油之外，大多為飽和脂肪酸較多。有研究發現，食用較多的飽和脂肪酸較容易使血液中膽固醇濃度上升，提高冠狀動脈心臟病發生的機率；也有研究認為飲食中飽和脂肪酸攝取量的增加與低密度脂蛋白濃度的上升有關。因此，為了心血管的健康，建議勿攝取過多的飽和脂肪酸，對於降低冠狀動脈心臟病發生是有正面助益的。

2. 不飽和脂肪酸：當脂肪酸的碳原子與碳原子間帶有雙鍵時，即稱為不飽和脂肪酸。依照不同的雙鍵數目，又可分為單元不飽和脂肪酸及多元不飽和脂肪酸。

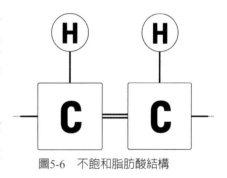

圖5-6　不飽和脂肪酸結構

   (1) 單元不飽和脂肪酸：構造中只含一個雙鍵者稱為單元不飽和脂肪酸（圖5-6），在飲食中的分布很廣泛，如油酸。

   (2) 多元不飽和脂肪酸：構造中含有兩個或兩個以上的雙鍵稱為多元不飽和脂肪酸，如亞麻油酸、次亞麻油酸、魚油等。

一般而言，植物性的油脂所含的不飽和脂肪酸較動物性油脂多。動物性油脂約含 40～60% 的飽和脂肪酸，單元不飽和脂肪酸約含 30～50%；植物性油脂約含 80～90% 的不飽和脂肪酸，且多以多元不飽和脂肪酸為主。上述所提的亞麻油酸、次亞麻油酸等主要存在於植物性油脂中。此外，由魚類腹部所萃取出來的魚油

雖為動物性油脂，但是屬於不飽和脂肪酸較多的油脂（圖5-7）；棕櫚油及椰子油雖為植物性油脂，卻是屬於飽和脂肪酸較多的油脂。由於含較多不飽和脂肪酸的油脂，通常較容易在空氣中氧化，進而產生醛、酮等有害身體的化學物質，因此大部分的植物性油脂都不太適合太高溫及太長加熱時間的烹調方式。在進行食物製備時須特別注意，以免運用油脂不當，影響所製備的餐點品質。

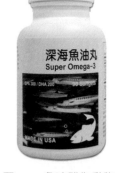

圖5-7　魚油雖為動物性油脂，但它是屬於不飽和脂肪酸較多的油脂

目前大多的研究都顯示多攝取不飽和脂肪酸有助於維護心血管的健康，如多吃魚油（EPA, DHA）可降低血液栓塞、血液凝結、血液三酸甘油酯及罹患心臟病的機會。美國明尼蘇達大學公共健康學院的安克爾·凱思（Ancel Keys）教授在《七個國家：心血管疾病和死亡率的多變量分析》中提到，地中海區域（如希臘、義大利）的居民是心血管疾病發病率最低的地區之一，其原因可能是與該地區的飲食內容有關，因為當地居民在烹調食物時，大量使用橄欖油，橄欖油含較少的飽和脂肪酸、膽固醇及較多的單元不飽和脂肪酸，因此該地區居民的血膽固醇濃度皆不高，心血管疾病發生率較低，這種飲食型態後來被營養學家命名為「地中海飲食」（Mediterranean diet）。安克爾·凱思教授 1975 年退休後，移居到地中海之濱的義大利鄉村安享晚年，2004 年 11 月 20 日去世時，他剛好在兩個月前度過 101 歲的生日，可說是地中海飲食最具說服力的例證。

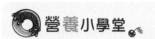

營養小學堂

不同油脂因特性不同，因此也有不同的適合烹調法。

未精製的各種油脂	冒煙點	適合的烹飪法
葵花油	107°C	涼拌、水炒
亞麻仁油	107°C	涼拌、水炒
菜籽油	107°C	涼拌、水炒
大豆油	160°C	涼拌、水炒、中火炒
冷壓橄欖油	160°C	涼拌、水炒、中火炒
花生油	160°C	涼拌、水炒、中火炒
芝麻油	177°C	涼拌、水炒、中火炒
奶油	177°C	水炒、中火炒
酥油	182°C	反式脂肪酸、不建議食用
豬油	182°C	水炒、中火炒
葡萄籽油	216°C	涼拌、水炒、中火炒、煎炸
椰子油	232°C	水炒、中火炒、煎炸
苦茶油	252°C	涼拌、水炒、中火炒、煎炸

資料來源：林杰樑醫師臉書 https://www.facebook.com/#!/jalianglin?fref=ts

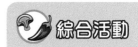

綜合活動

請運用地中海飲食的原則，為自己設計三菜一湯一甜點的菜單。

【請填寫在書末附頁P21】

營養小學堂

地中海飲食　護心健腦防失智

根據研究指出，地中海型飲食可降低心血管疾病，同時可有效降低輕度認知功能障礙的發生及降低輕度認知功能障礙變成失智症的風險，是值得推薦的飲食型態。

臺北市立聯合醫院仁愛院區張惠萍營養師表示，地中海飲食型態為一種金字塔結構的飲食方式，塔的底層說明除了飲食之外，保持足夠的身體活動，和愉快的用餐氣氛和吃什麼東西一樣重要。詳細的地中海式飲食內容包括：

1. 多攝取蔬果（維生素C、E）、豆類、未精製穀類（B群）：蔬果中富含維生素C、E，這些抗氧化物質（維生素C、E）可以減少失智症的發生；另外，維生素B群及葉酸的缺乏與腦部血循環有關，這是失智症發生的原因之一，因此多從食物中攝取維生素B群將有助於預防失智症的發生。

2. 使用橄欖油等未飽和油脂來烹調或調拌沙拉，並且少食用飽和性脂肪：許多研究顯示，攝取飽和性脂肪將會增加罹患失智症的風險。未飽和脂肪酸的食材將有助於血管的暢通，進而減少失智症的發生，也對老年人健康有助益。未飽和脂肪酸除了橄欖油之外，也包含瓜子、堅果及松子仁等食材。

3. 多攝取深海魚類(omega-3脂肪酸)：omega-3脂肪酸是一種多元不飽和脂肪（polyunstatrated fat, PUFAs），研究指出，低程度的omega-3脂肪酸與增加失智症風險有關。在深海魚中富含omega-3脂肪酸，若多食用深海魚類（如鮪魚、鱈魚等），將降低罹患失智症的風險。

4. 可維持飲用適量葡萄酒的習慣，但無此習慣者則不建議喝酒：不少研究指出，65歲以上老人每日飲3小杯紅酒（約140C.C.）將可降低罹患失智症的風險。但飲用過量，反而會造成智力退化且有成癮等副作用。

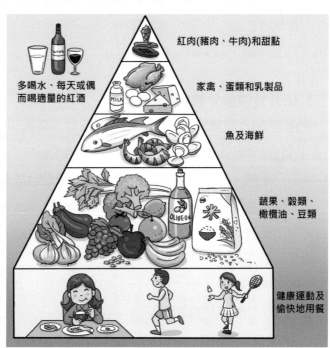

地中海飲食金字塔

資料來源：優活健康網、臺北市政府衛生局保健網　2010 年 9 月 20 日

目前飲食中常見的油脂之飽和脂肪酸及不飽和脂肪酸的比例，如表 5-3。

表5-3　常見油脂的飽和脂肪酸及不飽和脂肪酸之比例

種類	不飽和脂肪酸（Unsaturated）	飽和脂肪酸（Saturated）
葡萄籽油	89.3%	10%
葵花油	88%	12%
玉米油	87%	13%
橄欖油	85%	15%
沙拉油/大豆油	85%	15%
花生油	81%	19%
豬油	57%	43%
牛油	52%	48%
椰子油	9%	91%

資料來源：健康生活網　王明勇老師　http://www.kingspread.com.tw/home/news_info.asp?news_id=26

（二）依營養價值分類

　　將脂肪酸依照營養價值來分類，可分為必需脂肪酸（essential fatty acids, EFA）及非必需脂肪酸（non-essential fatty acids, NEFA）。

1. 必需脂肪酸：是指人體無法自行合成，或是合成量不足時，必須由食物中供應者，亞麻油酸（linoleic acid）跟次亞麻油酸（linolenic acid）是人體所需的兩種必需脂肪酸。這兩種必需脂肪酸的功能、缺乏症狀及食物來源在之後的章節中會加以敘述。

2. 非必需脂肪酸：人體可以自行合成，不需依賴食物供應者稱為非必需脂肪酸，如油酸、花生四烯酸等。

5-2 脂質的功能、食物來源及需要量

現今的社會資訊發達，民眾皆有足夠的管道可獲取健康及飲食的相關資訊，但難免會接收到很多錯誤的資訊或認知，如脂肪對健康是不好的等訊息，造成民眾對脂肪功能有錯誤的認識。了解脂肪的功能及需要量，才能破除脂肪的負面印象。

一、脂肪的功能

1. 提供熱量：一公克的脂肪氧化後可提供9大卡的熱量，與醣類、蛋白質相比，一公克的脂肪可提供的熱量為上述兩者的兩倍，也因此被稱為濃縮的熱量來源，也是體內最佳的熱量儲存方式。此外，人體的皮下脂肪可以發揮隔熱及保溫作用，也可作為體內器官及神經組織的緩衝及保護層，避免體內器官互相摩擦或碰撞，也兼具固定器官的功用。

2. 構成身體組織：脂肪是人體的重要組成，大多存在於皮下脂肪組織、腹腔大網膜及腸系膜等部位。脂肪細胞可儲存大量脂肪，肥胖者的體脂肪甚至可達到30～60％左右。脂肪中的磷脂質、膽固醇為細胞膜的重要成分，若要維持身體中細胞的正常功能，細胞膜就必須維持其完整性（圖5-8）。磷脂質及膽固醇可維持細胞膜的完整，並保持細胞膜的通透性，讓細胞內外的物質可以進出及互相交換，以維持細胞正常的新陳代謝作用。此外，神經組織中的髓鞘也含有脂質，主要與神經傳導有關。

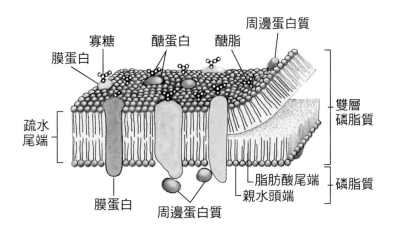

圖5-8 人體中細胞膜的完整性必須依賴脂質來維持

3. 幫助脂溶性維生素的吸收：脂溶性維生素有四種，分別為維生素A、D、E、K，它們必需借助脂質的協助才能提高其吸收率或利用率，因此在攝取脂溶性維生素時，若能與脂質一起攝取，就能促進這四種維生素的吸收，有益於人體健康。而當人體罹患肝、膽等消化系統疾病時，會因為食物中脂質消化吸收受到影響而導致脂溶性維生素吸收障礙，進而發生脂溶性維生素缺乏症狀，因此在飲食中攝取足夠的脂肪是必要的。

4. 使食物具有飽足感且賦予食物美味：攝取含有較高脂肪量的食物，消化吸收速度較慢，會導致腸胃道蠕動減緩，因此腸胃道的排空時間較長。如當一次進食含50克以上脂肪的飲食之後，約需4～6小時才能自胃中排空，所以吃脂肪含量較高的食物較具飽足感。此外，脂質類的食物可在烹調時，讓食物較具風味及香氣，也能使食物較濕潤、油亮。如曾有烹飪老師教煮素食，提到菜餚裡沒有放肉類，無法提供食材風味與香氣，所以加了堅果類當中的油脂來取代肉類油脂。

5. 調節生理機能：亞麻油酸及次亞麻油酸是人體的必需脂肪酸，必需脂肪酸在人體內的功能很多，包括是細胞膜的結構及重要成分，有助於合成磷脂質、脂蛋白、前列腺素及其他荷爾蒙、減少血液凝集。此外，也有研究發現，適量的必需脂肪酸有助於促進膽固醇的代謝，可降低血液中膽固醇的濃度。一般的烹調用油中，以葵花籽油、大豆油、芝麻油為亞麻油酸含量較豐富的油脂。

   在人類所有生命週期中，嬰兒是較容易缺乏必需脂肪酸的族群，因為若餵食嬰兒脫脂奶粉，容易使嬰兒發生必需脂肪酸缺乏症，其主要症狀包括生長遲緩、皮膚乾燥、鱗屑、濕疹性皮膚病等皮膚病變。

   多元不飽和脂肪酸也對身體有重要的作用，如花生四烯酸是前列腺素的前驅物，具有類似荷爾蒙的功能，包括調節血壓、刺激肌肉收縮、傳遞神經訊息等，並與脂肪分解作用（lipolysis）有關。

6. 現今社會人人皆聞膽固醇色變，然而膽固醇在人體中有其不可或缺的重要角色。膽固醇可存在於腦、肝、腎、神經組織及其他內臟中，可形成細胞膜的必要成分。膽固醇也可轉變成膽酸，有助於脂質的消化與吸收；而人體皮膚中的7-去氫膽固醇（7-dehydrocholesterol）經過太陽光或紫外線照射後，可轉變為人體需要的維生素D。此外，膽固醇還可合成人體重要的固醇類激素，如性激素、腎上腺皮質激素、睪固酮等。

　　由此可知，脂質對於人體並非全是害處，在維持生命、腦部發育等方面具有重要的功用及貢獻。

二、脂質的食物來源及需要量

　　經過以上的介紹，脂質對於人體的重要性不言而喻，因此民眾必須了解脂質在日常生活中有那些食物來源，以作為選擇正確脂質類食物的參考。脂質存在於各類食品中，但其含量隨食物種類不同而有所差異。食物中的脂質依照來源大致可分為動物性油脂及植物性油脂兩種；依照性質則可分為可見脂肪及不可見脂肪。

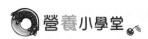 營養小學堂

大統油事件

2013年臺灣爆出黑心油事件，臺灣食品安全再亮紅燈，民眾對於低價油品混充高價油品販賣，除了感到被詐欺的不快，更擔心是否因此吃下危害健康的物質。黑心油添加的銅葉綠素及棉籽油，到底是什麼樣的成分呢？

銅葉綠素取自植物的葉綠素，經由化學方法獲得穩定的水溶性著色劑銅葉綠素，是食用色素的一種，常見口香糖、蔬果加工品、果凍及飲料當中，但不能添加在食油品內，因為食用油在高溫烹調過程中，會釋出銅及氧化，長期食用會傷肝、腎。

棉籽油是以棉籽為原料，經由脫膠、脫酸、脫蠟、脫色、脫臭等精煉加工過程製成的油品，只要符合國家標準CNS總號4832類號N5144，是可做為烹調用油之一，但粗煉的棉籽油則含有棉籽酚，雖不具有基因毒性，但會造成生殖障礙。

下表整理出黑心油事件中所添加的人工添加物。

人工添加物	副作用
調色劑及人工色素	調色劑多為水溶性，如為核可的食物色素危害性小；但多食可能造成小孩過動，過量食用會造成肝、腎負荷。
棉籽油	棉籽油中含有棉籽，需在精煉過程中去除，如技術不純熟未去除乾淨，會造成男性不孕、神精病變與感覺異常。
人工香精	不同香精有不同的成分，過食對人體危害也有不同，但因化學合成物質需經肝、腎代謝，多半都是造成肝、腎負擔。
銅葉綠素	添加在食用油會造成人體銅蓄積的風險，可能造成肝腎病變。熱炒油等高溫烹調時，其中銅離子易釋出大量自由基等致癌物。

資料提供：中國醫藥大學附設醫院急診毒物科主任洪東榮　製表：馮惠宜　資料來源：華人健康網

（一）脂質的食物來源

1. 依照來源分類

    (1) 動物性油脂：主要提供較多的飽和脂肪，包括所有肉類、魚類、培根、香腸等肉類加工製品，還有牛油、豬油、雞油、奶油及肥肉等。另外，蛋黃、乳酪、冰淇淋等製品也含有豐富的油脂。臺灣近年來霜淇淋造成一股風潮，但霜淇淋為高脂質及高糖食物，吃多除了容易發胖之外，也容易埋下心血管疾病的危險因子。

    (2) 植物性油脂：主要提供不飽和脂肪，如烹調時常用的大豆油、花生油、橄欖油、葵花油、紅花籽油、玉米油、棉仔油等屬植物性油脂。椰子油跟棕櫚油較常用於食品的加工處理中，由於這兩種油脂若攝取過量對心血管有負面的影響，因此在市售食品中必須加以標示出來，讓消費者做正確的選擇。

2. 依照性質分類

    (1) 可見脂肪：又稱顯形油，指容易辨識，且可以去除或控制用量的油脂，如一般的烹調用油、肥肉、培根、豬油、雞油、奶油等。

    (2) 不可見脂肪：又稱隱形油，是指無法辨識，且無法自食物中去除的油脂，如牛乳、乳酪、蛋黃、內臟等食物中所含的油脂皆屬於此類。此外，沙拉醬、黃豆、橄欖、酪梨、瓜子及花生、芝麻、核桃、杏仁、腰果等其他堅果類，富含脂肪，尤其是堅果類中含有豐富的多元不飽和脂肪酸，是脂質的良好來源（圖5-9）。

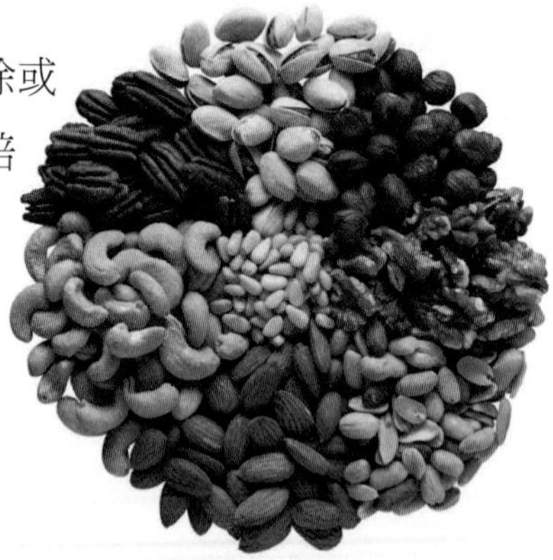

圖5-9　堅果類中含有豐富的多元不飽和脂肪酸

（二）脂質的需要量

　　為了不要讓民眾攝取到過量的脂質，而影響身體的健康，衛生福利部建議健康成年人每日脂質攝取量應約占總熱量的 20～30% 左右，為了保護心血管的健康，飲食中飽和脂肪酸、單元不飽和脂肪酸及多元不飽和脂肪酸的比例應盡量為 1：1：1，膽固醇每日的攝取量盡量不要超過

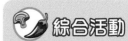
綜合活動

1. 上網查詢各種食物的膽固醇含量，並製成表格與同學討論。

2. 曉鈴的媽媽在兩個月前生了一個可愛的小弟弟，但小嬰兒最近卻出現食慾不振、濕疹皮膚炎的症狀。請你想想看小嬰兒的飲食可能出了甚麼問題。你如何建議曉鈴的媽媽改善小嬰兒的飲食？

【請填寫在書末附頁P22】

300毫克。在必需脂肪酸的攝取量方面，成年人的亞麻油酸建議攝取量應占總熱量的 1～2%，為了顧及嬰幼兒的神經發育及皮膚健康，亞麻油酸的建議攝取量應提高至總熱量的 3%。

 ## 5-3　脂質的特性及運用

　　油脂是與烹調息息相關的食材之一，了解脂質的特性與烹調時會發生的變化，是非常重要的一環。

一、脂質的特性

　　油脂不溶於水，在烹調時通常會以 160～190℃的溫度進行炒或炸。也因此，脂質的不同特性就會影響烹調成品的品質。

1. 發煙點：將脂質加熱至某個溫度時，會開始冒煙，這個溫度就稱為該油脂的發煙點。若發煙點越高，代表可以耐受的加熱溫度越高，若加熱溫度超過發煙點，油脂就會開始被分解。花生油的發煙點約為150～160℃，橄欖油約為160～175℃，大豆油約為195～230℃，豬油約為190℃。在油炸食物時，使用比發煙點稍微低一點的溫度來油炸，可縮短食品的加熱時間，維生素在油炸過程中的損失會較少；此外，也可使食品中較硬的組織軟化，提供食物較酥脆的口感。

2. 起泡性：脂質的起泡性可運用於鮮奶油或餅乾的製作中，因為脂質在攪拌時，會將空氣包裹進去，空氣會以細小氣泡的型態分散於脂質中，進而增加食品的體積，同時也能使食品具有香濃滑順的口感（圖5-10）。

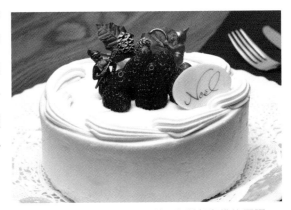

圖5-10　鮮奶油的製作即是利用脂質起泡性的原理

3. 加熱效應：脂質經過長時間的過度加熱，脂質中的甘油會因接觸空氣而氧化，進而產生對人體腸胃道有害的化學物質丙烯醛（acrolein），對人體的健康有極大的威脅。此外，脂質在加熱時，會因為氧化而導致脂質中的脂肪酸游離出來，這些游離脂肪酸會互相結合形成環狀的化合物，這種變化即為「聚合作用」。產生聚合作用的脂質，黏度會增加，若使用黏度已增加的不新鮮油脂來做菜，除了會降低風味之外，還會有害健康。在臺灣某些夜市中會見到有些攤商為了降低成本，使用已加熱多次的油脂來炒飯、炒鐵板麵等。

4. 酸敗反應：油脂長期暴露於空氣、光線或高溫下時，會氧化而產生許多游離脂肪酸、環狀聚合物、過氧化物、醛類、酮類及酸類等物質，使脂質變質而產生油耗味及酸味，即為「酸敗反應」。若在家裡自製炸薯條或炸馬鈴薯片等點心，因為與空氣接觸的面積很大，就很容易發生酸敗反應。一般而言，不飽和脂肪酸含量越高的油脂，就越容易發生酸敗反應，而飽和脂肪酸含量較高的油脂則較為穩定。油脂在酸敗後會產生大量的自由基等有害物質，對人體健康有負面的影響。若要防止油脂的酸敗反應，目前的食品工業中添加抗氧化劑來預防油脂的酸敗反應，達到延長食物保存期限的目的。

作為油脂抗氧化劑的物質，通常具有以下特性：

(1) 在生理上須對人體無危害。

(2) 不能有不好的氣味或顏色。

(3) 須為脂溶性物質。

(4) 雖經過繁雜的食品加工步驟，仍然具有有效的抗氧化能力。

(5) 須符合低成本原則。

目前廣泛運用於食品中的油脂抗氧化劑有 BHA（butylated hydroxyanisole）、BHT（butylated hydroxytoluene）、沒食子酸酯（esters of gallic acid）、二異丁基對苯二酚（TBHQ, di-tert-butyl hydroquinone）等。在自然界中也有許多成分可扮演抗氧化劑的角色，例如維生素 E、類黃酮及氫硫化合物等。市面上有許多速食麵中，即是添加維生素 E 來作為油脂的抗氧化劑。

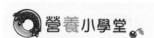

營養小學堂

什麼是抗氧化劑？

在油脂的氧化或酸敗過程中，常被用來減緩其進行及反應速度的物質，就稱為油脂的抗氧化劑（antioxidant）。抗氧化劑常被添加至油脂或高油食品中，以延緩油脂的酸敗作用，可用來延長食品的保存期限。

5. 乳化性：油與水不互溶，此特性限縮脂質在烹調上的應用。但因脂質具乳化性，可經由與乳化劑（如卵磷脂）互相作用後與水互溶。如做沙拉醬或蛋黃醬時，加入沙拉油、醋及水，但並不互溶，此時再加入一顆蛋黃，因為蛋黃中含有豐富的卵磷脂，可當作乳化劑，能讓油水互溶，製作出獨具風味的沙拉醬（圖5-11）。

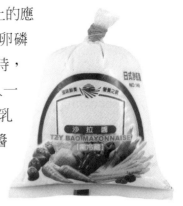

圖5-11　沙拉醬在烹調中用途廣泛，即是利用脂質的乳化性製作而成

6. 氫化作用：一般而言，固體脂質的運用程度會比液體油脂較廣，為了提高液體油脂的運用性，市面上出現「氫化油脂」。氫化油脂是將液態油脂以鎳金屬為觸媒進行氫化（hydrogenization），使脂肪酸的不飽和結構減少，以增加脂肪酸的硬度及飽和度，所以當氫化的程度到達某一階段時，油脂固態的比例就會隨之增加，因此在室溫之下，這些經過氫化處理的液態油脂就會變成固體脂質，並能改進色澤及油脂的穩定性。烘焙業中常使用的人造奶油及酥油（圖5-12）就屬於氫化油脂。

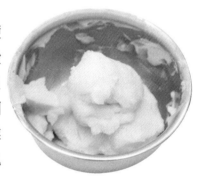

圖5-12　酥油是液態油脂經過氫化作用而製成

7. 皂化作用：當脂質與鈉等金屬離子（如鈉、鈣、鉀）一起加熱後，就會結合形成脂肪酸鹽，即為皂化作用，可用來製作肥皂。對人體而言，當腸胃道發生疾病，如腫瘤、肝硬化、消化液分泌異常等情況下，會導致脂肪吸收不良，腸道內發生脂質的皂化作用，使無法被消化的脂質與金屬離子結合後由糞便中排出。

　　飲食中有許多不同種類的脂質，市面上所陳列的烹調用油種類也多如過江之鯽，消費者必須充分了解每種脂質的不同特性，才能正確地選擇用油，讓飲食中不同脂肪酸之間維持平衡，使健康能有更多一分的保障。

營養小學堂

皂化價（saponification number; saponification value）

使一克油脂發生皂化作用所需要的氫氧化鉀毫克數，即稱為油脂的「皂化價」。在食品工業上，皂化價可用以推測組成油脂的脂肪酸分子量之大小，以利作進一步的運用。

二、油脂的運用

　　一般食用油可被廣泛地使用在食物烹調及食品加工上，除此之外，還有許多特殊功能及用途的油脂，也可運用於食物烹調中。

1. 酥油（shortening）：酥油主要是以植物油經過氫化的加工手續後所得到，也可利用動物性油脂經過交酯化等加工過程而取得。由於其具有可使成品酥脆的性質，常用來製作麵包、點心等烘焙製品。

2. 人造奶油（margarine）：人造奶油是由水和油脂混合的乳化液，經過食品工業中的熱交換機及結晶機作用後，並將氫化程度不同的幾種油脂混合，便能製造人造奶油。黃豆油因成本較低廉，常用來製作人造奶油。人造奶油可塗抹於麵包、小餐包、吐司上，或用於烘焙食品中，在食物製備或烹調上用途非常廣泛（圖5-13）。

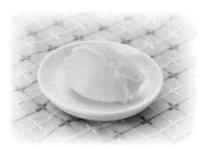

圖5-13　人造奶油可塗抹於麵包、小餐包、吐司上，或用於烘焙食品中

3. 包裹用油脂（coating fat）：用來製作點心或糖果用的油脂具有的特性，就是其融點能在接近口腔溫度（略低於體溫）的範圍內為最理想。例如可可脂具此特性，適合用來製作糖果（圖5-14）；然而，因應近幾年來可可的產量不足，食品學家研究如何運用別種油脂來取代可可脂。目前已發現將甘油酯經過適當加工處理後，使甘油酯的結晶型態改變，讓甘油酯的品質、特性接近可可脂，能用於糖果的製造。

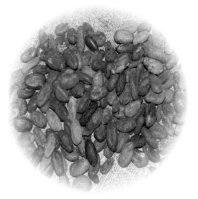

圖5-14　可可中所含的脂質非常適合用來製作糖果

4. 乳化性食品：油脂與水原本並不互溶，但這兩種物質經過適當的乳化作用後，可得到油滴均勻分布在水中及油脂中的兩種型態，前者如沙拉醬、蛋黃醬等，後者如人造奶油，均是油脂經過乳化作用後運用在食品製造上的最佳例子。若在這些製品的製造過程中加入磷脂質等乳化劑，可使製品更具安定性。

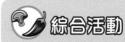

綜合活動

請同學上網查詢沙拉醬的製作方法，並實地在家製作，從製作的過程當中觀察油脂的乳化作用，並將製作過程照片及心得製作成一份報告繳交給老師。

【請填寫在書末附頁P22】

5-4　與脂質攝取相關的健康問題

　　長期以來，民眾對於脂質皆抱持著較負面的看法。因脂質攝取過多，可能與心血管疾病、癌症、高血脂症、肥胖的發生有關，但有一些脂質，如膽固醇、磷脂質及多元不飽和脂肪酸等，若適量攝取對於人體是有正面幫助的。以下來探討與脂質攝取相關的健康問題。

一、心血管疾病

　　在美國，因心血管疾病而死亡的人數，在 2007 年左右已有 55 萬人以上，而死亡率也在 50% 以上，除了美國之外，相同的現象也普遍存在於開發國家當中，顯示心血管疾病已成為當今值得重視的公共衛生議題之一。

　　飲食中攝取過多的飽和脂肪及膽固醇，即與心血管疾病的發生有關（圖 5-15）。當飽和脂肪或膽固醇攝取過量時，過多的脂肪就會形成脂肪斑塊，堆積在血管內側中，時間久了之後，這些脂肪斑塊變厚並縮小血管的直徑，導致血流受阻礙、血管硬化，即為動脈粥狀硬化。另外，當低密度脂蛋白濃度增加時，會被人體內的巨噬細胞吞噬而形成泡沫細胞，使血管內皮細胞功能異常，也會導致動脈硬化的現象。若情況繼續惡化，動脈管徑持續變窄，高血壓、血管栓塞、胸

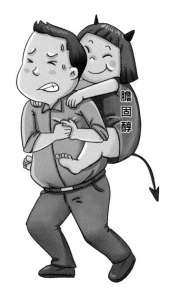

圖 5-15　飲食中膽固醇攝取量過高，容易對人體造成負擔，導致心血管疾病

痛、心絞痛等症狀就會出現，此時可能罹患冠狀動脈心臟病。若大腦的動脈產生血管硬化，阻斷氧氣運送至大腦，容易導致腦中風。

　　為了防止心血管疾病、腦中風、心肌梗塞的發生，美國心臟協會訂定了飲食中關於脂肪攝取量的建議。一般而言，建議總脂肪的攝取量，應在總熱量的 30% 以下，飽和脂肪酸的攝取應在 7% 以下，膽固醇的攝取每日應在 300 毫克以下。除了以上建議之外，多吃膳食纖維、戒菸、少吃加工食品、不吃太鹹食物、多運動等，也有助於預防心血管疾病的發生。近年來，也有研究指出多攝取不飽和脂肪酸，尤其是魚油中的 EPA（eicosapentaenoic acid）及 DHA（docosahexaenoic acid）兩種脂肪酸，有助於降低心血管疾病及血液栓塞的機率。

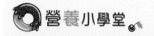營養小學堂

最新研究資訊—飲食觀念的新突破

　　在過去的健康飲食認知中，往往認為飲食中攝取過多膽固醇與心血管疾病的發生有關，在2010年美國的飲食指南中，提出健康的族群每天膽固醇攝取量應少於300毫克的理論。國際動脈粥狀硬化協會也建議減少飲食中膽固醇的攝取，有助於降低壞膽固醇—LDL的濃度。然而，在歐洲國家的一些研究中，卻認為比起限制膽固醇，飽和脂肪跟反式脂肪酸的攝取量才是決定血液中膽固醇濃度的關鍵因素；也因此，營養界及醫學界對於飲食中膽固醇攝取量爭議不斷。

　　經過近幾年來的研究結果分析比對，美國在2015～2020年的最新飲食指南中，提出取消攝取膽固醇上限（每日300毫克）的建議，因為目前專家們皆認為飲食中的膽固醇對健康成年人的血膽固醇並沒有很顯著的影響。根據美國俄亥俄州克里夫蘭醫院心血管科主任Steven Nissen的研究發現，食物中膽固醇的攝取量對於血液中膽固醇濃度的影響程度只占20%左右，其餘80%是由一個人的體質或遺傳基因來決定。此外，近年的研究結果也顯示蛋的攝取對血液中膽固醇濃度和心血管疾病的風險較不具相關性，為蛋（尤其是蛋黃）正式除罪化。基於以上理由，在臺灣107年公布的最新版每日飲食指南中，將蛋白質類食物的攝取順序，從「豆魚肉蛋類」修改為「豆魚蛋肉類」，告訴民眾蛋為營養豐富的食物，且有較健康的脂肪酸組成，除了豆類跟魚類之外，也可以作為飲食中優良蛋白質的來源。

　　那麼這樣是不是代表含有較高膽固醇的食物就可以很放心地吃了呢？其實不能武斷地這樣認定。若是健康成年人的話，膽固醇的攝取量雖可放寬，但建議還是要考量每個人不同的生理及代謝狀況。因為成年人一天所需要的膽固醇，除了由食物攝取之外，身體也可自行合成。健康的人身體會有一個調節機制，若飲食中攝取多，身體合成量就會減少，使血液中膽固醇的濃度維持穩定。但如果本身體質不佳或遺傳的因素影響，導致先天膽固醇的代謝或調節能力較差，吃過多的高膽固醇食物還是有可能會導致膽固醇上升的。此外，值得注意的是，雖然膽固醇攝取量上限已放寬，但並不代表肥肉、豬油這些食物就可以大肆享受了。這些食物含有大量的飽和脂肪，攝取過量還是會影響心血管的健康，因此還是建議適量為佳。

　　以下分享一篇2015年刊登在American Journal of Nutrition的文獻研究結果。此篇研究分析了1979年至2013年間所發表的40篇文獻，共有362,555位受試者。分析此40篇文獻的結果後，有三個主要發現：(1) 飲食中膽固醇的攝取對冠狀動脈心臟病、缺血性腦中風及出血性腦中風的發生並無顯著影響；(2) 若每天攝取500-900毫克的膽固醇，會顯著增加總膽固醇、壞的膽固醇(LDL)及好的膽固醇(HDL)的濃度；(3) 飲食中膽固醇的攝取並不會影響血液中三酸甘油酯的濃度。本篇文獻的結論是並無顯著證據證明飲食中膽固醇與心血管疾病的發生有關，還需要更進一步的研究。

以上關於膽固醇與健康的最新資訊，提供讀者參考，也希望讀者對於膽固醇在人體健康所扮演的角色能有更多元化的思考與新思維。

資料來源：Samantha Berger, Gowri Raman, Rohini Vishwanathan, Paul F Jacques, Elizabeth J Johnson. Dietary Cholesterol and cardiovascular disease: a systematic review and meta-analysis. Am J Clin Nutr 2015; 102: 279-94.

二、癌症

　　癌症已連續好幾年蟬聯國人十大死因之首，有許多知名人士也因爲癌症失去寶貴性命，如臺灣劇場泰斗李國修（大腸癌）、音樂教父梁弘志（胰臟癌）、帽子歌后鳳飛飛（肺癌）、三大男高音之一的帕華洛帝（胰臟癌）、蘋果電腦創始人賈伯斯（胰臟癌）等，可見癌症在全球皆已造成不容忽視的健康威脅。癌症又稱爲惡性腫瘤，發生的原因主要是因爲人體受到內在或外在因素的刺激或影響，使體內基因產生突變，細胞因而異常增殖所造成。隨著病程進展，癌細胞會逐漸增生及侵犯其他正常細胞，使正常細胞漸漸地失去功能而造成死亡。

　　在所有癌症之中，大腸癌及乳癌是與脂質不當攝取相關性最高的兩種癌症。在乳癌方面，目前研究發現大量的飽和脂肪具有輔致癌物（co-carcinogen）的作用，會癌化前期癌細胞，使之轉變爲眞正的癌細胞。在實驗中也發現，大量的飽和脂肪會促使母鼠和婦女雌性激素分泌的改變，如使雌素酮及雌素二醇的分泌量增加，雌素三醇的分泌量降低，導致乳癌細胞的增生。

　　在大腸癌方面，研究發現攝取高量的脂質，會增加腸道中膽酸及中性固醇的濃度，並提高腸道中細菌活性及改變菌種，這些細菌就會把膽酸及中性固醇轉變爲致癌物（圖 5-16）。另外，膽酸、膽固醇及其衍生物，在腸管黏膜細胞中會被代謝爲致癌物和輔致癌物，導致大腸癌發生的機率增加。

　　要預防癌症的發生，在飲食中不要攝取過量的脂質，多攝取必需脂肪酸及不飽和脂肪酸，此外，多吃蔬果、戒菸、酒及檳榔、少吃醃漬品及加工品、維持理想體重、多運動、適當紓解生活壓力等，是爲防癌的不二法門。

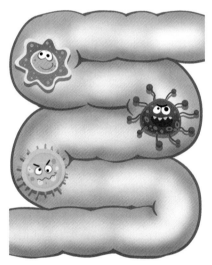

圖5-16　攝取高量的脂質，會提高腸道中細菌活性及改變菌種，造成大腸癌的產生

三、反式脂肪酸（trans fat）對身體的危害

反式脂肪酸（圖 5-17）主要存在於加工食品中。植物油在加工過程中經過氫化步驟，使植物油的硬度提高，不再是原本的液態形式，而變成固體形式，用來增加加工食品的滑嫩口感。目前許多研究認為，反式脂肪酸的攝取與血液中膽固醇濃度的升高及高密度脂蛋白濃度的下降有關，會增加心血管疾病的發生率。食用人造奶油、瑪琪琳、酥油、奶精或市售的油炸類零食時，注意攝取量，盡量少吃，以免攝取到過多的反式脂肪酸，影響心血管的健康。

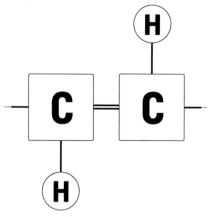

圖5-17　反式不飽和脂肪酸的構造

四、多元不飽和脂肪酸對身體的益處

脂質是飲食中非常重要的一部分，在攝取時必須選擇「好的油」來吃。多元不飽和脂肪酸是屬於好的油，多存在於魚類、雞肉、瘦肉、堅果類、植物油當中。目前研究已證實多元不飽和脂肪酸有助於降低血液中膽固醇濃度，其作用機轉如以下四點：

1. 多元不飽和脂肪酸能增加糞便中膽固醇的排泄：飲食中所攝入的膽固醇經吸收後，多餘的膽固醇會經由糞便排出體外。當增加飲食中多元不飽和脂肪酸時，會使膽汁中膽固醇排泄量增加，相對地可經由糞便排出更多膽固醇。
2. 多元不飽和脂肪酸可改變脂蛋白的組成，使低密度脂蛋白中所含的膽固醇減少，進而降低血液中膽固醇的濃度。
3. 多元不飽和脂肪酸可使脂蛋白在細胞膜上的流動性增加，使脂蛋白更容易被酵素作用而分解，提高脂蛋白代謝速率，進而降低血液中的膽固醇。
4. 多元不飽和脂肪酸比飽和脂肪酸更易乳化，可攜帶較多的膽固醇合成為膽固醇酯，再由多元不飽和脂肪酸運肝臟而加以代謝，降低血液中膽固醇的濃度。

由此可知，多元不飽和脂肪酸對於血脂的調節的確有正面的助益，有益於身體健康。

五、魚油對身體的益處

　　魚油的主要成分為 EPA 及 DHA，研究發現魚油有助於抑制血液凝集及動脈栓塞，其主要原因如下：

1. 血栓形成的主要原因之一為血小板細胞膜上的花生四烯酸（arachidonic acid）經酵素作用後，產生血栓素，誘發人體內的血小板凝集反應。攝取魚油，能減少血小板細胞膜上的花生油四烯酸，降低血栓素的生成，預防血液凝集現象。

2. EPA在血管壁內皮細胞膜上經代謝後，其代謝產物為PGI_3（prostaglandin I_3），PGI_3具有抑制血液凝集的效果。

　　目前市面上的魚油產品很多，不過在選購時，必須注意成分、保存期限、劑量等重要事項，才能買得安心又健康。

　　脂質對於人體而言是非常重要的營養素之一，不僅可以幫助脂溶性維生素的吸收、有助細胞膜結構的穩定、幫助合成荷爾蒙、提供熱量等作用，多元不飽和脂肪酸甚至對人體有保健的功能。然而，近年來由於食安事件頻傳，不肖廠商在市售油品中添加不當的添加物，危害民眾健康。

　　本章介紹脂質的種類、功能、食物來源及需要量，除了讓讀者對於脂質有基本的認識之外，也希望能夠破除民眾對於脂質的負面刻版印象。只要在日常生活中飲食均衡，不要大魚大肉，慎選油脂種類，並使用正確的烹調方式，一樣能夠健康地攝取到人體所需的脂質。另外，近年來國人為了追求小確幸，愛吃下午茶、甜點及烘焙食品，也讓反式脂肪酸成為國人健康的殺手之一，尤其對於心血管更有非常不好的影響。唯有加強對反式脂肪酸的認識，才能在生活中落實健康的飲食生活。

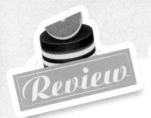

本章重點

1. 脂質的結構是由一個分子的甘油加上三個分子的脂肪酸結合而成，因此又被稱為三酸甘油酯。

2. 複合脂質包括磷脂類、醣脂類、腦磷脂、脂蛋白等。上述幾種物質對於人體健康的維持皆有重要影響。

3. 低密度脂蛋白濃度的上升與心血管疾病的發生率有關，可稱為是心血管疾病的危險因子。

4. 必需脂肪酸是指人體無法自行合成，或是合成量不足，而必須由食物中供應者，亞麻油酸跟次亞麻油酸即是人體所需的兩種必需脂肪酸。

5. 衛生福利部建議健康成年人每日脂質攝取量應約占總熱量的20～30%左右，飲食中飽和脂肪酸、單元不飽和脂肪酸及多元不飽和脂肪酸的比例應盡量為1：1：1，膽固醇每日的攝取量盡量不要超過300毫克。

6. 反式脂肪酸的攝取，與血液中膽固醇濃度的升高，及高密度脂蛋白濃度的下降有關，因此可能會促使心血管疾病的發生。

7. 目前研究已發現多元不飽和脂肪酸，具有降低血液中膽固醇濃度的作用；而魚油具有抑制血液凝集的作用，皆屬於健康的油脂。

Chapter 6

維生素

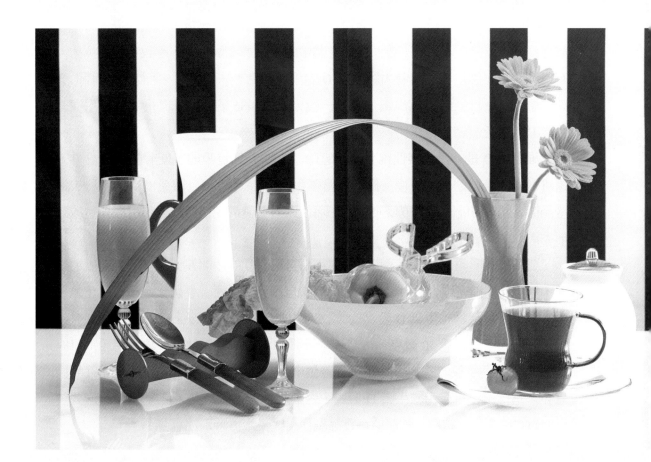

學習目標

1. 了解維生素的定義及分類
2. 熟悉維生素的功能與生理上的角色
3. 明白維生素的毒性症狀
4. 明瞭維生素的缺乏症狀
5. 清楚維生素的需要量及食物來源

案例學習　主題：別小看維生素缺乏—以維生素 D 為例

　　報載在臺北有一位 30 歲的年輕女子，不明原因卻發生在一周內嚴重掉髮的症狀，經皮膚科醫師診察後，確診是圓形禿，即為民間俗稱的鬼剃頭。

　　圓形禿是因為自體免疫失調而造成的，當營養不均衡或是生活壓力過大時，自體免疫系統調節會不平衡，進而促使身體中的抗體去攻擊毛囊，導致突發性掉髮。有研究發現，圓形禿患者體內維生素 D 的濃度通常較一般人低，而當發生圓形禿時，患者缺乏維生素 D 的風險也會比一般人高出 4.86 倍。顯示圓形禿的發生與維生素 D 的缺乏有密切相關性。

　　維生素 D 是一種脂溶性維生素，它除了有助於鈣質吸收，使骨質強壯之外，還可以調節身體的自體免疫反應。而當維生素 D 缺乏時，自體免疫反應無法被適度調節，就有可能因為免疫反應過強，而使頭髮毛囊遭受抗體攻擊，引發掉髮或圓形禿。

　　要預防圓形禿，民眾除了可以藉由從事自己喜愛的休閒娛樂來舒解生活壓力之外，還可適度補充維生素 D，來調節身體的自體免疫反應。牛奶、鮭魚、小魚乾、魚肝油、蛋黃皆為維生素 D 豐富的食物。若要以營養補充劑來補充維生素 D，建議最好一天不要超過 50 微克，以免造成肝臟的負擔，發生中毒現象。由於市售的維生素 D 有很多種形式，因此在購買維生素 D 補充劑時，應詢問醫生及營養師的意見，選擇適合自己的維生素 D 形式，否則若補充過頭或是補充到錯誤的形式，反而有可能會出現結石、軟組織鈣化等副作用，民眾需特別注意。

新聞來源：https://www.ttv.com.tw/news/view/10701220014100I/573　　2018.1.22

★ 問題與討論

　　請就你的體認，討論補充維生素補充劑時應具備哪些觀念比較正確？

現代人生活忙碌，常常疏忽顧及飲食的均衡，蔬菜水果普遍攝取過少，導致慢性病叢生。蔬菜及水果中含有許多人體需要的維生素，若攝取不足就很容易造成疾病的發生，雖然維生素並非三大營養素之一，但其重要性是不言可喻。

維生素可分為水溶性維生素及脂溶性維生素兩大類，每一種維生素都有不同的特性、功能及食物來源。當人體缺乏維生素時，所出現的症狀雖然並非都會嚴重到足以致命，但卻會造成人體極度不適，影響到生活品質及工作效率。

基於以上原因，要維持身體健康，首先必須對於維生素有徹底的認識及瞭解。本章介紹維生素的命名、分類、特性，再進一步將維生素分為水溶性維生素及脂溶性維生素兩部分，深入探討其功能、缺乏症狀、毒性、食物來源及需要量，能夠認識何謂維生素，並能夠將維生素的觀念運用在日常的飲食生活中，以提高飲食的品質及均衡度。

 ## 6-1　維生素的命名與分類

維生素（vitamin）是指可自飲食中攝取到的有機化合物，雖然無法產生熱量，但卻是調節人體生理機能，維持正常健康、生殖及生長狀況所必須。目前在營養學上，維生素的定義為：「生物體代謝所必需的微量有機物質」。當維生素攝取不足時，導致許多缺乏症的發生，但若攝取過量，也會有毒性或過量症狀出現。對維生素基本的了解，先從其命名及分類認識。

一、維生素的命名

從 18 世紀開始，科學家陸續發現維生素與健康的關係十分密切，如西元 1885 年時，日本軍隊的軍醫，發現在海軍的飲食中添加肉類及全穀類，可預防海軍發生腳氣病。1915 年，美國科學家發現在飲食中添加多種肉類，可治療癩皮病等。直到 1912 年，波蘭的化學家 Funk 發現能預防腳氣病的水溶性化合物（現在稱為維生素 B_1）是一種維持生命所必需的胺類物質，所以將其命名為 vital amine。隨著科學越來越進步，後來的科學家發現這一群物質並不是全部都屬於胺類物質，所以把字尾的 e 去掉，演變成現在的 vitamin。

　　在發現維生素的初期，科學家並不了解這一群物質究竟是何物，因此以這群物質被發現的先後順序，將之以英文大寫字母來命名，如維生素 A、B、C、D 等。此外，也有科學家以該種維生素所能治療的症狀來加以命名，如維生素 C 又稱為抗壞血酸，維生素 B_1 又稱為抗腳氣病因子等。由於維生素的命名方式並不統一，國際生化學聯合會及國際純正應用化學聯合會就統一以維生素的化學結構來命名，如維生素 B_1 又稱硫胺；維生素 B_6 又稱為吡哆醇等。

二、維生素的基本特性

　　維生素有很多種類，每一種又依照其不同的構造及食物來源而有不同的特性。一般而言，維生素所具有共同的特性如下：

1. 人體對維生素的需要量不像醣類、蛋白質、脂質那麼多，但對人體生理機能的調節來說卻是不可或缺的。人體對維生素的需要量大多在毫克（mg）及微克（μg）之間，有些脂溶性維生素會以國際單位（international units, IU）來計算需要量。

2. 除了少部分的維生素可由腸道細菌合成（如維生素K），或是可經由陽光照射皮膚而生成（如維生素D），大部分的維生素都必須由食物攝取才能獲得，因此若食物中攝取不足時，就容易出現維生素缺乏的現象。

3. 在飲食中並沒有一種食物包含所有的維生素，要避免維生素缺乏最好的方法就是保持飲食的多樣化，均衡攝取各種類的食物。

4. 雖然維生素無法提供能量，但由於很多維生素皆與新陳代謝等生理功能有關，可幫助身體進行能量的調節與代謝。

5. 攝取高劑量的維生素通常會對人體造成負面效應或具有毒性，如維生素A與維生素D的過量，都會對人體造成不良影響。在補充維生素補充劑時，必須注意劑量，切勿補充過度。

三、維生素的分類

　　根據維生素對於脂肪或水溶液的溶解程度，可分類為脂溶性維生素及水溶性維生素兩種。目前已知的維生素大約有 13 種，其中脂溶性維生素包括維生素 A、D、E、K 四種；水溶性維生素則包括維生素 B 群（維生素 B_1, B_2, B_6, B_{12}、葉酸、菸鹼酸、泛酸、生物素）及維生素 C。這兩大類維生素的主要差異點如下：

1. 脂溶性維生素若食用過量時，較易在體內產生累積效應，尤其容易累積在肝臟中，會有過量中毒的現象發生。早期的愛斯基摩人由於生活在北極圈，氣候環境極度嚴寒，常獵食北極熊，取其肝臟食用，以增加熱量的攝取。但由於動物肝臟中含有大量的脂溶性維生素A（圖6-3），長期食用北極熊肝臟的愛斯基摩人也因為維生素A攝取過量而發生維生素A中毒現象。水溶性維生素由於可溶於水，容易在攝取過後由尿液中排出，幾乎很少有攝取過量中毒的現象。一般而言，脂溶性維生素的毒性較水溶性維生素高。

2. 脂溶性維生素對於熱通常較穩定，而水溶性維生素很容易因為加熱烹調的過程而被破壞，如維生素C對於熱及高溫就相當不穩定。青菜富含維生素C，若青菜經過高溫長時間的烹調，其中所含的維生素C就會流失很多（圖6-1），這點身為餐飲從業人員者，應特別注意。

3. 由於脂溶性維生素可溶於脂肪，在飲食中攝取適量的脂肪，有助於提高脂溶性維生素的吸收率，而水溶性維生素則無此特性。相對的，若人體因為疾病而有脂肪吸

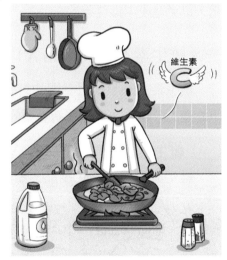

圖6-1　青菜中的維生素C容易在烹調過程中流失

收不良的情形時，脂溶性維生素的吸收就會受到影響，如番茄中的蕃茄紅素屬於脂溶性的維生素，提高蕃茄紅素在人體中的吸收率，與脂肪一起攝取是很好的方法。前幾年在臺灣引起風潮的番茄汁，雖然標榜有豐富的蕃茄紅素，但因飲用時並沒有與脂肪同時攝取，蕃茄紅素的吸收是有限的，如蕃茄炒蛋、蕃茄義大利麵等有經過油脂烹調的料理，才能提高蕃茄紅素的吸收。

4. 兩大類維生素在人體內的吸收過程不太一樣。脂溶性維生素與吸收過程與脂肪較類似，經過乳化作用形成乳糜微粒後，再經由淋巴系統運送至肝臟。水溶性維生素會先在胃中進行初步分解後，再進入肝門靜脈系統，藉由血液循環運送至身體各個部位。

由此可知，脂溶性維生素與水溶性維生素與許多特性上的差異，因此其功能、食物來源、需要量等也不盡相同。

6-2 脂溶性維生素

脂溶性維生素包括維生素 A、D、E、K 四種，大部分的脂溶性維生素會在攝取入人體後，儲存在肝臟中，所以在服用脂溶性維生素補充劑時，切記勿服用過量，以免造成中毒現象。

一、維生素A（vitamin A）

維生素 A 是目前很熱門的營養補充品，不論是營養學方面的研究，或是市面上的產品，維生素 A 都占有重要的一席之地。

（一）維生素 A 的形式

維生素 A 為淡黃色結晶，對熱較為穩定。人體內的維生素 A 主要有三種形式，分別具有不同的生理功能。三種形式包括視網醇（retinol）、視網醛（retinal）、視網酸（retinoic acid），其中以視網醇為三者當中最主要的形式。

除了上述三種形式之外，還有類胡蘿蔔素（caro tenoids），其包括 β- 胡蘿蔔素（β-carotene）、蕃茄紅素（lycopene）、葉黃素（lutein）等。類胡蘿蔔素可轉換成為維生素 A，因此又稱為維生素 A 先質（provitamin A）。

原本維生素 A 是以國際單位作為計量標準，近年來則改用視網醇當量（retinol equipment, RE）來訂定人體的建議攝取量。兩者之間的換算方式為：

$$1 \text{ RE} = 3.33 \text{ IU} = 6 \text{ } \mu\text{g } \beta\text{-carotene}$$

（二）維生素 A 的生理功能

維生素 A 是目前營養學研究中非常受到重視的議題，目前已有許多研究發現維生素 A 對人體有許多不可忽視的生理效應。

1. 有助於維持視覺正常：眼睛視網膜上的桿狀細胞，主要在負責維持夜晚時的正常視覺。桿狀細胞中的視紫蛋白，必須與視網醛互相結合後，才能形成視紫質。當視網膜接受到光線的刺激後，視網醛會發生結構上的改變，並與視紫蛋白分離，進而將神經衝動傳給大腦，產生視覺。若平時在飲食中較少攝取富含維生素A的食物，如紅蘿蔔、南瓜、木瓜、芒果及其他橘、黃、紅色系的蔬菜水果，會降低桿狀細胞上視紫蛋白的功能，進而影響夜間的視線。

2. 維持上皮組織及細胞的正常功能：人體上皮細胞存在於皮膚、消化道、呼吸道、生殖泌尿系統等處，也是構成體表主要的結構，主要作用在保護身體，提高身體的防護能力。上皮組織的分化作用需要維生素A的協助，當維生素A不足時，會使得上皮組織不正常分化，降低了上皮組織防護性的完整，會造成人體易受細菌感染而生病。

3. 調節生理機能：維生素A與人體中骨骼及牙齒的健康發育有關，成長中的嬰兒、兒童或青少年，為了骨骼及牙齒的正常生長發育，在飲食中須攝取足夠的維生素A，若嬰兒缺乏維生素A，可能會影響生長及腦部的發育。此外，維生素A有助於男性精子的形成，也可維持懷孕婦女正常的胚胎發育成熟，對於生殖功能與懷孕生理現象的調節也有很大的助益（圖6-2）。

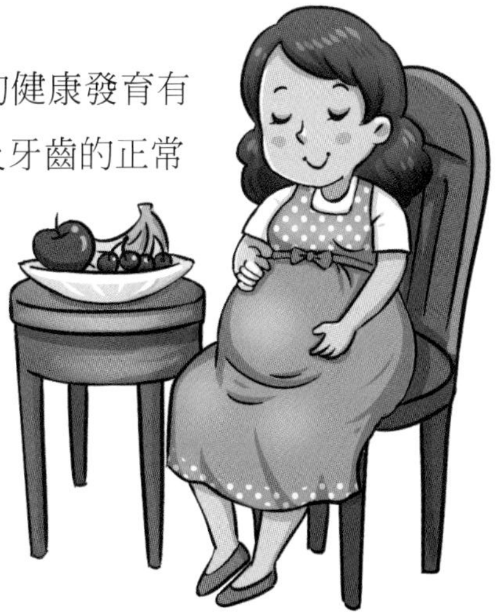

圖6-2　維生素A有助於懷孕中的婦女胚胎發育成熟

4. 增加免疫力及造血功能：維生素A是骨髓細胞分化時的重要調節因子，包括骨髓中的造血細胞需要維生素A的協助，才能維持其正常機能，因此維生素A缺乏會影響造血功能，導致貧血、免疫力降低等問題。

5. 作爲抗氧化劑：適量的維生素A可當作人體的抗氧化劑，幫助消滅有害人體健康的自由基及其他有害物質，有助於預防糖尿病、高血壓等慢性病及癌症的發生。不過維生素A屬於脂溶性維生素，雖然對人體健康有益，但不可攝取過量，否則容易造成中毒現象。

（三）缺乏症及毒性

人體的維生素 A 主要儲存在肝臟，當肝臟中維生素 A 儲存量已耗盡，或是身體的病理狀態導致維生素 A 無法在身體順利運送，可能就會導致維生素 A 缺乏的問題。

1. 維生素A的缺乏症：當維生素A缺乏時，會因爲視網膜的桿狀細胞無法合成視紫質，影響到夜晚或陰暗光線下的視力，稱爲「夜盲症」（圖6-3）。另外，由於上皮組織及細胞無法得到充分的保護，容易造成黏膜分泌異常及皮膚的損害，導致乾眼症、角膜軟化症及皮膚毛囊角質化的發生。

   要治療維生素A的缺乏症，可使用高劑量的維生素A來加以治療，不過必須經過醫生的診斷後給予適當的處方，切勿在藥局自行購買食用，以免導致副作用或毒性的發生。

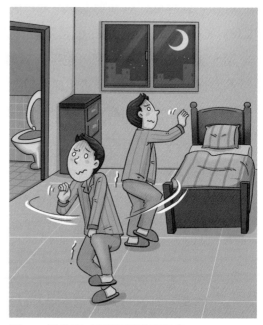

圖6-3　維生素A缺乏易導致夜盲症

2. 維生素A的毒性：長期服用大劑量的維生素A補充劑是造成維生素A中毒的主要原因。若爲急性中毒，會有噁心、嘔吐、頭痛、暈眩、視力模糊等症狀；若爲慢性中毒，則會有肝功能異常、肝腫大、中樞神經系統病變、皮膚病變、骨骼疼痛、體重減輕等症狀。此外，若孕婦在懷孕初期補充高劑量的維生素A（大約爲 10000 IU/天），可能會使胎兒畸形的機率提高。

（四）食物來源及需要量

維生素 A 的食物來源分為動物性及植物性兩種。動物性來源包括蛋黃、肉類及肝臟等。植物性來源則包括各種橘、黃、紅、綠色系的蔬菜及水果，如木瓜、紅蘿蔔、南瓜、地瓜、菠菜、蕃茄、油菜、柑橘等。人體所需要的維生素 A，約 2/3 來自胡蘿蔔素。近幾年來，由於動物肝臟屢被檢出殘留抗生素，且膽固醇含量也稍高，因此應多以天然的蔬菜水果來補充維生素 A 較為健康。

維生素 A 的需要量依照不同年齡層及不同性別而有所差異，衛生福利部特為此訂定國人營養素參考攝取量（附錄一）。此外，因維生素 A 攝取過量會有中毒的疑慮，為了提供一般大眾可遵循的劑量，也訂定上限攝取量（附錄二），作為民眾在食用營養補充劑的依據。

二、維生素D（vitamin D）

維生素 D 是白色無味的結晶體，對於酸、鹼及熱皆很安定，較不易被破壞。它有兩個重要的特性，與一般的脂溶性維生素較不相同。從食物中攝取到的維生素 D，一般並不具有活性，必須經過體內器官，如肝臟及腎臟的活化之後，才具有活性，才能被身體所利用。此外，大多數的維生素都必須從食物中才能被攝取到，但維生素 D 是人體可部分自行合成的。這兩大特性使維生素 D 成為獨具特色的維生素。

（一）維生素 D 的形式

維生素 D 的形式主要有兩種。植物性來源的稱為維生素 D_2（麥角固醇，ergocalciferol），來自堅果、綠色植物、菇類等，之前也有一些研究曾在黑麥、紫花苜蓿及啤酒花中發現麥角固醇的存在。動物性來源則稱為維生素 D_3（鈣化固醇，cholecalciferol），主要來自蛋黃、內臟、深海魚如鮭魚等。此外，皮膚中存在一些 7-脫氫膽固醇，在經過陽光或紫外線的照射後，也轉變為維生素 D_3。

（二）維生素 D 的生理功能

在執行對人體的功能之前，維生素 D 必須先經過活化的步驟，才能被人體吸收利用，進而對人體產生生理上的效應。飲食中的維生素 D，本身為不活化的狀態，進入血液之後，經過肝臟的活化作用，將原本的維生素 D 轉變為 25-

（OH）-D$_3$，之後會運行至腎臟，由腎臟再將它轉變成 1,25-（OH）$_2$-D$_3$，這種維生素 D 才是真正具有活性、人體能夠利用的形式。維生素 D 的生理功能如下：

1. 促進身體對於鈣質的吸收：鈣質對於骨骼健康的維持是非常重要的，電視上也有很多奶粉廣告在強調鈣質對於骨骼的重要，不過鈣質的吸收率並不高，以牛奶中的鈣質為例，吸收率大約只有20～40％左右。若適量攝取維生素D，不但可提高鈣質的吸收率及利用率，還可促進骨骼跟牙齒鈣化的速率，降低骨質疏鬆及骨質軟化的發生。

2. 維持血鈣濃度的恒定：人體血液中鈣質的濃度約介於9～11mg/dL之間，太高或太低都對人體不好，因此維持血鈣濃度的恒定是重要的一環。有兩種荷爾蒙可幫助人體進行血鈣的調節分別為副甲狀腺素及降鈣素。當血鈣濃度太低時，副甲狀腺素會分泌出來，促進1,25-（OH）$_2$-D$_3$的生成，促進小腸對於鈣質的再吸收，進而提高血鈣濃度。當血鈣濃度太高時，降鈣素就會分泌出來，抑制1,25-（OH）$_2$-D$_3$的生成，並減少小腸對於鈣質的再吸收。達到降低血鈣的目的。

（三）維生素 D 的缺乏症及毒性

缺乏維生素 D 易導致腸道中鈣質的吸收率降低，使骨骼及牙齒的鈣化受影響，導致骨骼發育不當、骨質密度降低等現象。

1. 軟骨症：成年人因為缺乏維生素D，導致鈣質吸收不良而缺乏，使骨質軟化，發生骨骼彎曲變形、骨關節腫大等。老年人因為對於鈣質的吸收能力下降，成為軟骨症的高危險群。若家中有銀髮族的民眾，需特別注意家中環境的動線，避免銀髮族走路時碰撞到家具或其他較硬的物體，造成骨折、骨骼碎裂等問題。

2. 骨質疏鬆症：骨質疏鬆症是指骨骼外觀雖然正常，但其實骨骼內的鈣質已大量流失，在X光的檢查下，骨骼會呈現多孔狀，常發生於停經後婦女、老年人、孕婦。主要症狀包括骨骼疼痛、骨骼變形、易骨折、走路或爬樓梯時常感到有困難。

3. 佝僂症：佝僂症主要發生在兒童身上，因為兒童缺乏維生素D，骨骼中的鈣質儲存量不夠，使骨質不夠堅硬，導致大腿無法完全支撐住體重，造成腿骨彎曲，在臺灣俗稱此病為O型腿。此外，患有此病的兒童也會在肋骨的地方出現像念珠一樣的骨骼腫大現象，俗稱串珠狀肋骨。

　　由於維生素 D 代謝較緩慢，若長期攝取過量，很容易產生毒性，症狀包括便秘、噁心、腹瀉、口乾等，更嚴重的話，可能會有軟組織鈣化現象，如腎臟、心血管、胃部的鈣化，進一步影響到器官的正常功能及健康。

（四）維生素 D 的食物來源及需要量

　　維生素 D 的食物來源，包括魚肝油、蛋黃、魚類、肝臟、牛奶等（圖 6-4）。一般而言，從食物中所攝取到的維生素 D 尚不足人體所需，因此除了從食物中攝取之外，常常出門、運動、曬太陽，或從事戶外活動，也能讓人體自行製造維生素 D。

　　由於過量的維生素 D 易發生中毒現象，因此衛生福利部訂定維生素 D 的上限攝取量為 50 微克。民眾在服用魚肝油或其他維生素 D 補充劑時，須注意劑量問題，因為過量反而會對身體造成危害。成年人的建議攝取量為每日 5 微克，在懷孕期跟哺乳期時，為了提供胎兒所需及製造乳汁，每日需增加 5 微克的維生素 D（附錄一）。

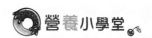

營養小學堂

雙能X射線骨密度檢測（Dual energy X-ray absorptiometry）是目前常用來檢測是否罹患骨質疏鬆症的工具，檢測出來後的結果以T值表示。

T值	骨質狀況
＞-1	骨質正常
-1～-2.5	骨質密度較低
＜-2.5	骨質疏鬆

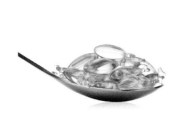
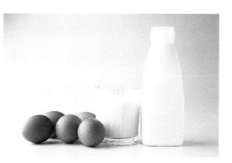

圖6-4　魚肝油、蛋、牛奶為富含維生素D的食物

三、維生素E（vitamin E）

　　維生素 E 又名生育醇（tocopherol），從字面的意思可知，維生素 E 的功能與生殖及生育能力有很大的相關性。維生素 E 為淡黃色的油狀物質，在高溫下較為安定，但是很容易被紫外線破壞。

（一）維生素 E 的形式

　　維生素 E 的形式共有 $\alpha, \beta, \gamma, \delta$ 四種形式，其中以 α 形式的活性最高，也是人體中含量最多的形式，β 及 γ 形式的活性大約為 α 形式的 50% 及 10%。

　　維生素 E 可以用國際單位（IU）來做為計量標準，不過因 α 形式的維生素 E 是活性最高的，所以在計算食物中維生素 E 的含量時，是以 α 形式的維生素 E 來做為計量標準，這個單位稱為 mg α-TE。兩者的換算方式如下：

$$1 \text{ mg } \alpha\text{-TE} = 1.49 \text{ IU 維生素 E}$$

（二）維生素 E 的生理功能

　　維生素 E 是人體中重要的脂溶性抗氧化劑，具有非常多的生理作用，因此近年來有許多營養學及醫學的研究，都以維生素 E 作為研究的主要議題，產生許多新的研究。

1. 當作抗氧化劑：維生素E本身易被氧化，可保護體內的其他物質，使之不會被氧化破壞，如可降低維生素A、胡蘿蔔素、多元不飽和脂肪酸及磷脂質的氧化作用，除了可提高營養素的吸收利用率，也有助於維持細胞膜的完整性，尤其是紅血球、白血球等細胞膜特別需要維生素E的協助及保護作用。此外，維生素E也可與另一種礦物質—硒共同作用，使抗氧化作用更加強。

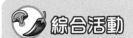

綜合活動

老師在課堂上提到維生素E有助於保護細胞膜的完整性，且是跟維生素E的抗氧化作用有關。小明不知道抗氧化作用與細胞膜完整性有什麼關係，你可以查資料幫他回答嗎？

【請填寫在書末附頁P25】

2. 在食品工業上，維生素E的抗氧化作用，可用來防止油脂發生酸敗現象，提高油脂的運用性及延長油脂的保存期限（圖6-5）。

3. 維生素E有助於維持神經細胞及組織的功能。當缺乏維生素E時，人體會因為神經功能異常，發生間歇性跛行、肌肉收縮、感覺遲鈍、行動遲緩的症狀。

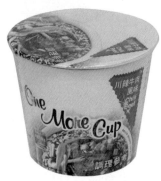

圖6-5　市售泡麵為了防止油脂酸敗，常以維生素E作為抗氧化劑

4. 維生素E有助於維持動物的生殖能力。科學家以老鼠作爲實驗模式，發現當維生素E缺乏時，雄鼠會有睾丸及生殖功能退化現象，雌鼠則會有不孕症發生。

5. 補充適量的維生素E，有助於預防心血管疾病的發生，臨床上也用來作爲白內障、失智症、習慣性流產、停經期障礙等疾病的輔助。

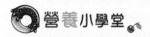營養小學堂

維生素E可有效預防老年記憶障礙

東芬蘭大學和瑞典卡羅林醫學院開展的一項聯合研究表明，多種維生素E可有效預防老年記憶障礙。

研究人員在新一期英國《實驗老年病學》期刊上報告說，他們選擇140名65歲以上的芬蘭老人和232名80歲以上的瑞典老人為研究對象。研究開始時，這些老人都沒有記憶障礙。在研究期間，這些老人的飲食習慣保持不變，也不額外補充維生素E製劑。

經過長達8年的跟蹤研究，研究人員發現，那些血清中維生素E含量，特別是 γ－生育酚、β－生育三烯酚和總生育三烯酚這3種維生素E含量較高的芬蘭受試者，其患老年記憶障礙的風險低70%，而血清中各種維生素E含量均較高的瑞典受試者，其患阿爾茨海默氏症（早老性癡呆症）的風險低50%。

兩所科研機構的專家指出，以往的研究通常只注重某一種維生素E（比如 α－生育酚）與記憶障礙之間的關聯。領導這項研究的東芬蘭大學教授米婭‧基維佩爾托博士說，維生素E以8種不同的化合物形式存在。在人腦處理記憶的過程中，整個維生素E族共同發揮作用，而非某一種維生素E參與其中。

基維佩爾托介紹說，市場銷售的維生素E製劑通常只含某一種維生素E，而全面的天然維生素E存在於堅果、植物油、綠色蔬菜及全麥穀物中。因此，「均衡飲食是全面攝入8種維生素E的最好方式。多樣化飲食和健康生活方式是預防老年記憶障礙的最佳方式」。

資料來源：新華網，2014 年 02 月 06 日

（三）維生素 E 的缺乏症及毒性

維生素 E 是一種可以在人體中儲存的維生素，較少有維生素 E 缺乏的情形。但人體罹患肝膽腸胃道疾病，如胰臟炎、膽囊炎、肝硬化等，併發脂肪吸收不良的狀況下，可能會連帶影響維生素 E 的吸收，產生維生素 E 的缺乏。維生素 E 缺乏症包括：

1. 溶血性貧血：紅血球的細胞膜因為缺乏維生素E的保護，容易被外來物質如自由基等破壞，使紅血球細胞膜破裂，引起溶血性貧血（圖6-6）。此症狀好發於早產兒，因為早產兒體內的維生素E含量很低，並沒有足夠的維生素E儲存，如果又沒有經過適當的處置及營養補充，就很容易發生維生素E缺乏，導致溶血性貧血。

2. 嚴重維生素E缺乏者，在肌肉上會出現棕色的「蠟樣色素（ceroid pigment）」沉積，同時也會使缺乏者尿液中肌酸酐濃度過高，發生肌酸尿（creatinuria）現象，影響健康。

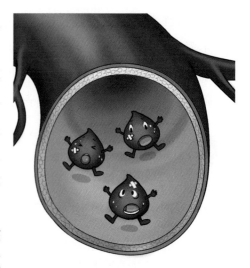

圖6-6　維生素E缺乏會導致紅血球細胞膜破裂，引起溶血性貧血

3. 神經及肌肉功能會受到影響，造成反射遲鈍、運動機能不佳、手腳感覺遲鈍。

4. 在許多動物實驗中發現，維生素E缺乏時，會有永久性不孕、死胎、肝壞死、腦軟化症、肌肉萎縮、貧血的現象出現。

　　由此可知，維生素E與身體健康息息相關，但也不能因為要追求健康，過量攝取維生素E，可能會有干擾血液的凝固作用、使血脂濃度異常增加及甲狀腺荷爾蒙濃度降低的副作用。另外，也會出現腹瀉、疲倦、頭暈等，大大影響民眾的生活品質。

（四）維生素 E 的食物來源及需要量

　　維生素 E 的食物來源，包括各式各樣的植物油、全穀類、深綠色蔬菜、堅果類及莢豆類，其中以植物油為最主要的食物來源。根據食品工業發展研究所的研究發現，葵花油和紅花油含有最豐富的 α 形式維生素 E，玉米油、大豆油、花生油、橄欖油次之，芝麻油、芥花油和苦茶油較少（圖 6-7）。

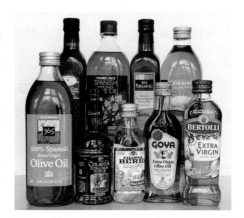

圖6-7　植物油為維生素E最主要的食物來源

維生素 E 的建議攝取量（附錄一）依照不同的年齡層而有差異，以成年人而言，約為每日 12 mg α-TE，上限攝取量則為每日 1000 mg α-TE。雖然維生素 E 的毒性較不如維生素 A 及維生素 D 來得明顯，但攝取維生素 E 補充劑時，仍應注意攝取量。

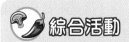

綜合活動

請到超級市場調查市售不同品牌、不同種類植物油的維生素E含量，並整理製成表格。【請填寫在書末附頁P25】

四、維生素K（vitamin K）

維生素 K 呈現黃色，能溶於酒精及脂肪，也容易被光線破壞，常被放在較陰暗的地方，或是使用暗褐色容器盛裝。在四種脂溶性維生素中，維生素 K 是唯一可以由人體腸道細菌來合成的。

（一）維生素 K 的形式

維生素 K 又稱為抗出血維生素，有三種形式。K_1 存在於植物性食品中，尤其是綠色蔬菜含量最為豐富，如苜蓿芽含有大量的維生素 K。K_2 主要為人體腸道細菌所合成，這些細菌大多位於小腸後半部，因此腸道功能是否健康、菌叢是否平衡，也與維生素 K 的營養狀況有關。K_3 是人工合成的形式，也可做成水溶性的，不過此形式的維生素 K 較易中毒，一般不會以 K_3 來做營養補充，通常以 K_1 作為營養上的用途。

（二）維生素 K 的生理功能

維生素 K 最重要的生理功能就是在促進血液凝固作用。人體的血液凝固作用是一個複雜的過程，涉及很多因子及蛋白質。在所有的凝血因子中，維生素 K 有助於第 2,7,9,10 號凝血因子的合成。此外，維生素 K 可將前凝血酶元轉變為凝血酶元，當凝血酶元被活化為凝血酶之後，就可促使纖維蛋白元轉變為纖維蛋白，這些纖維蛋白再加上血球之後，就可形成血凝塊，使血液順利凝固，預防大出血的發生（圖 6-8）。

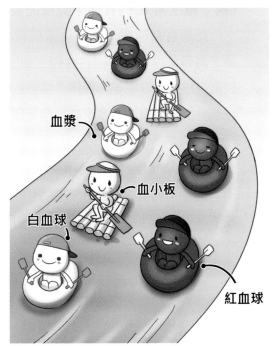

血漿

血小板

白血球

紅血球

圖6-8　維生素K有助於正常凝血作用的進行

除了促進凝血作用外，維生素 K 還與 Gla 蛋白質的合成有關。Gla 蛋白質主要存在於骨骼中，它是由麩胺酸經由維生素 K 的作用及催化之後形成的。Gla 蛋白質與造骨作用有密切的相關性，維生素 K 也能有助於骨骼健康及骨骼的生長（圖 6-9）。

（三）維生素 K 的缺乏症及毒性

維生素 K 較少會發生缺乏現象。以成年人而言，有可能會因為肝膽胰等消化道疾病、慢性腹瀉、長期接受抗生素或抗凝血藥物治療者，較容易發生維生素 K 缺乏現象。其主要症狀為紫斑症，主要是體內無法合成凝血酶元，凝血功能不佳，導致皮下嚴重出血而形成的。

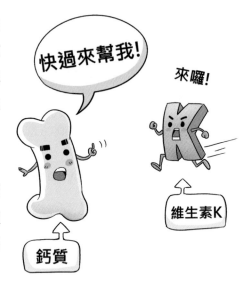

圖6-9　維生素K有助於造骨作用的進行

新生兒也是維生素 K 缺乏的高危險群，因為腸道中細菌數量不夠，不足以自行合成維生素 K，同時又因為體內儲存量不足，造成新生兒出血症。不過，新生兒出血症適時給予維生素 K 補充及治療，可預防及痊癒。

過量的維生素 K 易造成高膽紅素血症、血液過度凝集等後遺症，主要症狀包括貧血、黃疸。

（四）維生素 K 的食物來源及需要量

在所有食物中，綠色蔬菜為維生素 K 含量最豐富的食物，如菠菜、綠花椰菜、高麗菜等。在動物性食物方面，蛋黃、乳酪及肝臟為維生素 K 含量較高的，民眾可根據自身需要，選擇多樣性的食物來攝取維生素 K。此外，腸道細菌也可合成部分的維生素 K，多吃益生菌及膳食纖維，可讓腸道中好菌數量增多，菌落較為平衡。

成年人的維生素 K 建議攝取量（附錄一）約在每日 90 ～ 120 微克之間，依照不同的性別而有所差異，在懷孕期及哺乳期時不需特別多加補充。由於維生素 K 較不易引起毒性，衛生福利部並未訂定維生素 K 的上限攝取量。

6-3　水溶性維生素

　　水溶性維生素種類很多，包括維生素 B 群（共有 8 種）及維生素 C。水溶性維生素的共同特性如下：

一、水溶性維生素的共同特性

1. 大多是做為「輔酶」的作用，主要在促進體內酵素的反應、幫助新陳代謝作用的進行、提供熱量調節及代謝等（圖6-10）。身體中細胞的所有活動及生理功能也必須靠水溶性維生素協助。

2. 水溶性維生素廣泛地存在於各種食物中。

3. 水溶性維生素容易在研磨、加熱、裝罐、儲存及其他食品加工過程中被破壞掉，尤其對於光線更為敏感，容易被光分解。

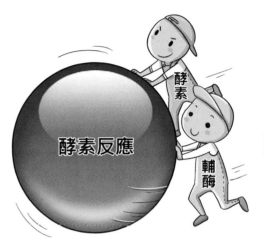

圖6-10　水溶性維生素大多是做為「輔酶」的作用，可與酵素手牽手，進行協同作用

4. 因其是水溶性，在腸道中很容易被吸收，但也易於從尿液中排出。

5. 水溶性維生素本身無法提供熱量，但可促進熱量的利用。

二、維生素B_1（vitamin B_1）

　　維生素 B_1 又稱為抗神經炎因子，化學結構中含有硫，又稱為硫胺（thiamin）。外觀為白色粉末，無臭味。在紫外線及陽光照射下容易被破壞，在中性及鹼性環境下加熱時也易被破壞。在 1885、1911 及 1929 年時，已有醫生及科學家發現維生素 B_1 的存在。維生素 B_1 易從尿液中流失，因此在體內儲存量並不多。

（一）維生素 B_1 的生理功能

1. 維生素B_1可形成TPP（thiamin pyrophosphate），是一種重要的輔酶，主要在負責幫助熱量、醣類、蛋白質及脂質的代謝。

2. 當作特定酵素的輔酶，協助體內遺傳物質DNA及RNA的合成，同時也能進行一些生化反應，有助形成脂肪酸、類固醇物質及一些荷爾蒙。

3. 可輔助神經傳導物質的合成，維持神經系統的正常機能，預防多發性神經炎的發生。

4. 有助於維持腸胃道、心肌的正常功能，使人體內腸胃道蠕動、消化、心肌收縮及跳動等維持正常。

（二）維生素 B_1 的缺乏症

維生素 B_1 缺乏時，容易出現腸胃道、心血管、神經系統及肌肉組織方面的不適症狀。

1. 腸胃道方面：維生素B_1缺乏時，會引起消化不良、食慾不振、便秘、虛弱、體重減輕等症狀。

2. 心血管方面：維生素B_1缺乏所造成的心血管問題，稱為濕性腳氣病（wet beriberi），症狀包括心臟肥大、心跳減緩、高血壓、呼吸困難、水腫、急性心臟衰竭等，嚴重者可能會致命。

3. 神經系統方面：維生素B_1缺乏所造成的神經系統問題，稱為乾性腳氣病 （dry beriberi），主要是因為維生素B_1缺乏而導致周圍神經的髓質鞘或軸突產生變性，引發多發性神經炎，症狀包括手腳麻木及刺痛、肌肉痙攣、肌肉萎縮及疼痛等。

4. 肌肉組織方面：維生素B_1缺乏會造成肌肉無力，腿部肌肉會有虛弱跟沉重感，嚴重者會出現肌肉萎縮的現象。

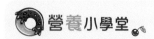

營養小學堂

古代絕症：腳氣病（維生素B_1缺乏症）

有看過《篤姬》的觀眾多數都會對德川家定的死而感到痛心。事實上，包括德川家定、德川家茂，以及家茂的正室和宮，通通死於腳氣病。原因是因為江戶時代的日本貴族幾乎都吃白米，白米的精製過程已使維生素B_1大量流失，因此導致這些貴族無法攝取到足夠的B_1，因此在當時腳氣病稱為「江戶患い」（えどわずらい）。日劇「仁醫2」也提到腳氣病，最後是用吃小麥、芋頭（含豐富維生素B_1）做的甜甜圈來解決。

資料來源：飛跑健康資訊網

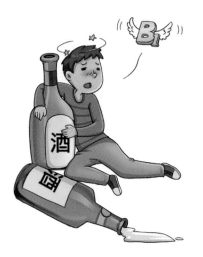

此外，長期慢性酗酒者也很容易出現維生素 B_1 缺乏的現象（圖6-11），是因為酒精會降低腸胃道對於 B_1 的吸收，產生缺乏現象，醫學界將之命名為威尼凱-柯沙科夫症候群（Wernicke-Korsakoff syndrome），症狀為腦病變、心智狀態改變、眼球震顫、眼肌麻痺癱瘓及運動失調。

由於維生素 B_1 為水溶性維生素，容易由尿液中排出，且並無研究指出維生素 B_1 具有毒性，但在攝取時，須注意攝取量，勿以為無毒而過量攝取。

圖6-11 酗酒者很容易出現維生素B_1缺乏的現象

（三）維生素 B_1 的需要量及食物來源

維生素 B_1 的需要量有兩種評估方式。第一種為根據熱量來計算。因為維生素 B_1 主要在促進醣類的代謝，醣類是人體熱量的主要來源，可用熱量來做為計量基準，一般建議攝取量是每攝取 1000 大卡就必須攝取 0.5 毫克的維生素 B_1。第二種方式是遵循衛生福利部所訂定的建議量（附錄一），成年人的建議攝取量約在 0.9 ～ 1.2 毫克左右，懷孕及哺乳時必須額外增加 0.2 ～ 0.3 毫克。

維生素 B_1 的食物來源，包括全穀類、瘦肉（尤其是豬肉）、肝臟、堅果類、黃豆、酵母、莢豆類、蛋黃、牛奶等。只要廣泛攝取多樣化的食物，不會發生維生素 B_1 缺乏的情形。此外，由於現代人講求口感精緻，愛吃白米，但是維生素 B_1 在米的碾製過程中，早已被破壞、流失（圖6-12）。因此，可在飲食中增加糙米、胚芽米或十穀米，就可攝取到豐富的維生素 B_1。

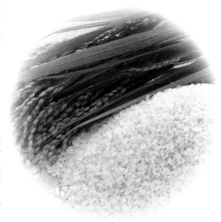

圖6-12　白米在碾製的過程中，維生素B_1早已被破壞流失掉，十分可惜

三、維生素B_2（vitamin B_2）

維生素 B_2 呈現橘黃色，為結晶狀態，嘗起來有些許苦味。維生素 B_2 最早是在 1879 年，有科學家在牛奶中發現一種黃綠色色素，將之命名為「黃素」。在 1920 年代，在酵母中又發現此種物質，發現它可以促進動物的生長。在 1934 年，Kuhn 將之命名為核黃素。它的水溶液具有黃綠色螢光性，對熱較為安定，不過容易被光線、強鹼環境所破壞。

（一）維生素 B_2 的生理功能

跟維生素 B_1 一樣，維生素 B_2 的功能主要在當作可維持人體正常生理機能的輔酶。它的輔酶形式有兩種，分別為 FAD（flavin adenine dinucleotide）及 FMN（flavin mononucleotide）。這兩種輔酶對於醣類、蛋白質及脂質的代謝、分解及利用扮演不可或缺的角色，人體內細胞的呼吸作用也依靠它；此外，眼睛、皮膚、唇舌及各種器官組織的健康，也需要維生素 B_2 來協助維護。

（二）維生素 B$_2$ 的缺乏症

當飲食中缺乏維生素 B$_2$ 約兩個月，就會開始出現維生素 B$_2$ 的缺乏症狀，大致可分為以下三種症狀：

1. 口角炎及舌炎：當維生素 B$_2$ 缺乏時，皮膚和黏膜接觸的部位會出現泛白或潰爛，引起細菌感染，使口角發紅及疼痛，即稱為口角炎。舌炎的症狀則為舌頭變成紫紅色、腫大、舌乳頭突起，進食時舌頭會感到疼痛。

2. 脂漏性皮膚炎：在鼻子兩側、前額、臉頰處會出現皮膚紅腫疼痛現象，若發生在男性身上，則在陰囊處出現白色脂肪性分泌物，因此稱為脂漏性皮膚炎。

3. 眼睛症狀：初期症狀為眼球結膜毛細血管增生、眼睛畏光、眼瞼發癢及眼睛易疲勞，較後期時會在角膜周圍出現充血現象。

（三）維生素 B$_2$ 的需要量及食物來源

維生素 B$_2$ 的需要量有兩種評估方式，第一種為根據熱量來計算，一般建議攝取量是每攝取 1000 大卡就必須攝取 0.55 毫克的維生素 B$_2$，第二種方式是遵循衛生福利部所訂定的建議量（附錄一），成年人的建議攝取量約在 1.0 ～ 1.3 毫克左右，懷孕及哺乳時必須額外增加 0.2 ～ 0.4 毫克。

維生素 B$_2$ 的食物來源，包括奶類及奶製品、綠色蔬菜、肉類、蛋、魚類等，其中以奶類含量最為豐富，240 毫升牛奶中約含 0.36 毫克的維生素 B$_2$。在過去臺灣的國民營養調查中，發現國人的維生素 B$_2$ 攝取量普遍較建議攝取量多低，因此將原本五大類食物，把奶製品獨立出來，變成六大類食物，以提醒民眾攝取奶類及維生素 B$_2$ 的重要性。

維生素 B$_2$ 非常容易被紫外光或可見光破壞，因此乳品最好不要用透明的玻璃瓶裝，因為玻璃容器較易有光線透過，可能會破壞當中的維生素 B$_2$。所以市售的乳品大多採不透光的容器及紙盒的包裝，可避免光線直射入奶品中（圖 6-13）。

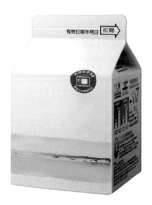

圖6-13　乳品用不透光的容器及紙盒包裝，可避免光線直射入奶品中

四、維生素B₆（vitamin B₆）

維生素 B₆ 是在 1934 年由科學家 Gyorgy 所發現的，其有助於預防皮膚潰瘍。維生素 B₆ 是無色結晶體，對酸及熱較爲穩定，但在光線及鹼性的環境下則較容易被破壞。維生素 B₆ 包括三種型式，分別爲吡哆醇、吡哆醛及吡哆胺，其中以吡哆醇在食物及自然界中最常見，因此通常以吡哆醇來做爲維生素 B₆ 的代表。

（一）維生素 B₆ 的生理功能

維生素 B₆ 可構成輔酶，其形式稱爲 PLP（pyridoxal phosphate）。PLP 的功能如下：

1. 參與胺基酸的代謝：體內胺基酸的代謝包含許多作用，如胺基轉移、脫羧作用、脫胺作用等，這些作用在胺基酸的氧化及合成非必需胺基酸時，需要維生素B₆的協助。此外，維生素B₆還可促使色胺酸轉變爲菸鹼酸，使人體不會缺乏菸鹼酸。

2. 促使亞麻油酸轉變爲花生四烯酸，並進一步有助於合成男性所需的前列腺素，維持男性生殖系統的健康。

3. 維持神經系統的穩定：維生素B₆可促使麩胺酸轉變爲神經傳導物質 γ-胺基丁酸（γ-amino butyrate, GABA），有助於維持神經安定，預防抽筋。

4. 預防帕金森氏症的發生：根據醫學研究，帕金森氏症的病因之一是由於腦底核中多巴胺（dopamine）含量太少而引起的，而維生素B₆可促使levodopa轉變爲多巴胺，使大腦中多巴胺的含量足夠，因此可預防帕金森氏症的發生。

5. 參與血紅素的形成：血紅素的成分中，包括蛋白質、鐵質及紫質（porphyrin），而紫質在合成的過程中，需要維生素B₆來協助，所以當維生素B₆不足時，可能會因爲紫質合成量不夠，而影響到血紅素的合成，導致低血色素貧血。

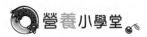

營養小學堂

多巴胺（Dopamine）（C_6H_3 $(OH)_2$-CH_2-CH_2-NH_2）是一種腦內分泌物，屬於神經傳導物質，可影響一個人的情緒。因為它傳遞快樂、興奮情緒的功能，又被稱作快樂物質。它正式的化學名稱為4-（2-乙胺基）苯-1,2-二酚，簡稱「DA」。阿爾維德‧卡爾森確定多巴胺為腦內資訊傳遞者的角色，這使他贏得了2000年諾貝爾醫學獎。

資料來源：多巴胺，維基百科

（二）維生素 B_6 的缺乏症

一般健康成年人較少會有維生素 B_6 的現象，但老年人、長期服用肺結核藥物者、慢性酗酒者是維生素 B_6 缺乏的高危險群。維生素 B_6 的缺乏症狀最主要為低血色素貧血，患者血液中的紅血球體積較小，血紅素含量少，又稱為小球性貧血。其他症狀還有抽筋、運動失調、嘔吐、腹痛、暈眩、體重減輕、腎結石、頭痛、神經紊亂等。

在維生素 B_6 的毒性方面，目前已知每日攝取 2 克的維生素 B_6 連續 4 個月後，會引起神經病變，若提高到每日 5 克連續 2 個月後，則會有步履不穩、手部笨拙、嘴巴周圍麻木及消化性潰瘍的狀況。

（三）維生素 B_6 的需要量及食物來源

根據衛生福利部所訂定的建議攝取量（附錄一），建議成年人維生素 B_6 的攝取量每日約為 1.5 ～ 1.6 毫克，在懷孕跟哺乳期時須增加 0.4 毫克。食物來源包括瘦肉、魚類、全穀類、牛奶、萵苣、糙米、黃豆。不過維生素 B_6 較容易在穀類碾製過程中流失，所以白米的維生素 B_6 含量較糙米或胚芽米為少。

五、維生素 B_{12}（vitamin B_{12}）

維生素 B_{12} 與其他維生素，有較不一樣的特性，如下所述：

1. 是最晚被發現的維生素。
2. 化學結構最為複雜、龐大。
3. 是唯一在結構中含有金屬原子（鈷）的維生素（圖6-14）。
4. 僅存在於動物性食品中。
5. 需與胃所分泌的內在因子（instrinic factor）結合後才能被人體吸收。

綜合活動

小明的爸爸因身體不適就醫，經醫生詳細診斷後，證實是缺乏維生素 B_6 所引起的腎結石。小明不明白腎結石跟維生素 B_6 缺乏有甚麼關係呢？你可以幫他找資料回答他嗎？

【請填寫在書末附頁P26】

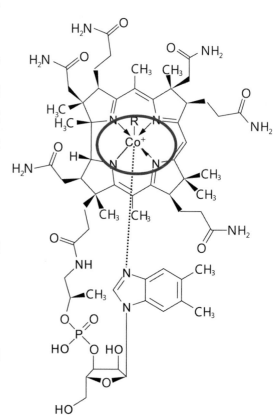

圖6-14　維生素 B_{12} 的結構。它是構造最複雜的維生素，畫圈處即為鈷金屬原子

6. 人體對它的需要量最少。

7. 因為維生素B₁₂的研究成就，而獲頒諾貝爾獎的科學家是最多的

8. 維生素B₁₂的合成經歷19個國家、99個科學家，共11年的歲月。

9. 由於含有鈷金屬原子的關係，維生素B₁₂又稱為鈷胺，呈紅色結晶，對於光、酸、鹼皆較敏感。

（一）維生素 B₁₂ 的生理功能

當維生素 B₁₂ 與胃所分泌的內在因子結合後，經過十二指腸、空腸及迴腸，被人體吸收，儲存在肝臟中。當人體有需要時，可從肝臟中分解出來，執行以下生理功能：

1. 形成多種輔酶形式，維持腸胃道及神經系統、髓鞘質的健康。

2. 在骨髓中，維生素B₁₂有助於合成DNA，利於紅血球的合成、分裂與成熟。

3. 可輔助同半胱胺酸合成甲硫胺酸，並同時生成活化型的葉酸。

（二）維生素 B₁₂ 的缺乏症

維生素 B₁₂ 缺乏的高危險群，包括完全素食者，或因特殊因素導致胃部分泌內在因子受阻，而影響到維生素 B₁₂ 的吸收者，如胃切除、小腸截短手術、長期服用藥物、寄生蟲感染、慢性腹瀉等。

維生素 B₁₂ 缺乏的症狀，包括臉色蒼白、厭食、呼吸困難、腹痛、體重減輕、舌炎、頭痛、神經系統麻痺、肢體刺痛等。最重要的是當維生素 B₁₂ 缺乏時，會影響紅血球的合成及成熟，進而引起惡性貧血（pernicious anemia）。惡性貧血若不治療是會致命的，通常在臨床上會以靜脈注射高劑量維生素 B₁₂ 以改善貧血症狀。

（三）維生素 B₁₂ 的需要量及食物來源

維生素 B₁₂ 只存在於動物性食品中，包括瘦肉、肝臟、魚類、雞蛋、牛奶、海鮮等（圖 6-15）。素食者由於不吃動物性食品，必須注意維生素 B₁₂ 的攝取，必要時可在營養師的指導下適量補充以預防缺乏現象的發生。

人體對維生素 B₁₂ 的需要量並不多，以成年人為例，大約只須 2.4 微克，懷孕

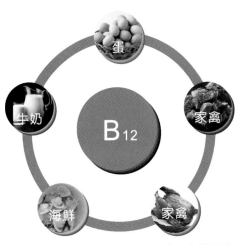

圖6-15　奶類、蛋、肉類、家禽及海鮮類為維生素B₁₂豐富的食物來源

期跟哺乳期時須多增加 0.2 ～ 0.4 微克的攝取（附錄一）。目前並無維生素 B_{12} 有毒性反應的研究報告，衛生福利部沒有訂定維生素 B_{12} 的上限攝取量。

六、菸鹼酸（niacin）

菸鹼酸為白色結晶，嚐起來有些許苦味，對於酸、鹼、熱、光及氧氣皆較穩定。在 1912 年時，就有科學家從酵母中分離出一種特別的物質；1915 年時，Goldberger 博士在人體實驗中發現這個物質是「癩皮病預防因子」；在 1937 年，Elvehjem 科學家將之命名為菸鹼酸。

（一）菸鹼酸的生理功能

菸鹼酸的生理功能在於，可以構成兩種身體所需的輔酶，包括 NAD（nicotinamide adenine dinucleotide） 及 NADP（nicotinamide adenine dinucleotide phosphate）。這兩種輔酶對於人體內的醣解作用、脂肪合成、荷爾蒙合成及細胞呼吸作用都有重要的調節功能，因此缺乏菸鹼酸會影響身體新陳代謝及熱量調節反應。此外，菸鹼酸也有助於進行胺基酸的轉換，如苯丙胺酸轉換成酪胺酸時，需要菸鹼酸的協助。在臨床用途上，目前醫學界有用高劑量的菸鹼酸來使血管舒張、治療高膽固醇血症及高三酸甘油酯血症。

（二）菸鹼酸的缺乏症

菸鹼酸缺乏時所造成最主要的疾病，稱為癩皮病（pellagra）。癩皮病常發生於以玉米為主食的族群中，因為玉米含菸鹼酸量較低，所以在南美洲、非洲等以玉米為主食的地區發病率較高。

癩皮病的初期症狀，包括虛弱、頭痛、疲倦、背痛、舌炎、咽喉痛、體重減輕、消化不良；隨著疾病的病情進展，症狀會逐漸嚴重，出現皮膚發炎、腹瀉、吞嚥困難、嘔吐、貧血等，甚至會出現神經系統方面的症狀，包括出現失眠、幻覺、記憶減退、易怒、昏睡、譫妄、妄想、癡呆等，若再不治療或補充菸鹼酸，則會導致死亡。由於癩皮病的症狀十分多樣化，醫學界將菸鹼酸缺乏症狀整理為「4D」症狀，包括腹瀉（diarrhea）、皮膚炎（dermatitis）、癡呆（dementia）及死亡（death）。

根據研究報告指出，菸鹼酸過量可能會對人體造成危害，包括導致皮膚潮紅騷癢、使血液中尿酸值升高、影響人體對葡萄糖的代謝及傷害肝功能等，因此糖尿病及痛風患者，不可過量補充菸鹼酸。

（三）菸鹼酸的需要量及食物來源

菸鹼酸可由色胺酸（tryptophan）這種胺基酸轉變而來，每60毫克的色胺酸可轉變成為1毫克的菸鹼酸，所以攝取胺基酸豐富的蛋白質食物，就可攝取到菸鹼酸，如牛奶、雞蛋、瘦肉、魚類等。植物性食物包括全穀類、莢豆類、堅果類、酵母、花生、小麥胚芽等。動物性食品平均含1.4%的色胺酸，植物性食品平均含1.0%的色胺酸。

成年人的菸鹼酸需要量約在14～16毫克之間，懷孕期跟哺乳期時須額外增加2～4毫克。由於過量菸鹼酸可能會對人體有害，衛生福利部訂定上限攝取量，18歲以上的成年人，其上限攝取量為35毫克（附錄二）。

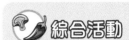

綜合活動

小高今天中午吃了100克的豬排跟30克的涼拌豆腐，依據課文中所提供的數據，你能幫他計算一下這兩種食物總共提供了多少的菸鹼酸嗎？

【請填寫在書末附頁P26】

七、葉酸（folate, folic acid）

葉酸為橘黃色的粉狀結晶，無味無臭，不溶於酒精或其他有機溶劑，在酸性環境下較不安定，但對於熱及鹼性環境則相對較為安定。在1940年，曾有科學家提出有一種物質可作為乳酸菌生長因子、1945年分析出此物質的構造並加以合成出來，之後被取名為葉酸。

（一）葉酸的生理功能

葉酸可構成人體所需的輔酶，其形式有很多種，最主要的為四氫葉酸（tetrahydrofolic acid, THFA），其功能如下：

1. 協助將同半胱胺酸轉變為甲硫胺酸，以利蛋白質的代謝。
2. 參與細胞分裂時DNA的合成作用，葉酸對於快速分裂的組織生成非常重要，如骨髓中紅血球的合成及成熟就需要葉酸的協助。
3. 在胚胎發育的初期，葉酸對於胚胎腦部及神經的發育也扮演重要的角色。
4. 有助於合成神經傳導物質——膽鹼（choline），並參與其代謝過程。

（二）葉酸的缺乏症狀

造成葉酸缺乏的原因，包括飲食不均衡、葉酸吸收不良（脂肪性下痢、經腸道手術者）、葉酸需求量增加（懷孕、白血病者）、長期使用藥物或口服避孕藥、酗酒者，上述皆為葉酸缺乏的高危險群。葉酸的缺乏症狀如下：

1. 巨球性貧血：當葉酸缺乏時，骨髓細胞在製作紅血球時，無法順利複製及合成DNA，紅血球的細胞分裂過程就會受阻，因而產生出不成熟的紅血球，這種血球稱為巨型紅血球。由於這種紅血球無法有正常的生理功能，其攜帶氧氣及血紅素的能力降低，進而會導致巨球性貧血的發生，症狀與一般的貧血相似，如臉色蒼白、虛弱、頭痛、頭暈等。

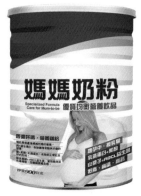

圖6-16　媽媽奶粉有強化葉酸的添加，可避免胎兒的葉酸缺乏

2. 胎兒神經管缺陷：此症狀是因為懷孕婦女的葉酸攝取量過低，使胚胎的神經系統在生長時無法正常進行細胞分裂，造成脊柱裂及大腦或脊髓的發育缺陷。為了降低此症狀發生，目前市售的媽媽奶粉有額外添加葉酸（圖6-16），懷孕婦女也要多攝取富含葉酸的食物，如菠菜、蘆筍、花椰菜等。

3. 心血管疾病：葉酸可幫助同半胱胺酸轉變為甲硫胺酸，減少了同半胱胺酸在體內的蓄積，有助於降低心血管疾病的發生（圖6-17）。當葉酸不足時，同半胱胺酸就無法轉換成甲硫胺酸，會導致在體內的濃度過高，提高罹患心血管疾病的風險。

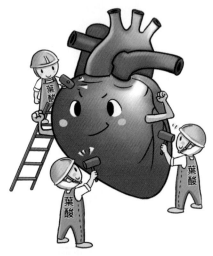

圖6-17　葉酸有助於預防心血管疾病的發生

（三）葉酸的需要量及食物來源

全穀類、綠色蔬菜、家禽類、酵母是富含葉酸的食物（圖6-18），成年人的葉酸需要量約為 400 微克，懷孕期時由於必須供應胎兒腦部及神經系統發育所需，因需要量須再增加 200 微克。哺乳期時也須額外增加 100 微克，以補充乳汁中葉酸的量，讓嬰兒能攝取到充足的葉酸。

目前有研究發現高劑量的葉酸可能會導致神經傷害，成年人的上限攝取量為每日 1000 微克，其餘年齡層的上限攝取量請詳閱附錄二。

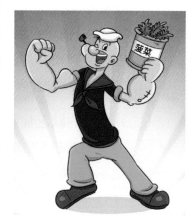

圖6-18　大力水手愛吃的菠菜，為葉酸含量豐富的食物

八、泛酸（pantothenic acid）

　　泛酸廣泛地存在於各種食物當中，因此以「泛」來命名。泛酸的英文名字中，「panthos」是希臘文，代表的意思是「everywhere」。泛酸為黃色的油狀物，此型態較不穩定，目前商業用的泛酸有製作成與鈉或鈣質結合的鹽類形式，此為較穩定的型態。

（一）泛酸的生理功能

　　泛酸可構成非常重要的輔酶A（coenzyme A），進一步可再形成乙醯輔酶A（acetyl CoA），所參與的反應包括脂質分解、脂質合成、胺基酸代謝、膽固醇及類固醇的合成、醣類與蛋白質的代謝等。

（二）泛酸的缺乏症

　　泛酸由於廣泛地存在於各種食物當中，不易有缺乏現象。但從動物實驗中發現，餵食缺乏泛酸飼料的動物，出現生長不良、皮膚潰瘍、腸道潰瘍、虛弱及死亡的狀況。在人體實驗中發現，使用泛酸的拮抗劑（抵銷泛酸效果的物質）後，會出現食慾降低、消化不良、精神沮喪、腹痛、肌肉抽筋、失眠、神經炎等。這些症狀雖不至於致命，但卻會讓人覺得不舒服，大大影響生活品質。

（三）泛酸的需要量及食物來源

　　泛酸的食物來源非常廣泛，動物性食品的肉類、魚類、蛋及植物性食品的全穀類、莢豆類等，都有泛酸存在。不過穀類在精製後，泛酸常常會大量流失，因此多吃糙米、五穀米、胚芽米，才能攝取到較豐富的泛酸。

　　成年人的泛酸建議攝取量約為 5 毫克，懷孕期跟哺乳期時需額外增加 1 ～ 2 毫克。目前研究並未發現泛酸有顯著的毒性或負面影響，並無訂定上限攝取量。此外，有些較高劑量的泛酸會用來治療褥瘡、潰瘍及用來加速傷口的癒合。

九、生物素（biotin）

生物素為白色結晶，對於熱、光線及酸十分穩定。生蛋白當中含有抗生物素（avidin），當抗生物素與生物素互相結合後，會降低生物素的吸收率，出現生物素缺乏的現象。因此最好不要生吃蛋白，盡量以 80°C 以上的溫度加熱過，就可破壞抗生物素對於生物素吸收的抑制作用。

（一）生物素的生理功能

生物素參與體內許多重要的生化反應，包括熱量產生、葡萄糖合成、脂肪酸合成、胺基酸代謝、尿素合成、DNA 及 RNA 的合成等。這些反應對於維持人體的健康及正常運作皆扮演關鍵性的角色，雖然人體對於生物素的需要量並不多，但其重要性卻不言而喻。

（二）生物素的缺乏症

生物素較不易有缺乏的現象，但如果常吃生蛋白、腸道疾病導致吸收不良、接受小腸截短手術、使用缺乏生物素的營養配方或管灌飲食者，是生物素的高危險群，如曾有臨床案例發現長期接受靜脈注射營養配方的病患，因為配方中缺乏生物素，出現毛髮脫落、皮膚發炎的症狀。也有研究發現，大量食用生蛋白三至四週後，會發生鱗片狀脫皮、無精打采、肌肉疼痛、厭食、皮膚蒼白、嘔吐、血紅素下降、血膽固醇上升的情形。

（三）生物素的需要量及食物來源

生物素的食物來源，包括肉類、蛋黃、萵苣、堅果類、優酪乳等，但應減少食用生蛋白，以免生蛋白當中的抗生物素影響到生物素的吸收及利用。

衛生福利部訂定成年人生物素的建議攝取量約為 30 微克，哺乳期時需額外增加 5 微克。由於生物素並無毒性的研究報告，並未訂定上限攝取量。

十、維生素C（vitamin C）

維生素 C 為白色結晶，易受熱、光、鹼性環境、金屬及氧氣破壞，又名抗壞血酸（ascorbic acid），與其他維生素較不相同的特性如下：

1. 構造最簡單。
2. 性質最不安定，極易在烹調或食品加工過程中流失。
3. 人體對維生素C的需要量最多。
4. 多存在於新鮮的植物性食品中，尤其是新鮮蔬果，因此又稱為「新鮮的維生素」。
5. 易被氧化，因此可當作抗氧化劑。
6. 生理功能最多。

（一）維生素 C 的生理功能

維生素 C 可說是功能最多的維生素，也廣泛地存在於人體內，如肝臟、腎臟、腎上腺等處皆有維生素 C 的存在。其功能如下：

1. 有助於膠原蛋白的合成：脯胺酸在經過氫化作用後，可形成氫氧脯胺酸，再進一步合成膠原蛋白，此過程需要維生素C的協助。膠原蛋白可構成人體的結締組織，包括皮膚、肌腱、骨骼、牙齒、軟骨等。愛美的女性，不一定要花大錢去購買市面上的膠原蛋白。平時可以多吃富含維生素C的蔬果，就可常保皮膚美麗。
2. 有助於維持血管的韌性與彈性。
3. 參與胺基酸的代謝作用，如維生素C有助於將酪胺酸轉變為正腎上腺素，或是將色胺酸轉變為血清素（serotonin），這兩種荷爾蒙具有維持血管與神經活動力、維持正常神經傳導的功用。
4. 可將三價鐵轉變為二價鐵，增加鐵質在腸道中的吸收率。
5. 具有抗氧化作用：維生素C可當作抗氧化劑，具有很強的抗氧化作用，除了可預防人體發生癌症及慢性病、預防感冒（俗稱感冒的剋星）（圖6-19）之外，在食品工業上還可用來延長食品的保存期限。

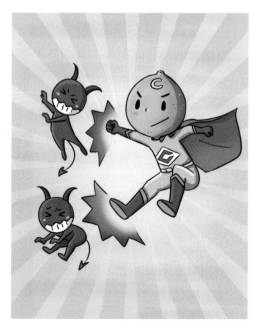

圖6-19　維生素C是感冒的剋星

6. 維生素C可促進膽固醇的代謝，使膽汁中膽固醇的含量減少，有助於降低體內膽固醇濃度，減少罹患動脈粥狀硬化及心血管疾病的風險。

7. 維生素C可提升體內與免疫能力有關的干擾素及白血球的活性，有助於增加免疫能力，抵抗疾病或感染現象（圖6-20）。

8. 維生素C有助於抑制某些致癌物，如亞硝基化合物所引發的食道癌、胃癌及腸胃道癌症。亞硝基化合物常存在於燒臘食物當中，如香腸、臘肉、火腿、培根等，當亞硝基化合物與蛋白質結合後，會轉變為亞硝胺，此為致癌物（圖6-21）。維生素C可抑制亞硝胺的生成，預防癌症的發生。

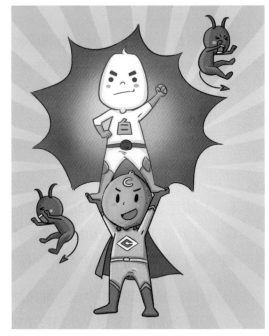

圖6-20　維生素C有助於提升白血球的活性，有助於增加免疫能力

（二）維生素 C 的缺乏症

當維生素 C 缺乏時，會對皮膚、牙齒、牙齦、血管、骨骼、軟骨組織及肌肉組織會造成負面影響。其中最主要的症狀為壞血病（scurvy），症狀包括牙齦腫脹、牙齦疼痛、牙齦出血及發炎，更嚴重會導致牙齒脫落、骨骼疼痛、皮膚搔癢、下肢痛。此外，由於維生素 C 不足，血管會較脆弱，容易破裂，產生貧血、瘀血及皮下出血現象。若嬰兒發生壞血病，會伴隨生長遲緩、發燒及腹瀉、嘔吐等。目前在臨床上，已有高量的維生素 C 製劑可供治療使用，只要補充足夠的維生素 C，數日後可改善壞血病症狀。

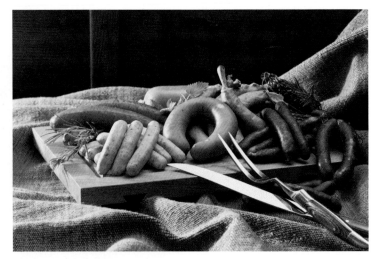

圖6-21　含有亞硝基化合物的食物需注意其攝取量

雖然維生素 C 是人體重要的維生素，且功能非常多，但其攝取量不可過量。研究指出，若每日攝取超過 1000 毫克的維生素 C，一段時間後會出現血鐵質沉積症、尿液中排泄出大量的尿酸、腹瀉等腸胃道不適的症狀。此外，由於維生素 C 代謝後會產生草酸，若攝取過量、代謝後，會產生大量草酸，使腎臟或泌尿道產生草酸鈣結石。

（三）維生素 C 的需要量及食物來源

新鮮的蔬菜水果是維生素 C 最豐富的來源，尤其柑橘類水果含量特別豐富。臺灣為水果王國，芭樂、木瓜、橘子、柳丁、檸檬的產量非常豐富。除了水果之外，臺灣的氣候也極適合栽種各類新鮮蔬菜，各種顏色的蔬菜也都含有豐富的維生素 C。不過，維生素 C 極容易在烹調或製備過程中流失，在烹調蔬菜時，切記勿以太高溫、太長時間加熱或烹調。

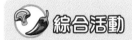

綜合活動

草酸不只維生素C代謝後會產生，在一般的食物中也含有。請查詢草酸豐富的食物有哪些？

【請填寫在書末附頁P26】

成年人維生素 C 的建議攝取量為每日 100 毫克，懷孕期時每日應增加 10 毫克，哺乳期時每日應增加 40 毫克。為了避免發生維生素 C 過量所發生的副作用，成年人上限攝取量訂在每日 2000 毫克，其他年齡層的建議攝取量及上限攝取量，如附錄一和附錄二。

維生素依其溶解度的不同，可分為水溶性及脂溶性維生素兩大類，其中脂溶性包括 4 種，水溶性包括 9 種。為了維持身體健康，維生素是不可或缺的要素之一。要獲得足夠的維生素，飲食均衡是第一要件，若無法徹底改變偏食的飲食習慣，轉為攝取多樣化的食物，不管補充多少仙丹或營養補充劑，也不可能獲取健康，過量的攝取甚至可能會對人體造成負擔。

現代醫學及營養學對維生素的研究已擴展出一個新的領域，如維生素與藥物之間的交互作用、維生素對人體內基因表現量的影響等，顯示維生素仍是營養研究中熱門的焦點之一。每一種食物所含有的維生素皆不盡相同，每一種維生素的功能各異，因此在飲食中，除了必須注意食材的多樣性，動物性及植物性食材皆須均衡搭配之外，在烹調過程中，也必須運用巧思，盡量減少維生素的流失，尤其維生素 C 是最容易在烹調過程中流失的，所以餐飲從業人員必須活用各種烹飪方法，並善用食材的搭配，讓民眾能藉由飲食來獲取足夠的維生素，這樣才是最營養、健康、無負擔的飲食生活。

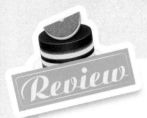

本章重點

1. 維生素分類：

分類	成員
脂溶性維生素	維生素A、D、E、K
水溶性維生素	維生素B群（維生素B_1, B_2, B_6, B_{12}、葉酸、菸鹼酸、泛酸、生物素）、維生素C

2. 脂溶性維生素若食用過量時，較易在體內產生累積效應，尤其很容易累積在肝臟中，因此可能會有過量中毒的現象發生。

3. 維生素A的功能主要與維持正常視覺有關；維生素D與維持骨骼健康有關；維生素E與抗氧化功能及生育功能有關；維生素K則與抗凝血功能有關。

4. 飲食中的維生素D，本身為不活化的狀態，進入血液之後，經過肝臟與腎臟的活化作用，將原本的維生素D轉變為$1,25-（OH）_2-D_3$，這種維生素D才是真正具有活性，人體能夠利用的形式。

5. 水溶性維生素大多是做為「輔酶」的作用，主要在促進體內酵素的反應、幫助新陳代謝作用的進行、幫助熱量調節及代謝等。。

6. 當維生素B_{12}缺乏時，會影響紅血球的合成及成熟，進而引起惡性貧血。惡性貧血若不治療是會致命的，因此不可忽視。

7. 菸鹼酸缺乏時會發生「4D」症狀，包括腹瀉（diarrhea）、皮膚炎（dermatitis）、癡呆（dementia）及死亡（death）。

8. 葉酸缺乏時會發生巨球性貧血及胎兒神經發育缺陷。

9. 生蛋白當中含有抗生物素，會降低生物素的吸收率，以至於可能會出現生物素缺乏的現象。因此建議最好不要生吃蛋白。

10. 維生素C的功能非常多，例如可幫助膠原蛋白合成、提高鐵質吸收率、提高免疫力、具有抗氧化作用、抗癌等。

Chapter 7
礦物質與水分

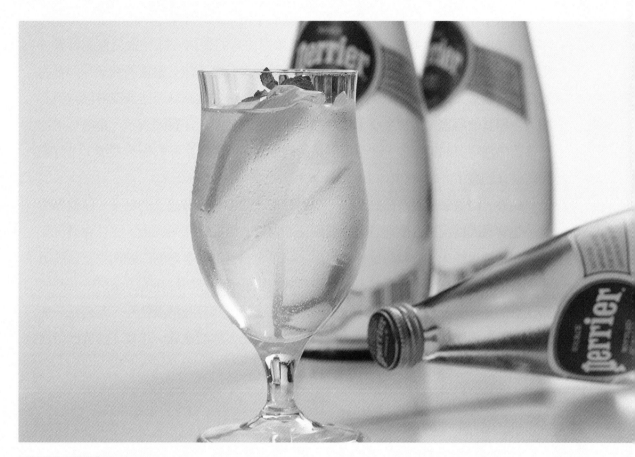

學習目標

1. 了解礦物質的定義及分類
2. 明瞭礦物質的功能與生理上的角色
3. 知悉礦物質的缺乏症狀
4. 清楚礦物質的需要量及食物來源
5. 熟悉水分的生理功能
6. 理解水分的需要量

案例學習 主題：牙齒好，人生是彩色的—氟是維護牙齒健康的小幫手

　　新聞報導指出，臺北市立聯合醫院口腔醫學部將於 2018 年寒假期間，舉辦 6-12 歲學齡兒童免費塗氟活動。會舉辦此活動的原因，是因為衛生福利部國民健康署發表了一項調查數據，指出臺灣 2-3 歲的小朋友蛀牙率約 31%，6 歲兒童蛀牙率約為 79%，呈現大幅度的增加，這是個值得注意的警訊。蛀牙對兒童的影響，輕微的話可能會因為食物咀嚼不良，而導致營養素吸收不佳；嚴重的蛀牙，則可能因為蛀洞藏有大量細菌，形成蜂窩性組織炎，或是這些細菌隨著血液或淋巴跑到心臟或身體其他器官，傷害了心臟或身體其他部位的健康。牙醫師表示，塗氟可增加牙齒對酸性物質的抵抗力，並可抑制細菌的生長，若配合良好的刷牙習慣，可有效預防蛀牙的發生。

　　此外，隨著寒假及年節的來臨，學齡兒童往往容易攝取過量的糖果、餅乾等甜食，也容易因為玩樂過度而忽略睡前刷牙的習慣，因此在寒假過後，往往會發現有許多學童罹患蛀牙。要預防蛀牙的發生，除了平日應維持良好的口腔衛生及口腔照護的習慣之外，在牙齒表面塗氟，也是目前認為能有效預防蛀牙的方法之一。而值得注意的是，學童若要參加牙齒塗氟的活動，必須先將口腔清潔乾淨，若有蛀牙或其它口腔方面的疾病，也應先經過妥善的治療之後，才能塗氟，這樣才能確保所塗上去的氟能發揮最好的效果。

新聞來源：https://n.yam.com/Article/20180120527502　　2018.1.20

★ 問題與討論

　　請就你的認知，討論除了氟之外，還有哪些礦物質與牙齒健康有關呢？

礦物質在人體內的含量約占 4 ～ 5％，含量雖不高，卻是人體非常需要的營養素。礦物質可分為巨量礦物質及微量礦物質兩種，每一種礦物質都有其不同的功能與性質，如鈣質與骨骼健康有關，磷則與身體所需要的酵素有關等。為了維持身體正常的生理運作及健康，有必要了解礦物質的各種特性及功能。

微量礦物質在人體內的含量雖較少，但對於維持人體基本生理機能而言卻是不可或缺的，缺乏時就容易導致各種疾病及不舒服的症狀。現代人的飲食型態較為不均衡，往往偏於肉食，蔬果及水分攝取較少，容易有礦物質攝取不均衡的問題。目前在電視上，常常看到一些離子水的廣告，標榜不管有沒有運動都可以喝。究竟人體需要的離子有哪些呢？需要量是多少呢？礦物質補充真的越多越好嗎？這些都將在本章中一一剖析。

7-1 礦物質的定義與分類

人體和自然界中的物質，都是由化學元素所組成的，而人體的元素組成與地球上生物圈的元素組成是相似的，這些元素即稱為礦物質（mineral）。礦物質廣泛地存在於動物及植物中，動物燃燒之後，所殘留下來的即稱為「灰分」，也就是本章所要探討的主題—「礦物質」。

人體主要的組成中，以碳、氫、氧、氮為主，約占 95 ～ 96％，其餘的 4 ～ 5％為礦物質的成分。目前已發現有 20 多種礦物質是構成人體維持正常生理機能，及進行新陳代謝作用所必需的，人體所需的這些礦物質都必須從食物中攝取得到，人體並無法自行合成，因此若攝取不足時，就容易發生礦物質缺乏的現象。

人體中所含的礦物質，以鈣跟磷為最多，合計約占 2.3 ～ 3.4％，主要儲存於骨骼及牙齒兩處。鉀、硫、鈉、氯、鎂合計約占 0.95％，鐵、鋅、硒、錳、銅、碘則分別占 0.004％、0.002％、0.0003％、0.0003％、0.0015％及 0.00004％。若以體重來看，女性平均有 2.8 公斤的礦物質，男性則平均有 3.5 公斤。

一、礦物質的分類

依據礦物質在體內的含量及人體需要量的不同，可分為巨量元素及微量元素兩種。

（一）巨量元素

是指在體內的含量大於體重的 0.01％，或是人體每日需求量大於 100 毫克以上。共有鈣、磷、鈉、鉀、硫、鎂及氯等七種礦物質屬於巨量元素。

（二）微量元素

指在體內的含量小於體重的 0.01％，且人體每日的需要量以數毫克或是微克計，如鐵、鋅、銅、碘、鉻、氟等即屬微量元素。

除了以上兩種分類之外，在 1995 年，聯合國糧食及農業組織（FAO）及世界衛生組織（WHO）專家委員會重新定義必須微量元素的定義。他們認為可維持正常人體生命活動的必須微量元素共有 10 種，包括鐵、鋅、銅、硒、碘、鉬、鈷、鉻、錳及氟；人體可能必需的微量元素有硅、硼、釩及鎳共 4 種；而具有潛在毒性的微量元素有 7 種，分別鉛、鎘、汞、砷、鋁、鋰及錫。

二、礦物質的一般特性

礦物質有幾個特性與維生素及三大營養素較不相同，如吸收率、可利用率等，是要了解的議題，以下加以說明。

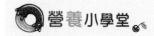

營養小學堂

烏腳病

烏腳病（Blackfoot Disease）是一種盛行於臺灣西南沿海，特別是北門、學甲、布袋、義竹等鄉鎮地區的流行性下肢周邊血管疾病。臺灣醫學會報告在1954年正式提出；據信烏腳病發生原因極可能是濱海地區民眾、飲用含有砷過量的深井水，造成的慢性砷中毒；患者甚至伴隨有肝、腎、膀胱等癌症併發。

資料來源：臺南市政府觀光旅遊局

鎘汙下肚 小心「痛痛病」上身

鎘被廣泛應用於電鍍工業、化工業、電子業和核工業等領域，但鎘非人體所需，卻因生態環境中不存在分解的可能，鎘汙染會因累積作用，造成鎘中毒。

桃園縣蘆竹鄉中福鎘汙染事件，數十年來有鎘汙染的農田無法復耕，種出來的鎘米不能吃，如果吃到一定程度，會引發鎘中毒，鎘通常存留在肝臟和腎臟，時間可長達30年。

鎘中毒會引發「痛痛病」，患者全身劇烈疼痛，痛到死的病，死者骨頭及器官的鎘含量均較正常人高出數百倍，20世紀的40年代，日本就查出原來農田灌溉區上游有礦石冶煉廠，排出含鎘汙水，居民長期吃下鎘米致病，全村村民普遍感染痛痛病。

廠商生產的鎘汙泥未經處理，直接埋入地下，日經月累鎘滲入土壤或水，形成鎘汙染，就會被動物誤食、植物吸收，而造成鎘中毒。

資料來源：自由時報電子報，2011 年 6 月 9 日

1. 在食物製備及儲存的過程中，維生素極容易流失或被高溫破壞，但礦物質較安定，不易被破壞。不過礦物質會溶於水，在烹調或製備的過程中，可能會隨著水分或液體流失。

2. 礦物質的吸收及利用率與其他營養素較不相同。以三大營養素為例，醣類、蛋白質、脂質的吸收率皆超過90％，但礦物質的吸收率會因不同的種類而有很大的差異，如鐵的吸收率約5～10％，鈣質的吸收率約為30％，而鈉卻幾乎都可被吸收。

3. 動物性食品中的礦物質比植物性食品中的較易被吸收，因為植物性食品含有大量的草酸、植酸及膳食纖維，這三者都會干擾及影響礦物質在人體內的吸收狀況。

4. 不同的礦物質之間會有互相競爭吸收的情形，因此須注意飲食中不同礦物質的攝取比例，如鈣與磷在人體內會互相競爭吸收，只要鈣質攝取量及吸收率太高，就會影響到磷的吸收與利用，鈣及磷的攝取比例需特別加以留意，此部分在第二節加以敘述。

三、礦物質的基本功能

　　人體內礦物質主要是以游離型態、有機化合物及鹽類形式存在。游離型態包括鈉離子、鉀離子、鈣離子、氯離子、鐵離子、磷離子等；有機化合物型態包括磷蛋白、血紅素、酵素、磷脂類等；鹽類型態則包括磷酸鈣等。這些不同的礦物質依照不同的作用，以不同的形態存在於人體中，所執行的功能及任務包括以下所列：

1. 礦物質是構成人體組織的重要成分：人體的骨骼及牙齒中含有大量的鈣、磷及鎂；皮膚、頭髮、指甲等組織中的蛋白質合成皆需要磷及硫的參與（圖7-1）；在血液中，鐵質為血紅素的主要成分之一。由此可知，礦物質對於構成人體組織占有重要地位。

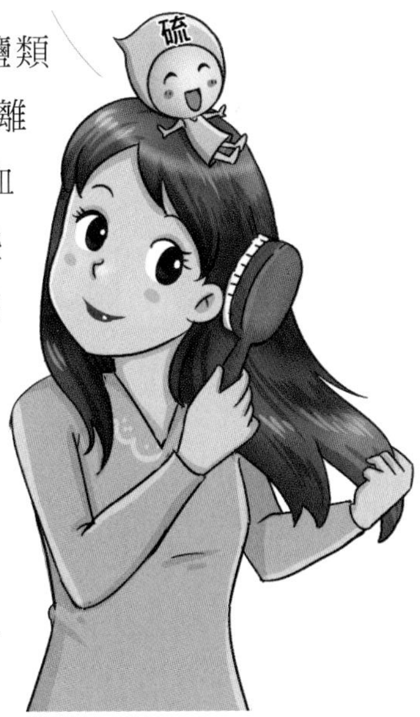

圖7-1　頭髮中蛋白質的合成需要硫的參與

---

2. 調節身體的酸鹼平衡：身體中酸鹼的平衡影響著人體的健康與否，有多位養生專家建議要少生病必需從維持身體酸鹼平衡做起。在礦物質中，鉀離子存在於細胞內液，而鈉及氯離子存在於細胞外液，這些礦物質透過調節細胞內外酸性及鹼性離子的濃度，維持體內正常的酸鹼平衡。

3. 維持神經功能及肌肉正常收縮：鈣、鉀、鎂、鈉等礦物質可互相協同作用，幫助維持正常的神經衝動、肌肉收縮及心肌的功能。

4. 構成許多身體所需的酵素及荷爾蒙：身體中有許多酵素及荷爾蒙的組成分中都有礦物質的存在，如抗氧化酵素中含有硒及鋅；呼吸作用的酵素中含有鐵及銅等。此外，人體所需的甲狀腺素含有碘，胰島素含有鋅，皆為礦物質構成荷爾蒙的良好例證。

5. 構成人體所需的維生素：如維生素B_{12}含有鈷，生物素及維生素B_1中含有硫。

6. 參與體內遺傳物質的合成：鉻、錳、鈷、鋅、銅等礦物質，對於遺傳物質DNA的結構、功能及複製有顯著的影響，有助於維持正常的遺傳物質合成，減少基因的突變或變異。

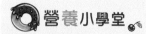

營養小學堂

什麼是酸性食物及鹼性食物？

在營養學上，將含有較多陽離子（如鈉離子、鉀離子、鎂離子）的食物稱為「鹼性食物」，將含有較多陰離子（如氯離子、硫離子）的食物則稱為「酸性食物」。大部分的肉、魚、家禽、蛋等動物性食品，及米、麵製品含較多的硫及磷，因此被列為酸性食物；大部分的蔬菜、水果及豆類則屬於鹼性食物。

7-2　巨量元素

　　礦物質除了對人體的生理功能有幫助之外，在食品的烹調加工過程中，可用來加強或改善食品的特性及營養價值，如磷酸鹽能提高肉類的保水性，氯化鈣可用來作為豆腐的凝固劑（圖 7-2）；磷跟鈣都屬於巨量元素。

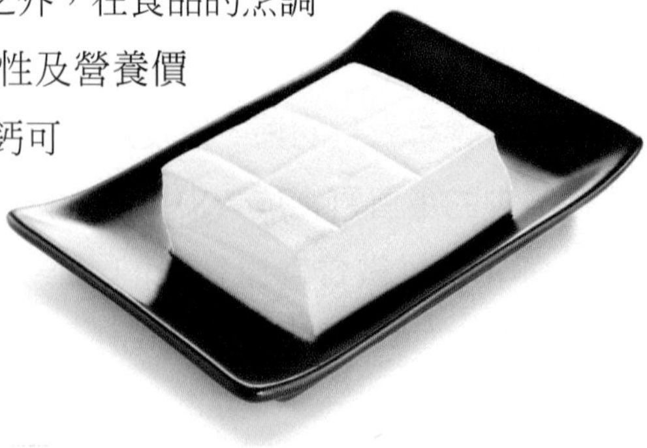

圖7-2　鈣可作為豆腐的凝固劑

一、鈣（calcium）

鈣質是在 1808 年由科學家 Davy 發現，並將之命名爲 Calx，意思爲「石灰」。鈣在人體內的含量比例占所有礦物質之首，約爲 1200 公克，其中 99% 存在於骨骼及牙齒中，以增加其堅硬及堅固程度。其餘 1% 的鈣，一部分與蛋白質或檸檬酸結合，另一部分則以離子形態存在於軟組織、細胞液和血液中。

（一）鈣的生理功能

根據先前所作的國民營養調查指出，鈣質爲臺灣民眾較易缺乏的營養素之一，也因此民眾發生骨質疏鬆症的機會較高。鈣的生理功能如下：

1. 構成骨骼跟牙齒的主成分：鈣與磷結合後所形成的磷酸鈣，是構成骨骼及牙齒鈣化的主要成分。曾有研究發現，歐美人士罹患骨質疏鬆症的比例較亞洲人爲低，原因可能是因爲歐美的飲食型態中包含大量的奶類及奶製品，鈣質攝取量較亞洲人多，骨骼較爲強健。此外，也有科學家發現鈣質有助於維持骨骼中成骨細胞與蝕骨細胞的平衡狀態，使骨質正常的新陳代謝，有助於維護骨骼健康與強化骨質。

2. 有助於凝血作用的進行：人體須有健全的凝血作用，才可預防一有小傷口就流血不止的狀況發生。其凝血作用，要有維生素K跟鈣質兩種營養素的協助。鈣質可將凝血酶元轉變爲凝血酶，凝血酶再進一步與纖維蛋白及紅血球結合後，形成血凝塊，完成整個凝血作用的進行。

3. 調節肌肉及心肌的活動：人體肌肉的收縮或放鬆是依賴細胞膜上鈣離子濃度的改變，當鈣質攝取不足時，可能會引起肌肉過度收縮而導致抽筋現象。此外，心肌的規律搏動也是靠鈣質來加以維持。

4. 調節神經傳導：當有神經衝動產生時，鈣離子可與攝鈣素（calmodulin）互相結合，進入神經。當鈣離子濃度上升後，會刺激神經突觸分泌神經傳導素，進而調節神經的正常傳遞作用。

5. 調節血壓：曾有研究指出，飲食中若極度缺乏鈣質，可能會導致高血壓的發生。研究數據指出，每日攝取小於300毫克鈣質的人，其罹患高血壓的機率是每日攝取1200毫克鈣質的人的2～3倍。高血壓是現代人罹患的慢性病之一，也造成臺灣社會許多醫療成本上的負擔，若能藉由鈣質的適度補充，改善或降低高血壓的發生，也不失爲是一件有益健康的好事。

（二）鈣的缺乏症及毒性

　　鈣質缺乏是臺灣蠻常見的營養缺乏症，主要症狀為骨質的病變，包括孩童時發生的佝僂症及成年人的骨質疏鬆症。人類從出生到青少年的階段，是儲存骨質的最佳時期，到 25～35 歲時，骨質會達到最高峰。之後骨質就會開始慢慢流失，且流失量會隨著年齡的增加而增加，其中女性骨質的流失量又會比男性來得多，因此在年輕時多攝取鈣質，累積骨本，是預防老年期發生骨質疏鬆症的方法之一。鈣質缺乏的高危險群，包括甲狀腺亢進、糖尿病、慢性腎衰竭、慢性腹瀉或營養素吸收不良、副甲狀腺疾病、慢性阻塞性肺疾病、胃切除、抽菸、過度飲酒、過度攝取大量膳食纖維、咖啡因攝取過多、高蛋白飲食者，可能因為影響鈣質在體內的平衡狀態，進而導致鈣質缺乏的現象。

　　除了骨質病變之外，鈣質的缺乏也可能使神經肌肉的興奮性增加，產生抽筋、抽搐等症狀，如婦女在懷孕時，由於鈣質需要量增加，常發生鈣質攝取不足的現象，許多懷孕媽媽常有在半夜出現小腿抽筋而痛醒的慘痛經驗，就是因為肌肉的過度收縮而引起的。

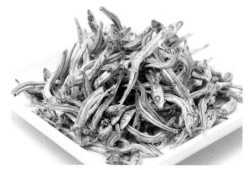

　　過度攝取鈣質也會產生一些副作用，如會增加腎結石、高血鈣症及軟組織鈣化的發生機率。曾有研究發現若長期每日攝取高於 1200 毫克的鈣質，就會增加罹患腎結石的風險。高血鈣症的症狀包括便秘、嘔吐、腸胃道出血等，在腎臟、泌尿道等處也可能會有鈣質的沉積，發生腎結石或鈣化的情形。

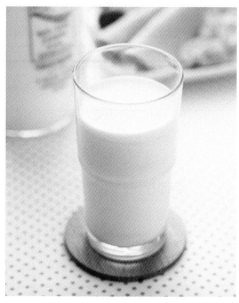

（三）鈣的食物來源及需要量

　　鈣的食物來源包括奶類及其製品、豆腐、豆製品、小魚乾、綠色蔬菜、花椰菜、莢豆類、硬殼海產（圖 7-3），其中奶類的鈣含量最為豐富，每 100 毫升的牛奶約有 120 毫克的鈣質。

圖7-3　小魚乾跟牛奶為鈣質含量豐富的食物

　　根據衛生福利部所公布的鈣質參考攝取量，13～18歲的青少年因應儲存骨質所需，其鈣質攝取量每日為1200毫克，成年人為每日1000毫克。為了預防鈣質攝取過多所導致的高血鈣症、腎結石及軟組織鈣化的問題，建議鈣質每日的上限攝取量為2500毫克。民眾在服用鈣片或鈣質補充劑時，應特別注意劑量，切勿補充過多。

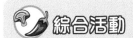

綜合活動

以下為市面上常見的鈣質補充劑形式，請調查每一種鈣質補充劑的鈣質含量及其特性，填寫在表格中。如果是媽媽要補充鈣質，你建議媽媽要補充哪一種比較好呢？

【請填寫在書末附頁P29】

鈣質補充劑形式	中文商品名	鈣質含量	特性
Calcium carbonate			
Calcium lactate			
Calcium citrate			
Calcium citrate malate			

（四）影響鈣吸收的因素

　　鈣質的吸收作用主要是在空腸中進行，飲食中大約有30%的鈣會被吸收到體內，然而，還是有很多因素會影響到鈣質的吸收程度。

1. 有利於鈣質吸收的因素

　　(1) 維生素D及乳糖：活化型的維生素D在腸道中可增加小腸對鈣質的吸收程度；乳糖在代謝後會形成乳酸，使腸道較偏酸性，能讓鈣質的吸收率提高。

　　(2) 鈣跟磷的比例：鈣跟磷在人體內有互相競爭吸收的特性，因此不宜特別偏重鈣或磷。根據研究發現，成年人飲食中的鈣磷比，最好以1：1為佳（圖7-4）；嬰幼兒因應骨骼及牙齒的生長需要較多鈣質，建議鈣磷比以1.5：1為佳。

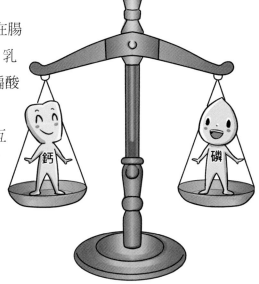

圖7-4　成年人飲食中的鈣磷比，最好以1：1為佳

　　(3) 副甲狀腺荷爾蒙及胃酸：副甲狀腺荷爾蒙有助於活化維生素D，藉由維生素D來促進鈣質的吸收。胃部所分泌的胃酸，除了可促進食物的消化之外，更可讓胃呈現較為酸性的環境，有利於鈣質的吸收。

(4) 懷孕及哺乳：婦女在懷孕期及哺乳期時，對鈣質的需求量會增加，因此鈣質的吸收率也會相對提升。

2. 不利於鈣質吸收的因素

(1) 草酸及植酸：綠色植物中，都含有許多的草酸及植酸。在腸道中，鈣質與草酸或植酸結合成草酸鈣或植酸鈣，促使鈣從糞便中排出，降低鈣的吸收率。

(2) 高蛋白飲食：近年來有研究發現，攝取過多蛋白質，會促使鈣從尿液中流失，降低鈣在腸道中的吸收。

(3) 膳食纖維：膳食纖維會結合鈣質，促使鈣從糞便中排出，降低鈣在腸道中的吸收。

(4) 族群的個體差異：老年人及女性對於鈣的吸收較差，是骨質疏鬆症發生的高危險群。此外，停經期婦女由於雌激素分泌不足，也會影響到身體對於鈣質的吸收程度，因此有些婦產科醫師也建議停經婦女可適量補充鈣質，以改善更年期的不適症狀。

二、磷（phosphorus）

磷是在 1674 年由德國科學家 Hennig Brand 所發現，並以希臘語 phos（光線）、phoros（搬運者）的兩個字根組合而成。一般成年人對於磷的吸收率約在 50 ～ 70%左右，血漿中磷的正常濃度約在 2.4 ～ 4.3 毫克 /100 毫升。一般人體內約含有磷 600 ～ 800 克，其中 85 ～ 90%存在於骨骼及牙齒中，其餘的 10 ～ 15%則以磷脂、磷蛋白及磷酸鹽的形式存在於各組織、器官及體液中。

（一）磷的生理功能

人體所能利用的磷，大多皆為磷酸化合物，如有機磷酸脂及磷脂等。這些磷酸化合物被人體吸收後所能發揮的生理功能如下：

1. 磷是人體許多酵素及物質的重要組成分，例如遺傳物質DNA；代謝醣類、蛋白質、脂質所需的酵素；調節能量代謝的物質等，多以磷為主要組成分。此外，水溶性維生素也需要磷來進行磷酸化的作用之後，才能具有輔酶的功能。維生素B_6的輔酶形式更是以磷為組成分之一。

2. 合成人體細胞所需的能量—ATP，有助於維持身體裡細胞活動的正常。

3. 磷是構成骨骼跟牙齒的重要成分。磷在體內與鈣結合，形成磷灰石、磷酸鈣及磷酸鹽類，使骨骼及牙齒的結構堅固，不易骨折或受傷。

4. 磷脂類物質是構成細胞膜（圖7-5）、腦神經組織及脊髓的主要成分，對於維持細胞的完整及正常功能、大腦的發育等皆扮演重要的角色。

5. 磷酸鹽類的物質特性接近中性，是體內重要的酸鹼緩衝系統，有助於維持體內酸鹼的平衡。

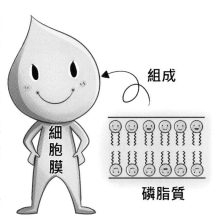

圖7-5 細胞膜是由兩層磷脂質構成的，若磷不足，就會影響細胞膜的完整性

（二）磷的缺乏症與毒性

磷缺乏的高危險群，包括副甲狀腺功能亢進、酗酒、腸道吸收不良、長期使用制酸劑藥物、早產兒及使用全靜脈營養（以靜脈注射方式補充營養，完全不經腸道攝取食物）者。當磷缺乏時，會導致細胞所需能量—ATP 的合成不夠，發生衰弱、骨骼疼痛、貧血、肌無力、對傳染病的抵抗力降低等現象，最終引起各個組織器官功能的異常。

此外，有幾種情況會導致磷過量，包括腎功能降低、副甲狀腺功能低下、飲食中鈣及磷比例失調等，都有可能會造成磷過量。當磷過量時，可能會造成血液中鈣質濃度降低（因為鈣與磷有互相競爭吸收的特性），引發骨質流失及其他骨質病變。

（三）磷的食物來源及需要量

磷含量豐富的食物大多也是蛋白質含量高的食物，包括肉類、魚類、家禽類、牛奶、蛋等動物性食品。此外，堅果類、海帶、紫菜及全穀類的磷含量也很豐富（圖7-6）。一般而言，全穀類中的磷屬於植酸磷形式，吸收利用率通常較低一些。除了以上所述的天然食物之外，目前市面上有許多加工食物也常添加磷酸鹽，如氣泡飲料等。然而這種磷為非天然的來源，人體對它的吸收利用率如何，目前還未可知。

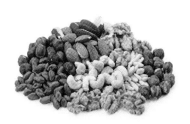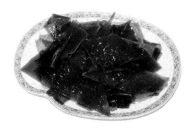

圖7-6 堅果類、海帶、紫菜富含磷

　　磷的需要量根據不同年齡層而有所差異，成年人的磷參考攝取量約爲每日 800 毫克，其餘年齡層的參考攝取量可參見附錄一。而當磷過量時，易導致骨質病變，衛生福利部因此訂定上限攝取量，建議最好每日不要超過 3000 ～ 4000 毫克，以免長期下來導致副作用的發生。

三、鎂（magnesium）

　　鎂是銀白色的金屬，最早於 1775 年由科學家 Black 所發現，因多產於希臘北部的 Magnesia 鎭，故以此鎭的名字來命名。葉綠素的結構中含有鎂，因此綠色植物中鎂的含量相當豐富（圖 7-7）。

　　鎂在身體內約有 60％存在於骨骼中，26％存在於肌肉中，其餘則存在於軟組織及體液中，體內儲存量約有 20 ～ 28 克，血液中鎂的正常濃度約在 1.5 ～ 2.1 毫克 /100 毫升左右。

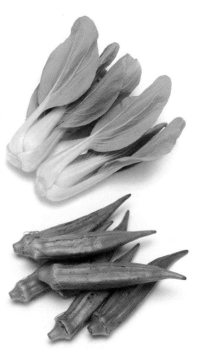

圖7-7　綠色蔬菜中所含有的葉綠素，其結構中含有鎂

（一）鎂的生理功能

　　一般而言，血液中的鎂有三種形式，分別爲游離鎂（占 55％）、蛋白質結合鎂（占 32％）及複合性鎂（占 13％）。這三種形式的鎂，功能各不相同，對於人體生理機能的調節也扮演不可或缺的角色。

1. 維持肌肉活動的協調性：鎂與鈣兩者可協同作用，共同維持肌肉正常的舒張或收縮。當鈣離子較多時，肌肉就會收縮，但當鎂離子較多時，肌肉就會舒張。肌肉能具備伸縮性及活動的協調性，鎂扮演重要的角色。

2. 鎂參與300多種酵素的反應，能夠使酵素活化，有助於體內各種新陳代謝作用的進行。如醣類、蛋白質、脂質的代謝；能量的調節；體內各種生理訊息的傳導及作用，都需要鎂所參與的酵素來介入才能夠完成。

3. 調節心血管功能：當身體內鎂濃度足夠時，會藉由活化一些酵素的作用，使血管擴張，降低血壓。但當鎂濃度過低時，會使體內血管收縮因子合成增加，造成肌肉及血管收縮，血壓升高。

4. 鎂也參與細胞內外離子及電解質平衡的作用,有助於維持正常的神經傳導及中樞神經的功能。

(二)鎂的缺乏症及毒性

　　引起鎂缺乏的原因,包括長期營養不良、糖尿病患者及腎臟疾病患者。此外,若腸胃道感染、膽汁缺乏、腸道或胃部分切除者,也會因為鎂的吸收不良而缺乏鎂。當鎂缺乏時,會出現肌肉痙攣、食慾不振、精神緊張、幻覺、昏迷等情形。近年來研究則發現,鎂的缺乏可能與高血壓、動脈粥狀硬化、心律不整及胰島素利用不良等病理狀態有關。

　　鎂較少有毒性作用產生,大多發生於腎功能不全、老年人及長期服用緩瀉劑者,症狀包括精神呆滯、呼吸及神經系統功能性降低、神經反射性消失、心律不整、噁心、抽筋等。

(三)鎂的食物來源及需要量

　　鎂的食物來源相當廣泛,深綠色蔬菜、全穀類、豆類、堅果類中都含有豐富的鎂。值得注意的是,食品加工的過程通常會破壞鎂,所以加工過的食品中,鎂的含量非常少(圖7-8)。

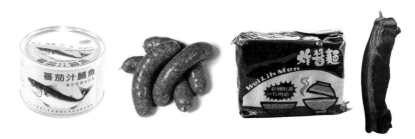

圖7-8　加工過的食品,鎂的含量非常少

　　鎂的需要量同樣依據不同的年齡層與性別而有所不同,以 19 歲以上的成年人而言,鎂的參考攝取量約在每日 320 ～ 380 毫克之間,在懷孕期時需額外增加 35 毫克,以提供胎兒生長發育所需。為了預防鎂過量產生副作用,建議 13 歲以上的族群,每日上限攝取量不可超過 700 毫克。

四、鈉（sodium）

鈉是在 1807 年由科學家 Humphry Davy 所發現，並以拉丁文「soda」來命名。鈉是細胞外液主要的離子，有 50％的鈉存在於細胞外液，40％存在於骨骼中，剩下的 10％則存在於細胞內液。鈉於人體中的含量是占所有陽離子的第三位，僅次於鈣跟鉀，可見其生理功能也相當重要（圖 7-9）。

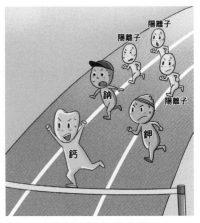

圖7-9　鈉於人體中的含量是占所有陽離子的第三位，僅次於鈣跟鉀

（一）鈉的生理功能

鈉與人體健康息息相關，若體內鈉沒有維持平衡狀態，體內的酸鹼平衡就會破壞，引發許多慢性疾病。鈉的生理功能如下：

1. 調節體內水分平衡和滲透壓：鈉是細胞外液主要的陽離子，其含量占陽離子含量的90％左右。鈉可與細胞中其他的陰離子一起協同作用，調節體內水分及電解質的平衡，並維持血液的酸鹼平衡。

2. 調節神經及肌肉的活動：鈉離子與鉀離子會協同作用在神經細胞的細胞膜上，協助神經的刺激與傳導作用，可控制肌肉的收縮或舒張活動。

3. 協助營養素的運送：葡萄糖和胺基酸可與鈉以共同運輸方式進入細胞內，有助於細胞吸收營養素。這種作用對於大腦細胞尤其重要，因為大腦細胞所需的能量是以鈉共同運輸的方式才能得到。

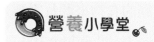

營養小學堂

陽離子、陰離子

當礦物質以游離或溶液形態存在時，帶有正電荷的即稱為陽離子，例如鈣（Ca^{2+}）、鉀（K^+）、鈉（Na^+）、鎂（Mg^{2+}）。而帶有負電荷的即稱為陰離子，例如氯（Cl^-）、磷（PO_4^{2-}）、硫（S^{2-}）。

（二）鈉的缺乏症及毒性

由於鈉的吸收率將近 100％，一般健康人較少有缺乏鈉的現象。若身體出現一些病理狀態，如發燒、反覆嘔吐、腹瀉、大面積燒燙傷、嚴重感染、重大手術後，可能引起鈉的缺乏，即為低血鈉症。低血鈉症的症狀包括疲倦、眩暈、酸鹼平衡失調、脫水等，甚至會因為酸中毒而導致死亡。

　　然而，目前在臺灣，鈉攝取的問題不在不足，而在於過量。鈉若攝取過量，會導致高血壓的發生（圖7-10）。現今國人飲食偏重口味的享受，高血壓的罹患率逐年增高，且其後續所造成的心血管疾病，更是年年位居國人十大死因前幾位。為何鈉攝取過量會導致高血壓，主要是因為鈉與水分的保留功能有關，當鈉濃度提高時，體內水分保留量也會增加，心臟就必須增加收縮作用，以排除過多水分，心臟血管長期的收縮導致

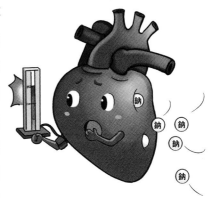

圖7-10　鈉攝取過量易導致高血壓的發生

高血壓的發生。由此可見，遵守口味清淡的飲食原則，才能杜絕高血壓對人體造成的危害。此外，有研究發現，若成年人每日攝取 35 ～ 40 克的食鹽（當中含有大量的鈉），可能會引起鈉的急性中毒，出現水腫、血壓升高、血液中膽固醇濃度上升等現象。如果誤將大量食鹽當作糖加入嬰兒奶粉中，更有可能會使嬰兒中毒而導致死亡。

 營養小學堂

青壯年男性吃重鹹！每日鈉攝取超標1.9倍

暑假期間，學生宅在家常選擇泡麵當作正餐，再隨手來包洋芋片等零食，很容易就超過1天建議攝取的鈉含量2400毫克標準。衛生局提醒，攝取過多的鈉是造成高血壓的主因之一，也可能增加心臟病、中風的風險。

依據衛福部建議，每日鈉總攝取量不宜超過2400毫克（即6公克鹽），但歷年國民營養狀況變遷調查結果顯示，30歲以下年輕人吃的比過去都鹹，尤其越年輕的族群每天鈉攝取量越高，其中國中、高中男生每日鈉建議攝取量高達2倍以上，青壯年（19~30歲）男性族群也都是超標每日鈉建議攝取量的1.9倍。

每12個年輕人就1人有高血壓

國民健康署指出，飲食中的鈉鹽攝取過多是造成高血壓的主因之一。依研究顯示，每12個年輕人（20~39歲）就有1人患有高血壓，而年輕民眾若不能改變吃重鹹的飲食習慣，後續衍生的心臟病及中風問題將會比現在更嚴重。

澎湖縣衛生局保健科表示，學生暑期飲食要吃的低鈉又健康，家長可準備生菜沙拉、優格、水果及原味堅果等天然食物取代泡麵、零食等高鈉食品。 提醒若真的想吃零食，建議一包可分兩三天吃完。若是要吃泡麵，則應減少食用的頻率，及佐料包使用1/3包就好。

資料來源：優活健康網，2014 年 8 月 1 日

（三）鈉的食物來源及需要量

鈉廣泛地存在於天然食物中，但除了芹菜、紅蘿蔔、乳製品、肉類、蛋的鈉較多之外，其餘的食物含量皆不高，因此其最主要的食物來源來自烹調過程中加入的調味料，如 5 公克的鹽約含有 2000 毫克的鈉，相當於 2 湯匙醬油、5 茶匙味精、12 茶匙番茄醬所含有的鈉量。此外，日常飲食生活中很多食品也是鈉含量很高，如泡打粉、煙燻肉類、香腸、火腿、罐頭類、泡麵、烤肉醬、甜辣醬、沙茶醬、洋芋片、蜜餞、包裝調味豆干、豆腐乳、麵線、魚丸、鹹味零食等。

臺灣的營養素參考攝取量並未包括鈉在內，但根據衛生福利部所編的〈臨床營養工作手冊〉中，建議國人每日鈉的攝取量為 2400 毫克，最高不要超過 3000 毫克。1 公克的食鹽含有 400 毫克的鈉，因此每日的建議攝取量為 6 公克的食鹽。若有水腫、高血壓、心臟衰竭、腎衰竭的病人，則鈉的攝取量要更加嚴格限制。一般可分為限鈉飲食（每日攝取鹽不可超過 5 克）、低鈉飲食（每日攝取鹽不可超過 2.5 克）及極低鈉飲食（每日攝取鹽不可超過 1.25 克）。病患須依照醫師及營養師的建議，控制飲食中鈉的攝取量，以利病情的控制，預防高血壓併發症的發生。在烹調食物時，也可運用一些辛香料入菜，如大蒜、薑、胡椒、醋、洋蔥粉、芝麻、檸檬、薄荷等，讓食物更有風味，就可以減少食鹽的使用（圖 7-11）。

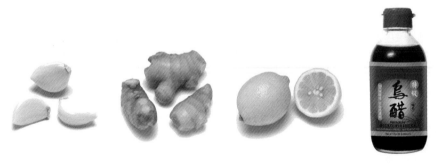

圖7-11　烹調食物時可善用辛香料，以降低鹽的使用量

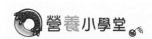

中國餐館症候群(Chinese restaurant syndrome)

1960 年代，一群美國人在中式餐廳用餐後感到不適，症狀包括頭痛、臉潮紅、心悸、手臂及脖子麻痺等。經後來研究證實發現是味精所引起，由於美國人飲食中較少添加味精，早期在美國只有在吃中式餐廳時才會攝取到味精，因此將此症狀統稱為「中國餐館症候群」。

而近年來，一位神經外科醫師 Dr. Russell Blaylock，發表研究結果指出，味精會引起中國餐館症候群的證據相當薄弱，不能把食用後引起不適的現象全部歸咎給味精，並推論這些人的不適症狀，可能是對食材中其它的成分過敏而引起。例如豆類、小麥、海鮮等，對於有過敏體質的人而言，都有可能會引起程度不一的不適過敏症狀。

味精的主成分為 MSG (monosodium glutamate)，中文名稱為麩胺酸鈉。麩胺酸屬於胺基酸，鈉是礦物質的一種，基本上都不是會有害人體的成分。麩胺酸也是一種含有鮮味的胺基酸，肉湯、雞湯、魚湯之所以有鮮味，就是因為肉類及魚類中的麩胺酸經加熱後釋出到湯裡而形成的作用。美國食品藥物管理局將味精歸類為 "generally recognized as safe" (GRAS)，代表若不大量或過量食用的話，基本上是安全的。值得注意的是，味精含有的鈉量不低，1 克的 MSG 中即含有 130 毫克的鈉。一些需要限制鈉攝取量的人，如心血管疾病、高血壓、腎臟病、腹水患者，對於味精的攝取還是應該稍微減量，以免影響身體的健康及正常的新陳代謝。

五、鉀（potassium）

鉀是在 1807 年由科學家 Humphry Davy 所發現，並依據希臘語 potash「海藻的灰」來命名。鉀為細胞內液主要的陽離子，以體內含量而言，是排名第二的陽離子，含量僅次於鈣。人體鉀總量約 175 克，其中 70％儲存於肌肉，10％儲存在皮膚，其餘則分布在紅血球、骨骼、腦、肝臟、腎臟及心臟等組織中。

（一）鉀的生理功能

飲食中鉀的吸收率約達 90％，大部分皆由小腸吸收。這些吸收進身體裡的鉀，會在體內進行以下的生理作用：

1. 參與新陳代謝作用：細胞中新陳代謝的進行與鉀離子有密切的相關性。蛋白質的合成、肝醣的儲存、能量的釋放與調節、酵素的活性調控等都需要鉀的協助與催化，才能發揮正常的功能。

低鈉鹽是否對所有人都安全？

市面上有很多品牌的低鈉鹽，皆標榜鈉含量很低，適合高血壓患者食用。一般食鹽的成分為氯化鈉，低鈉鹽把鈉含量降低後，以鉀來取代鈉，因此低鈉鹽的主成分為氯化鉀。但特別注意的是，鉀離子若攝取過多，易導致心律不整現象，雖然低鈉鹽標榜可讓消費者降低鈉的攝取，但患有心臟病、心律不整等民眾，注意低鈉鹽的攝取，以免無意中攝取到過量的鉀離子，使得心律不整的問題更加惡化，嚴重時更可能會導致心臟衰竭及腎衰竭。

2. 維持體內滲透壓與酸鹼平衡：在細胞內，鉀離子濃度可達到150 mmol/L左右，含量很高，與其他離子互相協同作用之下，有助於維持細胞內正常的滲透壓及酸鹼平衡。

3. 有助於維持正常的神經傳導、心律調節及肌肉收縮。

4. 鉀也有擴張血管的作用，因此有助穩定血壓。

（二）鉀的缺乏症及毒性

正常的血鉀濃度約介於 3.5 ～ 5.5 mmol/L 之間，若血鉀濃度低於 3.5 mmol/L，為低血鉀症，代表鉀缺乏。新鮮蔬果攝取太少、大量流汗、長期使用利尿劑、長期腹瀉、腎臟疾病、酒精中毒、厭食症等，有可能因為鉀攝取不足或吸收不良，導致鉀缺乏，症狀包括肌無力、虛弱、心律不整、肌肉抽筋、腹脹、便秘、四肢麻痺等。

當血液中鉀的濃度高於 5.5 mmol/L 時，就稱為高血鉀症，容易發生於腎衰竭患者、急性酸中毒、組織嚴重受傷，症狀包括心律不整、動作遲鈍、全身無力、手腳發麻等。若不緊急治療，甚至有可能引起心臟麻痺或心臟衰竭。

（三）鉀的食物來源及需要量

鉀普遍存在於新鮮的蔬菜、水果中，肉類、牛奶中也含有豐富的鉀，如 100 克的香蕉中有 370 毫克的鉀，100 克的馬鈴薯含鉀 113 毫克，100 克的牛奶則含 144 毫克的鉀。市售低鈉鹽也是鉀離子的食物來源之一，不過鉀離子過度攝取可能會造成心律不整，在食用低鈉鹽時特別注意含量成分及使用說明。

國內有學者認為鉀的每日最低需要量為 2000 毫克，臺灣衛生福利部所訂定的營養素參考攝取量中並未包括鉀，不過只要維持均衡飲食，不偏食的原則，基本上都能攝取到足夠的鉀。

六、氯（chloride）

氯是在 1774 年由科學家 Scheele 根據希臘語 Chloros 而命名，其意義代表黃綠色。人體內氯的含量約為 82 ～ 100 克，是細胞外液主要的陰離子。在水中加入氯，具有漂白、殺菌及防止傳染病發生的作用。

（一）氯的生理功能

　　在自然界中，氯常以氯化物的形式存在，如食鹽就是主要的形式。在人體內，氯主要以離子狀態與鉀跟鈉互相結合，其中氯化鉀主要存在於細胞內液中，氯化鈉則存在於細胞外液中。

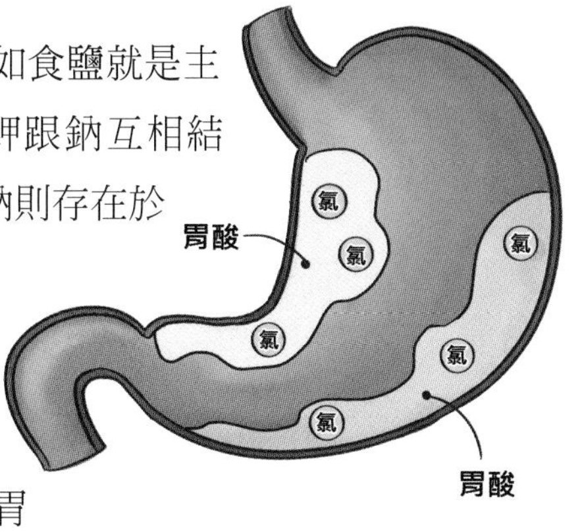

1. 氯是構成胃酸的重要成分：胃酸的作用在促進食物的消化與吸收，是由胃的壁細胞所分泌。氯在胃中以鹽酸形式存在，構成胃酸，有助於活化胃中的消化酵素及殺菌作用，幫助蛋白質類食物的消化（圖7-12）。

圖7-12　氯是構成胃酸的重要成分

2. 氯可與其他離子一起形成氯化物，共同維持體內水分、電解質、酸鹼及滲透壓的平衡。

3. 氯參與紅血球運送二氧化碳的過程（圖7-13）。

4. 氯可與其他陽離子如鈉、鉀等共同作用，一同維持正常的神經傳導及穩定神經細胞膜的功能。

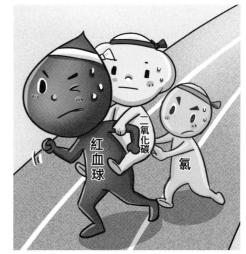

圖7-13　氯參與紅血球運送二氧化碳的過程

（二）氯的缺乏症及毒性

　　一般健康人較不會發生氯缺乏的現象，除非嚴重燒燙傷、長期嘔吐或腹瀉、心臟衰竭、腎臟疾病等，就可能發生血液中氯離子濃度過低，造成低血氯症。低血氯症的症狀，包括肌肉抽筋、心智混亂、食慾降低、昏睡，嚴重者可能還會引起鹼中毒的現象。另外，若嬰兒配方奶粉中缺乏氯，可能會造成嬰兒生長發育的障礙。

　　在均衡飲食的原則之下，一般並不會發生氯過量的情形，但若長期服用某些藥物，造成代謝方面的異常，可能會產生高血氯症，症狀為嘔吐。

（三）氯的食物來源及需要量

氯與鈉的食物來源相似，因為氯通常會與鈉結合而成氯化鈉，以食鹽的形式存在。常用的調味料、調味粉、醬料、醃漬物等鈉含量較高的食物，通常也會有豐富的氯。此外，自來水中也含有微量的氯。

臺灣衛生福利部所訂定的營養素參考攝取量及上限攝取量，並未將氯包括在內，但有一些學者提出一般成人對於氯的最低需要量為每日 750 毫克，每日建議量為 3400 毫克。

七、硫（sulfur）

硫是在 1777 年由化學家 A.L. Lavoisier 所發現，以拉丁文 sulfur 來命名，意思為「硫磺」。硫為人體所必需的元素之一，也是構成胺基酸的成分之一，一般成年人體內硫的含量約占體重的 0.25％，平均含硫約 175 公克，分佈儲存於身體的細胞內。

（一）硫的生理功能

硫普遍存在於所有細胞及組織中，存在形式包括有機物跟無機物兩種，依照不同的存在位置及功能而定。硫的生理功能非常廣泛，以下加以敘述。

1. 構成含硫胺基酸：人體所需的胺基酸中，有三種胺基酸含有硫的成分，包括甲硫胺酸、半胱胺酸以及胱胺酸。其中甲硫胺酸為人體的必需胺基酸，若缺乏硫，甲硫胺酸的合成也會有問題，因此硫對人體健康的維持非常重要。

2. 構成維生素：硫可構成三種人體所需的維生素，包括維生素B_1、生物素及泛酸，對於人體的生理機能調節、能量代謝、新陳代謝等，扮演不可或缺的角色。

3. 人體降血糖的重要荷爾蒙—胰島素，其主要成分之一為硫。若硫嚴重缺乏，會影響到胰島素的合成，使血糖調節作用受阻。

4. 硫可構成人體所需的抗氧化酵素—麩胱甘肽過氧化酶（GSH），具有抗氧化作用，能保護細胞不受外來物質侵害而損傷。

5. 硫是頭髮、指甲生長的重要元素。頭髮與指甲中重要的成分—角蛋白，當中有硫的成分。愛美的女性喜歡燙捲髮或離子燙，就是藉由高溫改變頭髮中硫的構造，進而可使頭髮變捲或變直。

6. 硫與醣類可結合形成黏多醣、軟骨素硫酸鹽等物質，有助於維持關節間韌帶的潤滑性，並可鞏固結締組織、軟骨、肌腱及骨骼。

（二）硫的缺乏症及毒性

目前尚無明確的研究或案例證明硫缺乏的相關症狀，並且硫也較不易缺乏。不過近幾年來的醫學研究發現，攝取高蛋白質飲食易導致鈣質的流失，其機制可能與硫過量有關。因為蛋白質攝取多的話，就會吃到很多含硫胺基酸。這些含硫胺基酸中的硫酸根離子會與飲食中鈣質結合成為硫酸鈣，並從尿液中排出，這就是為何攝取高蛋白質飲食會導致鈣質流失的原因。

（三）硫的食物來源及需要量

硫的食物來源為動物性食品居多，如肉類、魚類、蛋、家禽等都含有豐富的硫。植物性食物來源則以花椰菜、莢豆類為主（圖 7-14）。

臺灣衛生福利部所訂定的營養素參考攝取量及上限攝取量，並未將硫包括在內，而且目前尚無數據可說明硫的建議攝取量或需要量。但只要能攝取足夠的蛋白質，會能同步攝取到足夠的硫。

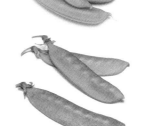

圖7-14　莢豆類為硫的植物性食物來源

7-3　微量元素

微量元素的種類很多，且廣泛地存在於各種動植物食品中，人體必須藉由均衡飲食的原則，才能攝取到這些人體必需的物質。微量元素雖然在人體中含量及需要量均不如巨量元素多，但其重要性卻是不遑多讓的，如營養素的代謝、荷爾蒙的成分、氧化還原及新陳代謝的反應等，都與微量元素有關。微量元素在血液中多與胺基酸或其他蛋白質結合的狀態來運送，當這些微量元素缺乏時，也會對人體健康造成影響，甚至會導致疾病的發生。

一、鐵（iron）

鐵早在史前文化的時代就已被發現，並以希臘語 ieros 命名，意思為「強韌」。人體內的鐵約有 70%儲存於血液，10%儲存於肌肉中，其餘則存於肝臟、骨髓和一些酵素之中。

（一）鐵的生理功能

飲食中鐵的吸收率約為 5 ~ 15%，吸收的部位主要在胃及十二指腸。人體中鐵的含量，男性約為 3.8 公克，女性約為 2.3 公克。這些鐵以兩種形式存在，分別是功能性鐵及儲存性鐵。功能性鐵約占 70%，大部分存在於血紅素中，其次為肌紅素及含鐵的酵素。儲存性鐵則儲存於肝、脾、腎、骨骼等器官中。鐵的生理功能分述如下：

1. 鐵可組成血紅素及肌紅素（圖7-15），協助氧氣及二氧化碳的運輸。血紅素是將氧氣運送到組織中，把二氧化碳運送到肺臟中以排出；肌紅素是將氧氣保留，以利需要時使用。

2. 鐵可維持正常的造血功能。當鐵質與其他物質結合而組成血紅素後，會再與其他蛋白質結合而形成血紅蛋白。當鐵質缺乏，會影響血紅蛋白的合成，並影響紅血球的分裂與增殖，導致紅血球壽命縮短。

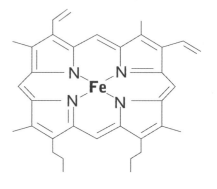

圖7-15　血紅素的構造，當中含有鐵

3. 形成許多人體需要的酵素：人體中有許多酵素均含有鐵的成分，如負責產生能量及脂質代謝的細胞色素、負責抗氧化作用的過氧化氫酶及觸酶、負責胺基酸代謝的苯丙胺酸酶等。若鐵質缺乏，極容易影響這些酵素的正常功能。

4. 維持正常的免疫功能：有一些與殺菌有關的酵素活性調節、淋巴細胞的活化、白血球的吞噬能力等，皆與鐵有關（圖7-16）。也有研究發現，鐵的缺乏會引起淋巴細胞減少，及殺手細胞（負責防禦及免疫能力的細胞）的活性降低，影響免疫能力。

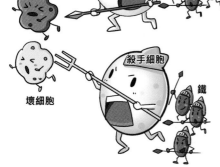
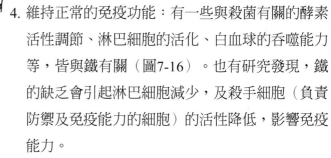

圖7-16　白血球及殺手細胞等免疫細胞的活化，需要鐵的協助

5. 鐵有助於人體合成神經傳導物質。有些研究報告指出，兒童期的缺鐵性貧血與認知發展遲緩有關。不過，有關這方面的研究還要更進一步的證實。

（二）鐵的缺乏症與毒性

　　鐵的缺乏症，是最常見的營養缺乏症之一，尤其是女性因為有月經週期，鐵的排泄量較多，約有 1.5～2 毫克/100 毫升。此外，嬰兒期若沒有給予足夠的營養素，也容易因為鐵質缺乏而造成身體健康的傷害。

1. 鐵質的缺乏：鐵質缺乏時，最主要的症狀為缺鐵性貧血，高危險群包括女性（因為有生理週期及懷孕期）（圖7-17）、素食者（因為植物性食物的鐵質吸收率較差）、年長者（因為腸胃道功能衰退）及6個月至3歲的孩童。此外，慢性胃潰瘍、骨髓疾病者（因為無法正常製造紅血球）也可能是高危險群。

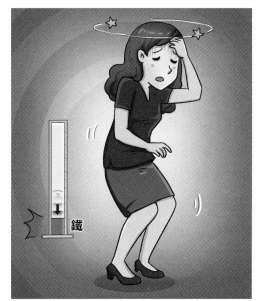

圖7-17　女性為發生缺鐵性貧血的高危險群

　　缺鐵性貧血的病程進展可分為三個階段。

(1) 第一階段為鐵儲存量耗損期，此時身體中儲存的鐵會慢慢使用完，導致身體沒有儲存足夠的鐵。

(2) 第二階段為造血功能不足期，此時因身體已無足夠的鐵，導致血紅素無法合成。

(3) 第三階段就是貧血期，此時已能從血液檢查中觀察到血紅素數值的下降。

　　缺鐵性貧血會使血紅素數值下降及紅血球體積變小，因此又稱為「小球性貧血」。在臨床診斷標準上，男性的血紅素數值低於13克/100毫升、女性血紅素數值低於12克/100毫升，即為罹患缺鐵性貧血。症狀包括指甲呈現湯匙狀、臉色蒼白無體力、對感染較無抵抗力、注意力及認知能力會降低等。在中南美洲，曾發現到患有缺鐵性貧血的婦女會出現異食症（pica），不愛吃一般食物，但喜食石頭、泥土及生食。

2. 鐵質的過量：過度服用鐵質補充劑時，造成鐵質過度攝取而導致血鐵質沉積症，此時會有大量的鐵質堆積在肝臟及腎臟中，導致這些器官的病變。此外，研究發現，若體內有過度的鐵質沉積時，會形成有害人體健康的自由基，具有傷害細胞、動脈血管、導致心血管疾病的可能性。當攝取鐵質補充劑時，應按照醫師及營養師的建議，在不超過上限攝取量的原則下適量補充。

（三）鐵的食物來源與需要量

鐵質的食物來源可分為動物性及植物性兩種。一般而言，動物性食物來源的鐵屬於「血基質鐵」，可有效形成血紅素，且其吸收率也較高，約有 10～30％。鐵良好的動物性來源包括紅肉類（豬肉、牛肉、羊肉）、豬血、鴨血、肝臟、雞蛋等。植物性來源的鐵屬於「非血基質鐵」，對於形成血紅素較無幫助，

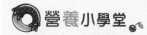

男性捐血，好處多多

之前曾有家醫科醫師建議男性定期捐血，除了可助人之外，也可維持自己的健康。因根據流行病學發現，臺灣男性發生心血管疾病的機率是高於女性，醫學界推測，因為女性每個月有固定的月經週期，而身體內的鐵質有適量的流失及新陳代謝，但男性沒有。因此男性體內鐵質的沉積量可能會過多，造成有害人體健康的自由基，有傷害動脈血管、導致心血管疾病的可能性。因此才建議男性可定期捐血，讓體內鐵質有新陳代謝的活動，即可避免血鐵質沉積症。

且其吸收率也較低，約為 2～10％。植物性食物來源包括黑糖、黑木耳、紅豆、黑芝麻、髮菜、紫菜、紅莧菜、紅棗、葡萄、櫻桃等顏色較深的水果（圖 7-18）。全素者無法攝取動物性食品，應多攝取深紅色及深綠色的蔬菜水果，以防止鐵質的缺乏。此外，對嬰兒而言，最好的鐵質來源為母奶，因為母奶的鐵質含量較牛奶高，且其利用率也較高，對嬰兒而言是較好吸收消化的。

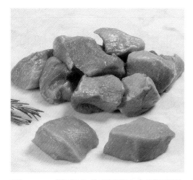 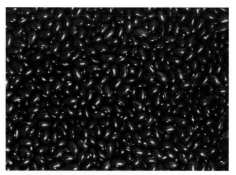

圖7-18　豬肉中的鐵屬於血基質鐵，紅豆中的鐵則屬於非血基質鐵

在鐵的參考攝取量方面，衛生福利部訂定 19 歲以上的成年人，男性為每日 10 毫克，女性為每日 15 毫克，在懷孕第三期（第七個月至生產）及哺乳期時，每日應增加 30 毫克。為了減少發生血鐵質沉積症，12 歲以下的族群之鐵質的上限攝取量為每日 30 毫克，12 歲以上的族群為每日 40 毫克。

（四）影響鐵吸收的因素

一般而言，當腸胃道在較偏酸性的環境之下（如胃酸足夠、攝取含硫胺基酸及乳糖等），鐵的吸收率會較高，如多補充維生素 C 也可幫助鐵質的吸收，因此女性也可多藉由攝取新鮮的蔬果，以豐富的維生素 C 來提高鐵質的吸收度。

不利於鐵質吸收的因素包括植物中的植酸跟草酸、茶葉中的單寧酸、咖啡因、制酸劑、過多的膳食纖維等因素，都會使鐵的吸收率下降。另外，有一些病理狀況，如腸胃蠕動過快、脂肪消化不良等，也可能會影響到鐵的吸收。

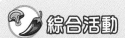

綜合活動

寧寧因貧血到醫院就診，醫生除了開給寧寧鐵劑之外，還叮嚀寧寧應多攝取維生素C，以幫助鐵質吸收。寧寧不懂為什麼，請問：
1. 你能幫他查出為何維生素C可增加鐵質的吸收嗎？
2. 請你幫寧寧設計兩道同時富含維生素C及鐵質的菜色。【請填寫在書末附頁P29】

二、鋅（zinc）

在史前文化的時代就已有鋅的蹤跡，後人並以 zinken（叉子的尖端）來命名。成人體內鋅含量約有 2 ～ 3 克，60％存在於肌肉中，20％存在於骨骼及皮膚中，其餘 20％存在於前列腺、睪丸、胰臟、腎臟、腦部、視網膜、肝臟、肺臟等其他器官組織中。在血液中的鋅有 85％存在於紅血球中。1960 年時，有研究發現鋅和人類性腺的成熟及性器官的發育有關。

（一）鋅的生理功能

鋅是人體必需的微量元素之一，對人體的生長發育、代謝、免疫及生殖等皆具有重要的作用。

1. 鋅是多種酵素的組成分及活化劑，如核酸與細胞蛋白質代謝所需的胸腺激酶（thymidine kinase），二氧化碳代謝所需的碳酸酐酶（carbonic anhydrase），骨骼代謝所需的鹼性磷酸酶（alkaline phosphatase），胰液中蛋白質分解所需的羧基胜肽酶及胺基胜肽酶等。此外，鋅也是抗氧化酵素（SOD）的重要成分之一。

2. 鋅與男性的生殖功能有關，睪丸發育、精子的生成及男性性腺的成熟都需要鋅的協助。

3. 鋅有助於遺傳物質DNA及RNA的合成，並可穩定DNA及RNA的結構。

4. 鋅可維持免疫系統的正常功能，因為白血球中鋅的含量是紅血球含量的25倍。當鋅不足時，會降低免疫細胞的活性。鋅足夠時，免疫細胞可維持正常的活性，身體就能具備足夠的免疫能力。

5. 鋅是胰島素的組成成分之一，足夠的胰島素合成有助於血糖的調節。

6. 鋅有利於傷口癒合，也有助於胎兒的生長發育。

7. 鋅有助於維持正常的味覺。

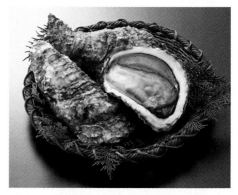

綜合活動

負責調節人體血糖濃度的胰島素，成分中有哪些礦物質呢？你可以上網查詢並列出來嗎？

【請填寫在書末附頁P30】

（二）鋅的缺乏症及毒性

　　在 1960 年代，伊朗人及埃及人由於長期攝取較低的動物性蛋白質食物、未發酵的麵包，導致鋅嚴重缺乏，在當時即有案例報告。若飲食中所攝取的鋅不足，或是患有慢性疾病及腸道疾病而導致鋅吸收不良者，都是鋅缺乏的高危險群。鋅缺乏的症狀包括生長遲緩、性成熟遲緩、性腺發育不良、皮膚潰瘍、傷口癒合不良、免疫能力降低及味覺敏感度降低。

　　鋅攝取過多的原因，大多是補充過量的補充劑，如氯化鋅、硫化鋅等，就會導致鋅的中毒現象，症狀包括腹瀉、嘔吐、腸胃不適、白血球減少、血脂代謝異常等。

（三）鋅的需要量及食物來源

　　鋅的主要食物來源為牡蠣、蝦蟹類、肉類、海產類及全穀類，其中牡蠣含量最為豐富，約 85 公克的牡蠣含有 110 毫克的鋅（圖 7-19）。動物性來源的鋅吸收率較高，約為 40%，因為植物性食物含有較多的草酸、植酸，與鋅結合，會降低鋅的吸收及利用率。

圖7-19　牡蠣是鋅含量最為豐富的食物

　　鋅的參考攝取量爲成年男性每日 15 毫克，女性每日 12 毫克，懷孕期及哺乳期時每日須增加 3 毫克。鋅的上限攝取量依據不同年齡層而有所不同，16 歲以上的族群建議每日最好不要超過 35 毫克，其餘年齡層的建議可詳見附錄二。

三、銅（copper）

　　銅的命名是根據出產銅量豐富的產地 Kyprros 來命名。成人體內銅的含量約爲 100 ～ 150 毫克，在肝臟、心臟、腎臟及大腦中含量高。在血液中的銅有 95% 是以藍胞漿素（ceruloplasmin）的形式存在，其餘的銅會與白蛋白或其他胺基酸結合在血液中運行。

（一）銅的生理功能

　　飲食中的銅主要在胃及小腸中吸收，吸收後的銅可在血液中運送至肝臟合成藍胞漿素，並以藍胞漿素的形式儲存在肝臟中。這些銅具有以下的生理功能：

1. 銅可幫助血紅素的形成，維持正常的造血機能。因爲藍胞漿素能催化運鐵蛋白的合成，進而幫助鐵的吸收及血紅素的生成。
2. 銅有助於形成人體需要的膠原蛋白及彈性蛋白。合成膠原蛋白及彈性蛋白所需要的酵素成分中含有銅，因此充足的銅可使酵素的量及活性增加，膠原蛋白的合成也會更順暢，也能維持皮膚、骨骼的健康。
3. 銅是構成抗氧化酵素的成分之一，有助於抗氧化酵素的作用，保護細胞免於受外來物質的侵害而受傷。
4. 銅與葡萄糖代謝、脂質代謝、心肌功能、免疫功能及荷爾蒙的製造分泌皆有關。若缺乏銅，會引起葡萄糖、膽固醇及三酸甘油酯的濃度增加，可能會危害健康。
5. 有研究指出銅可抑制胃癌、皮膚癌細胞中 DNA 的合成，因此可能會抑制這些癌細胞的生長。

（二）銅的缺乏症及毒性

　　銅的缺乏並不常見，但常發生於患有腎臟疾病者及營養不良者。銅與血紅素的生成有很密切的相關性，當銅缺乏時容易造成貧血現象，也有案例發現銅缺乏會引起高膽固醇血症。此外，當身體中銅的代謝不正常時，會引起兩種疾病，分述如下：

1. 緬克斯症候群（Menke's disease）：此疾病為一種先天遺傳性疾病，會導致患者銅的吸收率極差，流失量極多。好發於嬰兒期，造成生長遲緩、肌肉無力。通常患者需定期以點滴型式補充銅離子，否則易有生命危險。

2. 威爾森氏症（Wilson's disease）：此疾病也是先天遺傳性疾病，會使患者體內的銅無法合成藍胞漿素，導致銅在肝臟、腎臟及腦部堆積，症狀類似慢性肝炎。患者必須以低銅飲食治療，並同時使用銅螯合劑藥物來降低銅的吸收，以防銅在患者體內累積過多，造成毒性反應。

（三）銅的需要量及食物來源

銅的食物來源包括牡蠣、海產類、內臟類、堅果類、可可。目前臺灣的參考攝取量及上限攝取量尚未將銅包括在內，有學者指出在正常且均衡的飲食之下，每日約會攝取到 2.5 ～ 5 毫克的銅，而美國 2001 年的「膳食營養素參考攝取量」中訂定銅的每日上限攝取量為 10 毫克。

四、碘（iodine）

碘是在 1811 年由科學家 Cortois 所發現，在成年人體內的含量約有 20 ～ 30 毫克，其中 75% 存在於甲狀腺中。曾有數據指出甲狀腺組織中的碘濃度約為其他組織的 2500 倍，因此除甲狀腺之外，身體其他組織的含碘量是很低的。

（一）碘的生理功能

食物中的碘雖然在胃部開始吸收，但是主要的吸收位置是在小腸。人體從食物、水及空氣中每日攝取的碘總量約為 100 ～ 300 微克，其中 80 ～ 90% 來自食物，10 ～ 20% 來自飲水，其餘的碘來自空氣。

碘的功能在合成身體所需的甲狀腺素，分別為 T3（triiodothyronine）及 T4（thyroxin）（圖 7-20）。甲狀腺分泌 T3 及 T4 量的比例為 1：4，但以活性來說，T3 是 T4 的 2 ～ 4 倍。碘對人體的功能大多是藉由甲狀腺素來完成，分述如下：

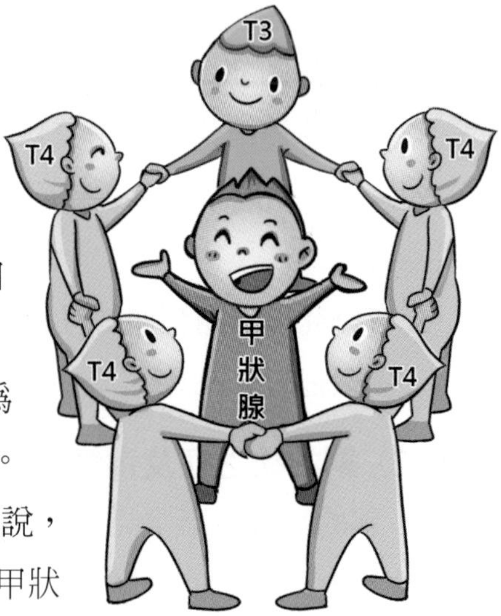

圖7-20 碘可合成人體所需的T3及T4甲狀腺素

1. 參與三大營養素及能量的代謝：甲狀腺素的主要功能在於調節人體的基礎代謝率，促使能量的轉換利用。此外，甲狀腺素可活化許多酵素，因此有許多營養素包括醣類、蛋白質、脂質的分解、合成及吸收過程，也要甲狀腺素的協助。

2. 碘組成甲狀腺素後，促進神經系統的發育及分化，尤其對於胚胎發育期和新生兒的神經、大腦及智力發展有很大的幫助。

3. 甲狀腺素能促進水分及電解質進入血液運輸並從腎臟排除，但甲狀腺缺乏的話，可能會使水分在體內過度滯留，引發水腫現象。

4. 碘、甲狀腺素及中樞神經系統的功能之間具有密切相關性，因為碘的代謝及甲狀腺素的合成、釋放、作用，都是受到大腦腦下垂體所分泌的促甲狀腺激素所調節，因此碘及甲狀腺素也與大腦的功能有關。

（二）碘的缺乏症

碘的缺乏大多發生在內陸地區，以臺灣而言，南投因位處內陸，在 50 年代曾發生碘缺乏的甲狀腺腫大（goiter）症狀，到了民國 55 年，食品業者開始在食鹽中加入碘，直到民國 60 年，甲狀腺腫的發生機率就從 50% 降低到 1%。因此到現今，臺灣的食鹽中還是含有碘的成分。值得注意的是，除了碘缺乏會導致甲狀腺腫大之外（圖 7-21），還有一些食物含有「致甲狀腺腫素」，生吃的話也可能會導致甲狀腺腫大，如高麗菜、蘿蔔、青花菜、甘藍、樹薯（圖 7-22）。但這些食材只要煮熟，甲狀腺腫素就會被高溫破壞，不會有致甲狀腺腫大的危機。

圖7-21　碘缺乏引起的甲狀腺腫大

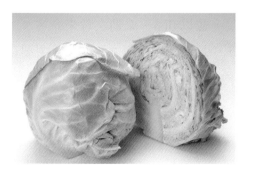
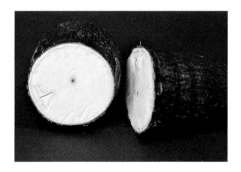

圖7-22　高麗菜及樹薯中含有致甲狀腺腫素，因此最好不要生吃

　　另一個碘缺乏症為呆小症（cretinism），主因是婦女在懷孕期時飲食中缺乏碘，導致胎兒沒有足夠的甲狀腺素以供發育。呆小症的症狀為生長遲緩、智力發展受損、代謝較差、骨骼及肌肉發育不佳。

　　曾有研究指出長期每日攝取 2000 ～ 3000 微克的碘可能會具有毒性，與甲狀腺機能低下或亢進有關，但此部份還須證實。

（三）碘的需要量及食物來源

　　碘的食物來源以海中的生物居多，如海產類、貝類、魚類、海帶、紫菜等（圖7-23），目前市售食鹽也有添加碘，且多以碘酸鉀為主要形式。

　　碘的需要量可用所攝取的熱量來計算，一般而言，每攝取 100 大卡，大約須攝取 5 微克的碘。根據衛生福利部訂定的參考攝取量，成年人每日碘的攝取約為 140 微克，懷孕期時每日增加 60 微克，哺乳期時每日增加 110 微克，並根據不同的年齡層，也訂定碘的上限攝取量，成年人每日碘不可超過 1000 微克。

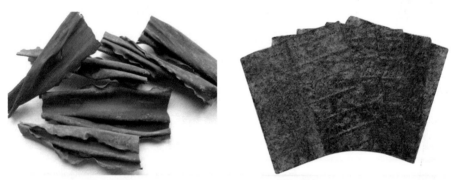

圖7-23　海帶及紫菜為碘的食物來源

五、氟（fluorine）

　　氟是在 1886 年由科學家 Moissan 所發現，並以 fluo—流動之意來命名。一般成年人體內含氟量約為每公斤體重 70 毫克，平均而言約含氟 2 ～ 3 克，主要存在於骨骼跟牙齒中，少量存在於指甲、毛髮、內臟及其他軟組織中。

（一）氟的生理功能

　　飲食中氟的吸收率約為 50 ～ 80%，腸胃均能吸收。飲食中有一些因素會影響到氟的吸收度，如鋁、鈣會降低氟在腸道的吸收，適量的脂肪則有助於氟的吸收。

　　氟在大自然界中是以氟離子的形式存在，在體內的功能主要是維持骨骼跟牙齒的健康。氟有助於使骨骼及牙齒更堅固，當攝取含有醣類的食物時，牙齒中若有足夠的氟，可增加牙齒琺瑯質對於甜份及細菌的抵抗力，降低齲齒的發生率（圖7-24）。除了上述的功能之外，氟也能幫助鐵質的吸收，促進傷口癒合。也有研究證實，居住在「氟化飲水」地區，老年人罹患骨質疏鬆症的機率較低，因為氟有增加骨骼中礦物質沉積的作用，能使骨骼更堅固。

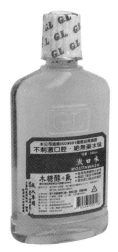

圖7-24　市售漱口水即含有氟的成分

（二）氟的缺乏症及過多症

　　當氟缺乏時，琺瑯質中堅硬而又耐酸的氟磷灰石形成較少，使牙齒容易受損，導致牙齒蛀洞、齲齒的發生；此外，也會使得骨骼礦物質化不全，容易引起骨質軟化或骨質疏鬆。在早期的研究發現，在飲用水中加入氟可有效降低齲齒發生率達 40 ～ 70％，目前臺灣市售的牙膏及漱口水中，也有額外添加氟，主要針對學齡兒童降低齲齒的發生率。之前的動物實驗結果也發現，缺乏氟會引起生長遲緩、貧血及免疫力下降等。

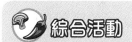

綜合活動

請上網查詢目前臺灣國民健康署對於未滿六歲兒童是否有預防蛀牙的措施？有哪些跟氟有關呢？作法是甚麼？【請填寫在書末附頁P30】

　　長期飲用氟添加超過 2ppm 的飲用水，會導致氟在牙齒表面沉積，造成齒斑。當氟在體內累積過量而發生慢性中毒時，會出現噁心、嘔吐、腹瀉、胸痛、關節疼痛、脊柱彎曲變形、骨骼及牙齒容易碎裂的現象。

（三）氟的需要量及食物來源

　　氟的食物來源主要為海鮮類、茶葉、海帶、紫菜及飲用水，一般飲用水中含氟量為 1ppm。動物性食品的氟含量會高於植物性食品，海洋生物的氟含量也會高於淡水生物及陸地上的生物。

　　成年人氟的參考攝取量為每日 3 毫克，懷孕期及哺乳期時不須額外增加。成年人的上限攝取量為每日 10 毫克，其他年齡層的上限攝取量可詳見附錄二。

六、硒（selenium）

硒是在 1817 年由瑞士化學家 Baron Jons Jakob Berzelius 所發現，並以希臘女神 Selene 命名。硒分布於各器官組織及體液中，在成年人體內含量約為 20 毫克左右，是人體不可或缺的微量元素之一。

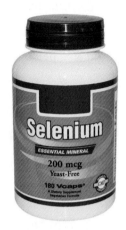

圖7-25 硒是目前熱門的健康食品

在 1970 年代，美國跟德國的科學家分別發現硒是人體內抗氧化酵素（麩胱甘肽過氧化酶）的重要組成分，因此對於抗氧化作用的維持，硒扮演了重要的角色。到了 1973 年，在中國發現了硒缺乏與疾病之間的相關性，並在 1979 年發表此研究成果。也因為這兩個研究，使得硒的重要性大大提升，並成為近年來熱門的健康食品（圖 7-25）。

（一）硒的生理功能

硒主要是在小腸被吸收，人體對食物中硒的吸收良好，吸收率在 50％～ 100％之間。被吸收後的硒會先進入血漿，然後再被運送到各種器官組織，如紅血球、骨骼等，執行硒的生理功能。

1. 抗氧化作用：硒是抗氧化酵素（麩胱甘肽過氧化酶）的重要組成分，每一分子的麩胱甘肽過氧化酶含有四分子的硒。麩胱甘肽過氧化酶能清除體內許多外來的有害物質，減少細胞受到攻擊及傷害，此稱為抗氧化作用。當體內維生素E足夠時，維生素E也可執行抗氧化作用，硒與維生素E有互相協同及加成的反應（圖7-26）。有醫學研究發現，很多慢性病及癌症的發生、衰老的過程都與抗氧化作用不足有關，硒的抗氧化作用可幫助人體預防慢性病及癌症，延緩衰老。

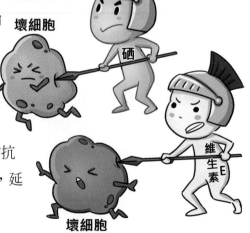

圖7-26 硒與維生素E有互相協同及加成抗氧化作用的反應

2. 保護心血管健康：由於硒具有抗氧化作用，可保護心血管及心肌細胞不要受到外來物質的損害而受傷。流行病學研究也發現，飲食中硒攝取量較高的族群，其心血管疾病的發生率較低。

3. 硒有助於維持正常的免疫功能，同時也是重金屬的解毒劑。因為硒與重金屬有很強的親和力，可與重金屬互相結合形成複合物，促使重金屬排出體外，降低重金屬在體內的堆積（圖7-27）。

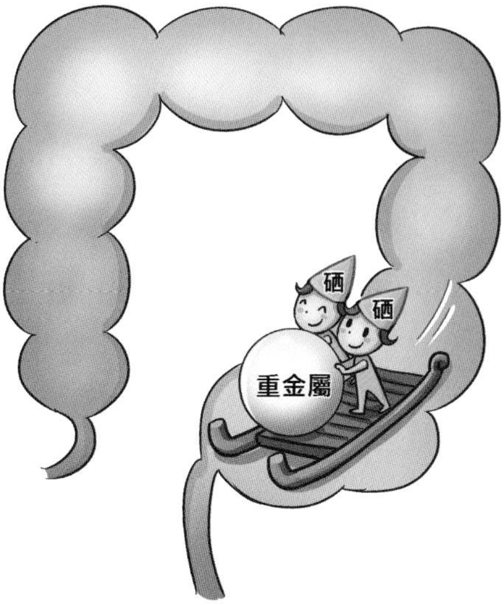

圖7-27　硒可促使重金屬排出體外

4. 硒有助於碘的代謝，提升甲狀腺素的功能，因為硒可構成代謝甲狀腺素的酵素，使甲狀腺素代謝變成活性較高的三碘甲狀腺素，有利於人體能量的代謝及調節。

5. 美國的醫學報導指出，每日攝取200微克的硒，可降低結腸直腸癌、乳癌、胃癌、膀胱癌、舌癌、食道癌及攝護腺癌的發生率。

6. 也有研究發現硒具有促進生長、維持正常視覺及正常生育的能力。

（二）硒的缺乏症

　　硒的缺乏症最早是在 1970 年代，在中國黑龍江省克山縣發現此地區土壤中嚴重缺乏硒，導致當地居民飲食中缺乏硒（男性每日約攝取 19 微克，女性每日約攝取 13 微克），罹患心肌病變的機率很高，其症狀包括心肌腫大、心律不整、心臟功能不全、心肌纖維化，嚴重者可能發生心衰竭，因此將此症狀稱為克山症（Keshan disease）（圖 7-28）。到了 1979 年，中國發表有關克山症防治的研究成果。另外，也有一些案例發現硒的缺乏與生長不良、關節疼痛、關節僵直、白內障等症狀有關。

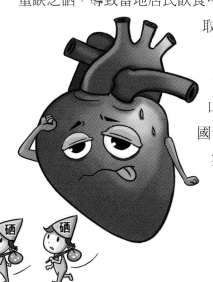

圖7-28　硒缺乏引起的克山症，主要為心肌病變

同樣在中國，湖北地區曾經發生過硒中毒的案件，主因是該地區水源及土壤中硒的含量過高，導致種出來的農作物也含有大量的硒，居民因此發生硒中毒，症狀包括噁心、嘔吐、四肢麻木、抽筋。

（三）硒的食物來源及需要量

硒的食物來源包括海產類、肉類、內臟類及穀類。植物性食品中硒的含量與土壤中硒的濃度有關，此與地區性的差異有關。此外，食物的加工過程會導致硒的流失。

硒的參考攝取量成年人每日約為 55 微克，懷孕期每日應增加 5 微克，哺乳期每日應增加 15 微克。由於硒過量會對身體有害，不可攝取過量，根據衛生福利部訂定成年人的硒上限攝取量為每日 400 微克，學齡兒童為每日 280 微克，學齡前兒童為每日 135 ～ 185 微克。

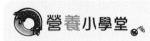

營養小學堂

老年人與硒

科學界研究指出，老年人每日服用400～600毫克的維生素E，並添加200微克的硒，可改善老年人的精神狀況、情緒穩定性及生活自理能力，若減少硒的攝取，則容易使老年人發生情緒焦慮、不安、厭食等症狀。

資料來源：《礦物質的聚會》，第 45 頁。張慧敏著。葉子出版股份有限公司。

七、鉻（chromium）

鉻是在 1797 年由法國的分析化學家 Louis Nicolas Vauquelin 所發現，並以希臘文 chroma 來命名，意思是「顏色」。鉻在人體內的含量約為 2 ～ 6 毫克，主要存在於大腦、肺臟、胰臟、腎臟、肌肉、骨骼等器官中。新生兒的器官組織中含鉻量較高，隨著年齡的增長，人體組織內鉻的含量會逐漸降低。鉻的主要形式包括三價鉻及六價鉻，其中三價鉻對人體有益，六價鉻則對人體有害，食物中提供的鉻則以三價鉻為主（圖 7-29）。

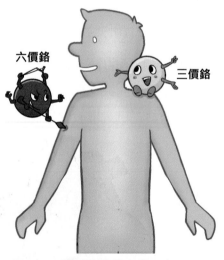

圖7-29　三價鉻對人體有益，六價鉻則對人體有害

（一）鉻的生理功能

飲食中的鉻可與一些物質結合，形成具有活性的複合物，提高其吸收率，如啤酒酵母中的鉻吸收率可達到 10 ～ 25％。鉻的活性形式是三價鉻，其生理功能如下：

1. 鉻可形成葡萄糖耐量因子（glucose tolerance factor, GTF），其功用在於促進葡萄糖的代謝及利用，提高胰島素的活性，增加葡萄糖進入細胞的量，讓人體血液中葡萄糖的濃度維持正常。目前已有很多研究結果認為鉻可做為糖尿病治療的輔助品，市面上也有很多糖尿病患者的專用營養品含有

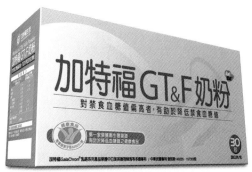

圖7-30　加特福奶粉為添加鉻的特殊奶粉，有助調節血糖值

鉻的成分（圖7-30）。不過在使用這些營養品之前，應先請教過營養師，了解適當的使用劑量及方式，才可讓鉻的功用正確發揮。

2. 鉻有助於脂肪的代謝作用，可降低血液中膽固醇的濃度，並提高高密度脂蛋白的濃度，減少膽固醇在動脈血管中的沉積，降低動脈硬化及心血管疾病的發生。

（二）鉻的缺乏症與毒性

　　飲食中的鉻吸收率並不太高，大約只有 1～5％ 的吸收率，不過人體對於鉻的需要量並不大，因此較少發生缺乏的現象。在鉻缺乏時，人體會出現血糖及血脂肪濃度異常、葡萄糖代謝不良等類似糖尿病的症狀。

　　六價鉻可能會使人體中毒並影響到身體健康，通常被使用在工業上，如電鍍業、染料加工等。六價鉻會經由呼吸或皮膚接觸的方式進入體內，若不慎吸入過量的鉻，會造成內臟傷害、皮膚潰瘍，並傷害皮膚黏膜系統。根據真實事件改編、由美國影星茱莉亞羅勃茲主演的電影「永不妥協」，描述瓦斯公司因使用六價鉻來防鏽，卻使六價鉻漏出、流入地下水，該地區的居民長期飲用含有六價鉻的地下水，導致身體出現多種病痛，包括不孕、癌症、流鼻血、脊柱問題等，居民集體向瓦斯公司提出訴訟，求償金額為美國司法史上第一高的案件。

（三）鉻的需要量及食物來源

　　鉻的食物來源包括牡蠣、肝臟、啤酒酵母、海產類、乳酪、雞肉、麩皮、帶皮馬鈴薯等（圖 7-31）。衛生福利部訂定的參考攝取量及上限攝取量並未將鉻包含在內，美國農業部則指出鉻的安全許可量為每日 50～300 微克之間。研究也顯示，平均每日攝取 50 微克的鉻就可以預防鉻缺乏的症狀。

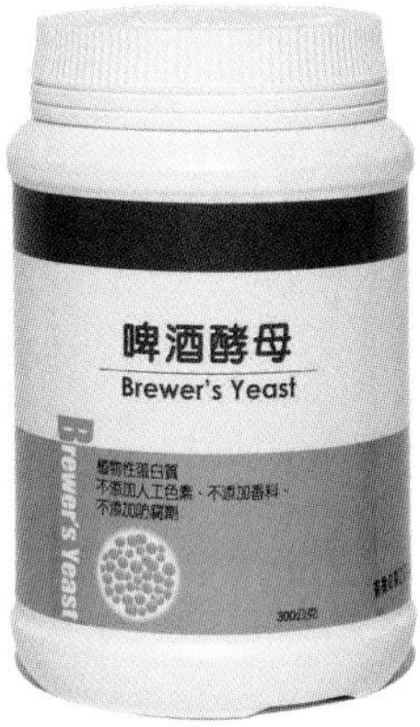

圖7-31　啤酒酵母富含鉻

八、錳（manganese）

錳是在 1774 年由英國科學家 J.G. Gahn, Scheele 和 Bergman 所發現。人體中錳的含量約有 20 毫克，在腦下腺、骨骼、乳腺、肝臟、腎臟及胰臟的存在量較多。錳的功能是可構成負責三大營養素和核酸代謝的酵素，也可當作代謝過程的輔助因子及催化劑，對於人體正常的新陳代謝有很大的幫助。

當錳缺乏時，會影響血液的凝固作用、生殖能力及運動能力，並會降低內生性膽固醇的合成。錳中毒很少發生，通常只發生於長期暴露於錳粉塵的工人身上，症狀為會傷害大腦的正常功能，引起幻覺、反應遲鈍、記憶力受損等。

錳的食物來源為新鮮的蔬菜、全穀類及堅果類。目前尚未訂定參考攝取量及上限攝取量。

九、鈷（cobalt）

鈷是在 1735 年由瑞士化學家 George Brandt 所發現，並以希臘文 kobaloa 來命名，意思為「山怪」。在 1964 年，桃樂絲賀季肯博士因為研究維生素 B_{12} 與鈷之間的相關性而獲得諾貝爾獎。

鈷是構成維生素 B_{12} 的成分之一，有助於紅血球的生成與成熟、維持神經細胞功能的完整。當鈷缺乏時，可能會因為維生素 B_{12} 合成量不夠，導致惡性貧血、神經系統的缺陷等。若每日攝取鈷補充劑達 20 ～ 30 毫克時，就可能會引起毒性反應，發生紅血球增多症、骨髓增生、皮膚潰瘍等併發症。

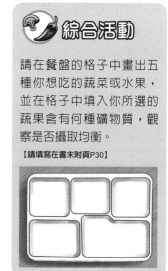

綜合活動

請在餐盤的格子中畫出五種你想吃的蔬菜或水果，並在格子中填入你所選的蔬果含有何種礦物質，觀察是否攝取均衡。

【請填寫在書末附頁P30】

鈷的食物來源主要來自於動物性食品，包括肉類、奶類及奶製品、蛋、家禽、魚類等。目前尚未訂定參考攝取量及上限攝取量。

7-4　水

　　水是構成人體的基本成分，也是維持正常生理功能所必需的物質。人體中水的含量大約為 70%，人每天都必須攝取足夠的水分，以供身體代謝所需。曾有報導指出，人若幾週沒有進食，依然可以存活，但如果數天沒喝水，就可能會死亡。也有科學家說，人可以耗盡身體中儲存的醣類、脂肪及一半的蛋白質，不會有生命危險，但只要流失體內 10% 的水，就會對人體造成影響，流失 20 ～ 22% 的水，則會導致死亡。由此可知，水分對人體的重要性，不亞於其他營養素。

（一）水分的分布

　　人體中水分的分布，約有 60% 是在細胞內液中，40% 是在細胞外液中，細胞外液則分布在血漿、淋巴、脊髓及其他分泌液。以性別來區分的話，男性體內含水量約占體重的 55 ～ 65%，女性則占體重的 45 ～ 55%。

　　將身體中各個不同組織分開來看其中的含水量，可發現血液中含水量 80%，肌肉中有 75%，瘦體組織中有 77%，脂肪組織有 20%，骨骼有 30%，牙齒有 17%。一般而言，隨著年齡增加，體內水分的含量會隨之降低，此外，體內水分占的比例也會隨著肌肉與脂肪兩者的比重不同而有所差異。當脂肪組織增加時，水分含量會較為下降，但肌肉組織較發達時，體內水分含量則會增加（圖 7-32）。

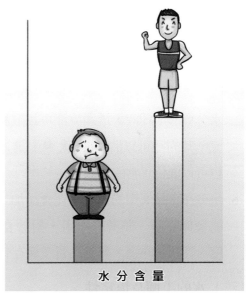

水 分 含 量

圖7-32　身體脂肪組織增加時，水分含量會較為下降，而若肌肉組織較發達時，體內水分含量則會增加。

（二）水的生理功能

　　一般人會認為水既無法提供熱量，也沒有具備維生素或礦物質的功能，因而忽略水分的攝取。不過水的生理功能非常多，分述如下：

1. 水是細胞構成的主要支架，能讓細胞漂浮於其中，減少細胞之間的互相碰撞，保持細胞的健康、正常形狀及完整性。

2. 水分是構成人體體液所必需的，包括消化液、淋巴、血液、尿液等是以水分為主要組成分。此外，水分也可透過細胞內外離子交換的方式，維持體內的酸鹼平衡，讓人體不致發生酸中毒或鹼中毒。

3. 水分是人體最重要的溶劑，能參與營養素的吸收、運送及代謝。細胞所製造出來的廢物、毒物，要排出體外也必須依靠水分的協助。

4. 水分可當作潤滑劑，如分泌唾液；腸胃道、呼吸道及泌尿生殖系統的黏液分泌，須以水分為主要成分。此外，水分也可減少關節及體內其他器官的碰撞及摩擦，具備緩衝及潤滑的作用。

5. 水分有助於調節體溫，尤其臺灣夏天氣溫非常高，水分會形成汗液，透過流汗可以散發體內的熱氣，流一升的汗可以消耗600大卡，讓人體在高溫之下也可以維持正常的體溫。

6. 水分在食品業中的角色：在食品加工過程中，水分能發揮膨脹、潤滑的作用，對於食品的鮮度、硬度、性狀、味道、營養品質及保存皆有重要影響。

> **營養小學堂**
>
> **水活性**
>
> 食品的水活性可用來作為食品中含水量的指標。水活性較高的食品表示其中含有較高水分含量，較不容易保存，其儲存期較短，如生鮮蔬菜及水果。水活性較低的食品則表示其中的水分含量較低，較容易儲存，保存期較長，如蘿蔔乾、蜜餞、乾燥麵條等。為了延長食品的儲存期，提高食品的運用性，有很多食物都會經過脫水或乾燥處理，以降低當中的水含量及水活性。

（三）水的平衡及恆定性

　　水分在體內一般是維持恆定的狀態，也就是說，水分的攝取必須與水分的排出是相等量的。以一個健康成年男性來說，一天的水分攝取與排出量，如表 7-1 所示：

表7-1　成年男性一天的水分攝取與排出量

水分攝取量	毫升	水分排出量	毫升
喝水、飲料、湯	500～1700	肺臟呼氣與皮膚排汗	800～1200
食物	800～1000	尿液	600～1600
代謝水（後面的內容會再提到）	200～300	糞便	50～200
總計	1500～3000	總計	1500～3000

資料來源：編者整理

　　由表 7-1 可知，原則上人體水分的攝取與水分的排出是相等量的，主要是因為人體中有一個水分恆定的調節機制，這個機制有兩個主角，分別為「口渴感覺」及「抗利尿激素」。當人體因為水分攝取變少而開始缺水時，此時血漿中的滲透壓及鈉離子會增加，鈉離子會刺激大腦的下視丘，產生口渴的感覺，促使人體去喝水。此外，下視丘會進一步把口渴的訊息傳給腦下垂體後葉，以分泌抗利尿激素，此時就會增加腎臟對於水分的再吸收，使尿量減少，水分保留量增加。藉由口渴去喝水、尿量減少這兩個動作，讓人體回復足夠的水含量之後，血漿中的滲透壓就會降低，此時就會關閉下視丘作業系統，停止口渴的感覺。

　　以上為人體中水分平衡的調節系統。由此可知，平時的生活中要常常補充水分，有口渴的感覺時要馬上喝水，不要小看口渴的訊號，因為代表此時身體正在告訴你「你已經缺水了」。喝飲料並不能取代喝水，非但不能止渴，反而會攝取多餘的糖、熱量及過量的化學添加物。套一句廣告詞：「多喝白開水，人生變彩色」，應該是最好的註解。

（四）水的缺乏症與毒性

　　水的缺乏或過量對於人體皆有不利的影響。造成水缺乏的原因除了攝取不足之外，大量流汗、燒燙傷、出血、嘔吐、腹瀉、多尿等病理現象皆會引起水的缺乏。水缺乏的症狀依照缺乏的程度不同而不同，當水流失量在體重的 4% 以下時，此時為輕度脫水，會有口渴、皮膚乾燥、食慾降低、尿量變少、消化功能降低、皮膚潮紅、步態遲緩、情緒不穩、失眠、沒有耐心等。水流失量在體重的 10% 左右時，此時為中度脫水，開始會有呼吸率變快、眩暈、手臂刺麻感、頭痛、體溫上升、肌

肉抽筋、虛弱、心智功能失常等。水流失量在體重的 10% 以上時，此時為重度脫水，開始會有精神錯亂、眼睛凹陷、尿液無法形成、皮膚出現皺褶、循環功能不佳、腎臟功能不佳、無法吞嚥、舌頭萎縮、眼盲等。水流失量達體重的 20% 時，會奄奄一息，甚至會引起死亡。

水分若攝取過度，又無法順利排出體外、蓄積體內時，就會引起水過量的現象，有學者將之稱為水中毒（water intoxication）。造成的原因通常是跟疾病有關，如腎臟排尿功能降低、抗利尿激素過度分泌等情況時，容易使體內蓄積過多水分。其症狀包括頭痛、嘔吐、腹部疼痛、水腫、全身痙攣、循環系統功能失調，也可能會導致死亡。

（五）水的來源及需要量

水的食物來源有三方面，第一為液體食物，包括開水、茶、咖啡、果汁、其他飲料、甜品、湯等；第二為一般水分含量較高的食物，例如冬瓜、西瓜、黃瓜及其他新鮮的蔬菜水果；第三為代謝水，是指人體所攝取的醣類、蛋白質及脂質，在經過氧化之後所產生的水分。每 100 克的脂質，氧化後會產生 107 毫升的水；100 克的醣類氧化後產生 56 毫升的水；100 克的蛋白質氧化後產生 41 毫升的水。代謝水一天約可生成 200～300 毫升，可供人體利用。

水分的需要量可依據能量需求來訂定。成年人水分攝取量為 1 毫升 / 大卡，嬰兒的水分攝取量為 1.5 毫升 / 大卡。當發生發燒、處在高溫環境、劇烈運動、鹽分攝取過高、懷孕期、哺乳期、腹瀉、尿量多、長途飛行時等情形，可酌量增加水分的攝取，以防止人體發生脫水。

礦物質是維持人體健康及正常生理代謝不可或缺的物質，每一種礦物質在人體中都有不同的功能，包括組成酵素、抗氧化作用、維持正常消化吸收、維持骨骼及牙齒健康、維持滲透壓及酸鹼平衡、調節能量代謝、維持正常心血管功能、合成荷爾蒙、調節血糖及血脂、構成胃酸、合成紅血球、預防慢性病、構成維生素、維持關節及結締組織健康、預防肌肉抽筋等。

微量元素在體內的儲存量雖很少，但是卻是非常重要的物質，如鐵、氯、鉻、硒，若缺乏就會引起疾病。尤其糖尿病、癌症已是目前民眾相當重視的健康問題，在平常的飲食生活中，若能適量補充鉻、硒等微量礦物質，能保養身體，降低疾病的發生率。

　　一般而言，動物性食品的礦物質吸收率皆較植物性食品好，因此平時注意飲食的均衡，動物性及植物性的食品都必須搭配食用，素食者可在醫師及營養師的建議下，適量補充一些補充劑。活用本章所介紹的知識，運用在日常生活中，就能達到營養保健的目的，以足夠的營養素來使身體健康，達到「醫食同源」的境界。

7

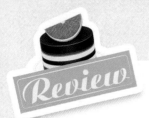

本章重點

1. 人體礦物質的組成中，以鈣跟磷為最多，合計約占2.3～3.4％，且主要儲存於骨骼及牙齒兩處。

2. 巨量元素是指在體內的含量大於體重的0.01％，或是人體每日需求量大於100毫克以上。共有七種礦物質屬於巨量元素，包括鈣、磷、鈉、鉀、硫、鎂及氯。

3. 微量元素是指在體內的含量小於體重的0.01％，且人體每日的需要量以數毫克或是微克計。例如鐵、鋅、銅、碘、鉻、氟等。

4. 為了預防鈣質攝取過多所導致的高血鈣症、腎結石及軟組織鈣化的問題，建議鈣質每日的上限攝取量為2500毫克。

5. 鈉若攝取過量，會導致高血壓的發生。建議國人每日鈉的攝取量為2400毫克，最高不要超過3000毫克。1公克的食鹽含有400毫克的鈉，因此每日的建議攝取量為6公克的食鹽。

6. 氯在胃中以鹽酸形式存在，並構成胃酸，有助於活化胃中的消化酵素及殺菌作用。

7. 硫與醣類可結合形成黏多醣、軟骨素硫酸鹽等物質，有助於維持關節間韌帶的潤滑性，並可鞏固結締組織、軟骨、肌腱及骨骼。

8. 鐵質缺乏會影響血紅蛋白的合成，並進而影響紅血球的分裂與增殖，導致紅血球壽命縮短，產生貧血症狀。

9. 缺鐵性貧血會使血紅素數值下降及紅血球體積變小，因此又稱為「小球性貧血」。在臨床診斷標準上，男性的血紅素數值低於13克/100毫升、女性血紅素數值低於12克/100毫升，即可視為罹患缺鐵性貧血。

10. 鋅與男性的生殖功能有關，睪丸發育、精子的生成及男性性腺的成熟都需要鋅的協助。

11. 碘可組成甲狀腺素，甲狀腺素的主要功能在於可調節人體的基礎代謝率，並可促使能量的轉換利用。

12. 硒的抗氧化作用可以幫助人體預防慢性病及癌症，延緩衰老。

13. 鉻可形成葡萄糖耐量因子（glucose tolerance factor, GTF），其功用在於可促進葡萄糖的代謝及利用，提高胰島素的活性，使葡萄糖進入細胞的量增加，可讓人體血液中葡萄糖的濃度維持正常。

14. 鈷是構成維生素B_{12}的成分之一，有助於紅血球的生成與成熟，並有助於維持神經細胞功能的完整。

15. 代謝水是指人體所攝取的醣類、蛋白質及脂質，在經過氧化之後所產生的水分。每100克的脂質，氧化後會產生107毫升的水；100克的醣類氧化後產生56毫升的水；100克的蛋白質氧化後產生41毫升的水。

16. 成年人水分攝取量為1毫升/大卡，而嬰兒的水分攝取量為1.5毫升/大卡。

Chapter 8

熱量調節與代謝

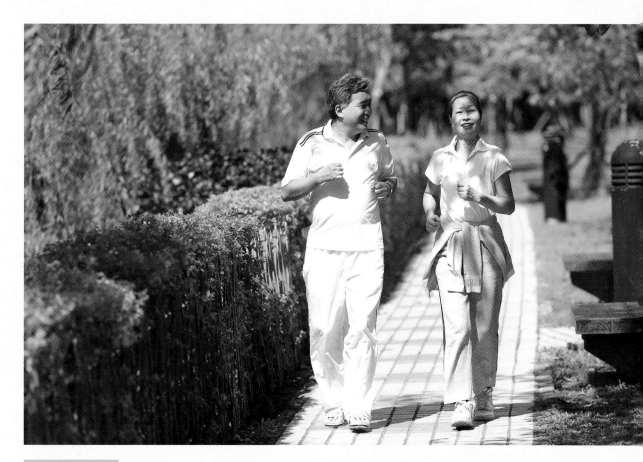

1. 了解熱量的定義及其調節方式
2. 明瞭何謂基礎代謝率及其影響因素
3. 熟悉食物中三大營養素的熱量計算
4. 清楚如何計算個體不同的熱量需求

案例學習　主題：做好體重管控顧健康

　　肥胖是萬病之源，在日常生活中如何作好飲食熱量的管控，對於控制體重而言是非常重要的一環。然而，臺灣茶飲市場越來越大，不管是夏天或是冬天，民眾都喜歡喝上一杯手搖飲，藉由喝飲料來紓解生活及工作上的壓力，也因此在無形之中攝取到許多多餘的熱量，造成肥胖及糖尿病的人口越來越多。營養師賈婷文特別推薦兩種茶飲，都是熱量較低的，可以讓民眾滿足口腹之慾，又可以同時顧及健康與熱量管控。

　　第一種茶飲賈營養師推薦無糖茶加上低熱量的配料，例如無糖紅茶配奇亞籽、無糖綠茶配愛玉、仙草等。建議民眾選擇低熱量的配料，原因是因為奇亞籽、愛玉、仙草皆含有膳食纖維，可幫助民眾控制體重；但若是選擇以珍珠、粉圓、布丁作為配料，熱量就會過高。

　　第二種茶飲賈營養師推薦無糖紅茶加鮮奶。選擇無糖紅茶可降低過量糖的攝取對人體的所造成的負擔及傷害，而鮮奶與奶精相比，是較佳的蛋白質及脂肪的來源，同時也有助於民眾補充鈣質。而由於奶精含有大量反式脂肪，若攝取過多極易造成心血管疾病，許多市售奶茶其成分就是加了奶精，建議民眾應盡量避免攝取。

　　賈營養師表示，這兩種茶飲的熱量都很低，糖量也不高，非常適合想喝茶飲但又不想發胖的民眾。若民眾能遵循營養師所建議的「無糖茶」、「低熱量配料」、「以鮮奶取代奶精」三個原則，自行選擇自己喜歡的茶種類及配料來搭配，既可增加茶飲的豐富性，也同時能作好熱量及體重的管控，可謂一舉兩得。

新聞來源：https://reurl.cc/YQGXo　　2018.1.4

★ 問題與討論

　　請查詢從 107 年 7 月 1 日起，臺灣對於食品中反式脂肪的法規有何最新法令？

生物的所有活動都需要熱量。人體每天要維持正常的身體活動，要有足夠的體力完成所有的工作及課業，就必須要從食物中攝取足夠的熱量，以供身體利用。若熱量攝取不足，或熱量運用不佳，不只會影響到日常的工作效率，更進一步會影響到身體中細胞的活動，甚至威脅到身體健康。

日常生活中身體活動需要熱量，在人體休息時，體內的新陳代謝、腸胃消化、體溫維持等生理活動，也是需要熱量，因此可以說是維持人體健康重要的因素。然而，攝取適當的熱量，可以讓人體充滿活力與精神，但攝取過量，讓多餘的熱量以脂肪的形式儲存，造成脂肪堆積，引起過胖。因此，熱量的平衡及調節是營養學上重要的議題。

本章介紹熱量測量的方式、影響身體熱量需要的因素、熱量如何消耗及如何計算食物中所含的熱量等，了解體內熱量如何進行調節及代謝，以作為營養學的基本常識。

8-1 熱量的定義及單位

熱量代謝是指將食物中營養素所含的熱量，轉變為可供人體細胞利用的過程。熱量是維持身體各器官能夠執行正常生理功能的基礎，來滿足身體的需要，最主要獲取的來源就是食物。

一、熱量單位

在所有的營養素中，醣類、蛋白質、脂質這三種屬於「原料營養素」，經過消化、吸收及維生素、礦物質的催化，再經過人體的代謝反應、酵素作用之後，就會產生熱量，其中醣類占總熱量的 58 ～ 68%，脂質占 20 ～ 30%，蛋白質占 10 ～ 14%。這些熱量的用途，包括供生化反應、調節體溫、建造及修補組織、酵素與荷爾蒙之合成、脂肪組織之合成等。熱量的單位有以下三種：

1. 大卡（Calorie, Cal）：一大卡是指將一公斤或一公升的水升高1℃所需之熱量。

2. 仟卡（kilocalorie, kcal）：是大卡的別稱。

3. 仟焦耳（kilojoule, kj）：一仟焦耳是指將一公斤重的物體以一牛頓的力量推移一呎所需的熱量。

三個熱量單位之間的換算方式為：

1 Cal = 1 kcal = 4.184 kj

1969 年的第八屆國際營養會議及 1970 年美國營養協會命名委員會，都建議以焦耳來作為熱量單位，不過目前的營養學仍然以大卡或仟卡來作為熱量單位。

二、彈卡儀

彈卡儀（Bomb calorimeter）可用來作為測定食物中所含熱量的儀器，是目前使用最普遍的方法（圖 8-1）。測量方法是先將食物秤重後，放在餐具中置入彈卡儀。彈卡儀中有一個鋼筒，在鋼筒中注滿氧氣之後，以電線加熱，食物會隨著高熱而燃燒。因為食物的燃燒會將熱傳導入水中，藉由儀器中的溫度計觀察水溫上升的變化，並計算出食物產生的熱量。

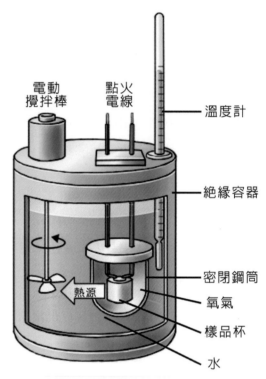

圖8-1　彈卡儀

三、食物的熱量值

食物中每克醣類、脂肪及蛋白質在彈卡儀內充分燃燒後，產生 4.1、9.45 及 5.65 大卡，此為食物實際可供應的熱量。然而，由於這三大營養素在人體內的消化吸收率並非是 100％，其消化率分別為醣類 98％，脂質 95％及蛋白質 92％。食物在腸道中的消化作用也需要消耗熱量，由彈卡儀測得的熱量，必須再扣除食物消化所需的熱量，才是真正人體所能利用的熱量。最終計算的結果，一克的醣類、蛋白質及脂肪可分別提供 4、4、9 大卡。

除了醣類、蛋白質、脂質三大營養素之外，酒精也能提供熱量。酒精的熱量為一克 7 大卡，一毫升 5.6 大卡。表 8-1 列出由彈卡儀測得的食物熱量與人體實際能利用的熱量之差異。

表8-1　食物熱量差異

營養素	蛋白質	醣類	脂質	酒精
彈卡儀測得熱量（大卡/克）	5.65	4.1	9.45	7.1
消化率（%）	92	98	95	100
消化後熱量（大卡/克）	5.2	4	9	7
代謝後熱量（大卡/克）	4	4	9	7

資料來源：謝明哲等（1998）。實用營養學。臺北：匯華。

四、食物的總熱量計算

　　根據前述內容，食物的熱量主要是由醣類、蛋白質及脂質來提供，一克的醣類提供 4 大卡，蛋白質提供 4 大卡，脂質提供 9 大卡。計算食物的總熱量，其算法為：

　　食物熱量（大卡）＝醣類克數 ×4+ 蛋白質克數 ×4 ＋脂質克數 ×9

範例：計算肉絲炒麵的總熱量

　　下表為肉絲炒麵的營養成分，試計算這盤肉絲炒麵的總熱量。

食材	醣類（克）	蛋白質（克）	脂質（克）
麵條	60	8	
豬肉絲		21	15
紅蘿蔔	2.5	0.5	
小白菜	2.5	0.5	
油脂			15
總計（克）	65	30	30

　　肉絲炒麵的總熱量為：65×4 +30×4+30×9 ＝ 650 大卡

計算酒所提供的熱量，要將酒精的度數百分比算入，計算公式為：

　　酒提供的熱量＝酒的容量（毫升）×5.6× 酒精度數百分比（%）

　　　　　　　　＝酒的容量（克）×7× 酒精度數百分比（%）

範例：一杯雞尾酒飲料，共 360 毫升，酒精濃度為 45%，試計算其總熱量。

雞尾酒的總熱量＝ 360×5.6×45%＝ 907 大卡

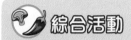

綜合活動

1. 胖胖吃了一大堆零食，共計含有醣類105克，蛋白質55克，脂肪32克，請你幫他計算他總共吃了多少熱量。
2. 胖胖的爸爸在睡前喝了一杯酒精飲料，共有450毫升，酒精濃度為37%，請你幫他計算總熱量是多少。

【請填寫在書末附頁P33】

8-2　熱量代謝的測定

當攝取熱量之後，除了供應人體日常所需之外，若有多餘的熱量就會轉變為脂肪或肝醣儲存於體內。因為每個人的活動量、體型、性別等各有差異，其熱量的需求也會有所不同。以下介紹測量人體熱量代謝的方法：

一、直接測量法

直接測量法的原理與彈卡儀的原理類似，方法是將受測者安置在一個密閉空間中，此空間稱為「呼吸熱量計」，密室周圍有定量的水。受測者所產生的體熱，會被定量的水吸收，使水溫發生變化，經由水溫的變化，就可以計算出受測者所消耗的熱量。

二、間接測量法

間接測量法是測量人體在一段時間內所消耗的氧氣量，來估計熱量需求。測量方法是將受測者口鼻套上呼吸熱量計，測量受測者在固定時間內消耗了多少氧氣量。每消耗掉一公升的氧氣，相當於消耗 4.83 大卡的熱量，將呼吸熱量計所測得的氧消耗量再乘以 4.83，就可得到受測者總熱量的消耗是多少。

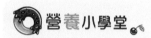

營養小學堂

呼吸商（respiratory quotient, RQ）

呼吸商是藉由受試者氧氣的消耗狀況及二氧化碳的產生狀況來計算而得，從呼吸商可以得知熱量的產生主要是來自何種營養素。一般而言，脂肪氧化時呼吸商為0.7，醣類氧化時呼吸商為1，蛋白質氧化時呼吸商為0.82。以下為呼吸商的計算公式：

呼吸商（RQ）＝二氧化碳生成量÷氧氣消耗量

三、基礎代謝率（Basal metabolic rate, BMR）

　　基礎代謝率，是指維持人體基本的生命力活動所需要的最低熱量，生命力活動包括器官運作、呼吸、心跳、體溫維持、血液循環、滲透壓的維持、腎臟的濾尿作用、腺體的分泌、神經及細胞的運作等。平均一個人維持一天基礎代謝所需的熱量大約是 1200～1600 大卡，其中 29% 來自肝臟，19% 來自大腦，18% 來自骨骼肌，10% 來自心臟，7% 來自腎臟，17% 來自其他臟器。

（一）基礎代謝率的測定條件

　　測量人體的基礎代謝率時，必須符合以下條件，才能確保基礎代謝率的準確性。

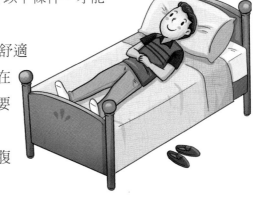

1. 人體必須處於完全放鬆的狀態，並在舒適的環境中醒臥（圖8-2）。室溫最好在 20～25°C，若在測量前運動過，最好要歇息1～2小時。

2. 必須是在進餐後12～16小時，早上空腹時，是最好的測量時間點。

3. 必須是在正常體溫之下。

圖8-2　測量基礎代謝率時必須在舒適的環境中醒臥著

（二）影響基礎代謝率的因素

　　一個健康的成年人，其基礎代謝率受到許多因素的影響，不同的個體間會有不同。以下列出基礎代謝率的影響因子：

1. 體表面積：基礎代謝率的高低與體表面積成正比。體內的熱量有15%是經由皮膚發散出去，因此體表面積越大的人，散熱越多，基礎代謝率就會提高。高瘦的人由於體表面積較大，因此其基礎代謝率比同年齡、同性別、同體重而矮胖的人較高。

2. 年齡：年紀越增加，身體細胞活動度降低，基礎代謝率也會隨之降低，如新生兒、2～4歲的幼兒、成長中的青少年之基礎代謝率皆很高，但超過30歲的成年人，新陳代謝速率就會緩慢下來。平均而言，年齡增加10歲，基礎代謝率會降低1～2%左右，可能是肌肉組織逐漸減少，脂肪組織逐年增加的原因。

3. 性別：女性的脂肪組織較男性多，且脂肪組織的代謝活動較低，女性有特殊的雌性荷爾蒙分泌，因此女性的基礎代謝率會比男性低約6～10%左右。

4. 身體肌肉量：身體組成中肌肉組織較多者，基礎代謝率會較高，所以運動員因肌肉組織多，其基礎代謝率通常會比一般人高6%左右。此外，男性有運動習慣跟沒有運動習慣者相比，基礎代謝率大約多8～14%。

5. 氣候及人種：一般來說，生活在熱帶地區的人，基礎代謝率較低，在寒帶地區的人則比較高（圖8-3）。不過，還是要看體脂肪含量、性別等因素，來決定基礎代謝率的變化。此外，亞洲人的基礎代謝率往往較歐美人稍低，也間接影響體型。

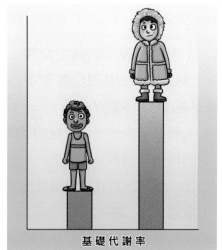

圖8-3　生活在熱帶地區的人，基礎代謝率較低，而在寒帶地區的人則較高

6. 營養狀況：一般而言，營養狀況不良的人，其基礎代謝率會較低，可能是因為在營養不良的狀況下，身體為了維持生命現象，調整成節省熱量消耗來做為調適方式，也可能是因為身體在長期營養不良的狀況下，肌肉組織減少，導致基礎代謝率降低。

7. 體溫：體溫是身體內所有生化反應的催化劑，隨著體溫增高，身體的基礎代謝率會增加。通常體溫每升高1°C或1°F，基礎代謝率會增加13%或7%。

8. 睡眠：睡眠時，因肌肉及情緒鬆弛，基礎代謝率會降低10%。

9. 懷孕：隨著懷孕期的增加，基礎代謝率會從懷孕第四週時開始上升，在懷孕後期基礎代謝率約會提升15～25%。

10. 內分泌狀況：在所有的荷爾蒙中，甲狀腺素是最會影響基礎代謝率的荷爾蒙。當甲狀腺機能亢進時，細胞內代謝活動增加，基礎代謝率會提高50～70%，反之過低時，基礎代謝率則會降低30～60%。此外，腎上腺素、生長激素、胰島素等也會影響基礎代謝率。若基礎代謝率升高至比平常高一倍時，人會發生較神經質、手指顫抖、心跳加速、運動時肌肉震動較大、易流汗、對高溫較敏感、體重會下降等症狀。

11. 月經週期：女性的基礎代謝率最高的時段是在月經來潮前幾天，而最低的時段是在來潮後的第14天。

（三）基礎代謝率的計算法

計算人體的基礎代謝率有許多種方法，以下介紹幾個較簡便的計算法：

1. 利用每公斤體重每小時所消耗的熱量來計算，不過此方法較不適用於過胖或過瘦的人。計算公式為：

男性一天所需消耗的熱量（大卡）＝ 1（大卡）×24（小時）× 體重（公斤）
女性一天所需消耗的熱量（大卡）＝ 0.95（大卡）×24（小時）× 體重（公斤）

2. 利用Harris-Benedict公式計算，也可計算出人體一日的基礎消耗熱量，公式為：

男性（大卡）＝ 66.5+【13.75× 體重（公斤）+5× 身高（公分）
－ 6.75× 年齡（歲）】
女性（大卡）＝ 655+【9.56× 體重（公斤）＋ 1.85× 身高（公分）
－ 4.67× 年齡（歲）】
嬰兒（小於一歲）（大卡）＝ 22+【31× 體重（公斤）+1.7× 身高（公分）】

用以上公式所算出來的數值，也被稱為「基礎能量消耗」（basal energy expenditure, BEE）。近年來，營養界也有以BEE來取代基礎代謝率。

3. 可利用世界衛生組織所訂定的「以體重估計基礎代謝率」的公式來計算（表8-2）。

表8-2　以體重估計基礎代謝率

性別	年齡（歲）	基礎代謝率估計公式
男性	0～3	60.9×體重（公斤）-54
	3～10	22.7×體重（公斤）+495
	10～18	17.5×體重（公斤）+651
	18～30	15.3×體重（公斤）+679
	30～60	11.6×體重（公斤）+879
	＞60	13.5×體重（公斤）+487
女性	0～3	61.0×體重（公斤）-51
	3～10	22.5×體重（公斤）+499
	10～18	12.2×體重（公斤）+746
	18～30	14.7×體重（公斤）+496
	30～60	8.7×體重（公斤）+829
	＞60	10.5×體重（公斤）+596

資料來源：Food and Nutrition Board, National Research Council, National Academy of Science（1989）. Recommended Dietary Allowances（10th ed., p.27）. Washington, DC：National Academy Press.

8-3　人體熱量需求

　　人體需藉由食物來攝取足夠的熱量，以供身體細胞所需，並維持正常的生理機能運作。了解如何計算人體一日的熱量需求，就可經由正確的飲食選擇，進而攝取到適當且足夠的熱量，不會因為多餘熱量的屯積而造成肥胖，衍生出許多疾病。

一、人體熱量需求的三個組成因子

　　健康成年人每日所需的熱量可分為三個部分，分別為基礎代謝率、身體活動量及攝食產熱效應，所占比例分別為 60 ～ 70％、15 ～ 30％及 6 ～ 10％（圖 8-4），將三部分加總起來，才是一個人一天所需的總熱量。

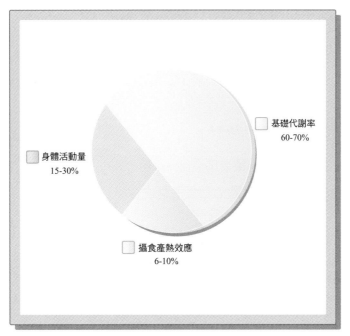

圖8-4　健康成年人每日所需的熱量可分為三個部分，分別為基礎
代謝率、身體活動量及攝食產熱效應

（一）基礎代謝率

此部分的內容已在上一節敘述，在此不再贅述。

（二）身體活動量

身體在從事任何工作或活動時，都需要熱量供應，所需熱量會依照工作的性質、工作所需使用的肌肉量、工作速度的急或緩、工作時間的長短、個人體重等因素而有所差異。一般而言，可分為輕度工作、中度工作及重度工作三種。

1. 輕度工作：是指75%的時間坐著或靜站工作，25%的時間走動工作，如辦公室上班族、行政人員、學生、總機人員等。

2. 中度工作：是指25%的時間坐著或靜站工作，75%的時間從事某些特定職業性的工作，如服務生、老師、業務員、保母、護士等。

3. 重度工作：是指40%的時間坐著或靜站工作，60%的時間從事重勞動工作，如搬家工人、營建工地工人等。

隨著身體不同的活動量，所需要的熱量需求就不盡相同。一個人每日的熱量需求的計算法，是將基礎代謝率算出來後，再乘以表 8-3 中的數字，就可得到身體活動量所需的熱量。

表8-3 計算身體活動量熱量需求的因子

	輕度工作	中度工作	重度工作
男性	1.55	1.78	2.10
女性	1.56	1.64	1.82

資料來源：臺北醫學大學保健營養系謝明哲教授課程講義

範例： 若一個健康成年男性，職業為老師，上班時間為 8 小時，其基礎代謝率經計算後為 1200 大卡，其身體活動量所需之熱量為：

1200×1.78×8/24（因為一天 24 小時，工作 8 小時）＝ 712 大卡

（三）攝食產熱效應

攝食產熱效應又稱為「特殊動力作用」或「特殊動力效應」，是指因為攝取食物後而增加的熱量需要，主要是用以作為消化液分泌、消化酵素的合成及活化、消化吸收作用、體內營養素的轉化及代謝等。在空腹及靜止的狀態下，體內仍有熱量產生，用來維持體溫，但其代謝量較低。在攝食之後，體內的代謝量會比吃東西之前要高，也就是代表熱量的消耗較高，再加上攝取產熱效應所產生的熱，可作為提升體溫之用，所以進食後的體溫會較飢餓時稍高。俗語說「飢寒溫飽」，形容食物具備使身體暖和的功能。

在單獨攝取蛋白質食物時，攝食產熱效應會最高，其次為脂質、醣類，分別為 30％，4 ～ 14％，6 ～ 7％。由於一般人的飲食型態是為混合飲食的形式，在計算攝食產熱效應時，通常以基礎代謝率與身體活動量兩部分的總和，再乘以 10％ 來估計。

二、人體熱量需求的計算

範例： 小倫是一位英文老師，女性，體重 50 公斤，身高 155 公分，每天在學校上班 8 小時，睡眠時間 8 小時，請計算她的一日總熱量需要量。

解答： 人體的總熱量需求，是由基礎代謝率、身體活動量及攝食產熱效應三部分加總而成，因此要先分別計算每一部分的熱量。

1. 基礎代謝率：利用第二節所介紹的計算方法，選擇第一個方法來計算。

    基礎代謝率＝ 0.95×50×24 ＝ 1140 大卡

不過，在睡眠時，基礎代謝率會降低 10%，睡眠時間約占一天的 8 小時，計算方法為：

    1140×10%×8/24 ＝ 38 大卡（睡眠時間的基礎代謝率）
    1140-38 ＝ 1102 大卡（真正的基礎代謝率）

2. 身體活動量：依照上述內容所提供的表格來計算。案例為中度工作者，女性，工作時間約占一天的8小時，身體活動量為：

    1102×1.64×8/24 ＝ 602 大卡（因應身體活動量所需要的熱量）

3. 攝食產熱效應：攝食產熱效應通常以基礎代謝率與身體活動量兩部分的總和，再乘以10%來估計，計算方式為：

    （1102＋602）×10% ＝ 170 大卡

4. 小倫的一日總熱量需求為三部分的總和，總熱量需求為：

    1102+602+170 ＝ 1874 大卡

　　以上為一位健康成人一日熱量需求的計算方式。不過，基礎代謝率及身體活動量的計算法有很多種，而使用不同的方法或不同的公式來計算，所得到的結果並不會完全一模一樣，一定會有所差異，因為計算出來的數值僅為估算值，並沒有絕對的對錯，也沒有「一定要用這個方法才對」的迷思。此外，某些特殊族群需要另行增加熱量的攝取，如女性懷孕期時，每日應增加 300 大卡的熱量攝取；哺乳期時，每日應多增加 500 大卡的熱量攝取。

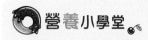 營養小學堂

要計算一個人一日的熱量需要量，還有另外一個簡便算法，公式為BEE×活動因子×壓力因子。
BEE我們已在前面內容提過，可以用Harris-Benedict公式來計算。活動因子跟壓力因子如下表所示。

活動因子

活動項目	因子
臥床	1.2
輕度活動	1.3
中度活動	1.4

資料來源：行政院衛生署(2006)。臨床營養工作手冊。臺北：行政院衛生署。

壓力因子

壓力項目	因子	壓力項目	因子
正常	1.0	懷孕	1.1
輕度飢餓	0.85～1.0	哺乳	1.4
小手術或癌症	1.2	敗血	1.4～1.8
腹膜炎	1.05～1.25	燒傷（30%）	1.7
骨折、骨骼創傷	1.3	燒傷（50%）	2.0
發燒1℃	1.13	燒傷（70%）	2.2
生長	1.4	癌症惡病質	1.2～1.4

資料來源：行政院衛生署(2006)。臨床營養工作手冊。臺北：行政院衛生署。

範例：一位女學生，23歲，身高160公分，體重50公斤，大部分的時間皆坐著讀書或上網，未有任何壓力因子，試計算其一日熱量需要量。

解答：先以Harris-Benedict公式來計算BEE。
BEE＝655＋（9.6×50）＋（1.8×160）－（4.7×23）＝1315大卡
活動因子：學生為輕度工作，活動因子1.3
壓力因子：身體狀況一切正常，壓力因子為1.0
總熱量需求為1315×1.3×1.0＝1709.5大卡

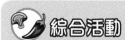 綜合活動

小明的爸爸是一位搬家公司的工人，業務繁忙，每日工作12小時，睡眠6小時，身高175公分，體重65公斤。

1. 請幫他計算一日的熱量需要量
2. 請跟別的同學比較一下，你算出來的結果與別的同學是否有差異？使用的是不同的算法嗎？

【請填寫在書末附頁P33】

8-4　肥胖與體重管理

肥胖是許多慢性疾病的導因之一，在最新公布的國人十大死因中，惡性腫瘤、心臟疾病、腦血管疾病、肺炎、糖尿病、慢性肝病及肝硬化、高血壓疾病等疾病與肥胖有關。

一、肥胖的定義

國人的生活形態日漸趨於靜態，熱量的消耗降低，肥胖問題日益嚴重。由於每個人的身高、體重、骨架各有差異，單以體重來判斷肥胖與否是不客觀的。為了讓民眾有遵循的依據，目前多以身體質量指數（body mass index, BMI）來定義是否肥胖，其計算方式如下：

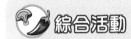

請你動動腦，如何從BMI的計算公式及上表中BMI的正常範圍，推算出一個人的理想體重呢？
【請填寫在書末附頁P34】

$$BMI = 體重（公斤）\div 身高^2（公尺^2）$$

表8-4　成人體重分級與標準

	BMI	腰圍（公分）
體重過輕	BMI<18.5	
正常範圍	18.5≦BMI<24	
異常範圍	過重：24≦BMI<27 輕度肥胖：27≦BMI<30 中度肥胖：30≦BMI<35 重度肥胖：BMI≧35	男性：≧90公分 女性：≧80公分

資料來源：衛生福利部

依據2002年世界衛生組織估計，全球約有10億人過重或是肥胖。臺灣在1993～1996年執行的國民營養健康狀況變遷調查，約有一成的民眾肥胖，兩成的民眾過重，最近的一次調查（2005～2008）則發現肥胖盛行率已升高至17%，另有約二成女性、三成男性過重，兒童肥胖盛行率也在過去十年內增加了2～3倍。由此可知，肥胖已是不可不重視的公共衛生問題。

二、肥胖的成因

　　體重的變化與身體能量的平衡有關，除了吃多少食物、吸收多少熱量會影響體重變化之外，環境及基因也扮演著很重要的角色。

1. 熱量不平衡：熱量平衡是指將所攝取的熱量減掉消耗的熱量，若為正的熱量平衡，就代表所攝取的熱量已超過身體需要，此時多餘的熱量會儲存在體內，造成體重的增加。當多餘的熱量每累積到7700大卡時，就會增加一公斤的體重。

2. 飲食型態：目前研究皆指出，高脂肪、高醣類飲食容易導致體重過重及肥胖，因為這兩種飲食習慣除了會增加熱量的攝取之外，也會造成身體內脂肪的形成與堆積。

3. 環境因素：環境對於人類飲食型態的養成有很大的相關性。社經地位、文化、食物可獲度、對食物所抱持的態度等，都可能會藉由改變飲食行為而影響到體重。如現今社會便利商店、飲料店到處林立，高熱量含糖食物及飲料隨處可得，民眾就會無意間增加含糖食物及飲料的攝取，長期下來會增加不少體重。此外，生活的便利也降低人體活動的機會，如電梯等節省勞力的機器發明，讓人們不再想爬樓梯，身體活動量降低，也因而埋下發胖的種子。

4. 遺傳因素：遺傳基因的不同，會導致不同個體對於熱量平衡的調節不太一致。遺傳基因會藉由影響體內脂肪分解酵素的活性、內分泌系統的功能及食慾，進而影響到代謝狀態，此時人體就會增加熱量的攝取及體內脂肪的合成，最終導致肥胖。曾有數據指出肥胖有40～70％由遺傳基因決定，有30～60％由環境因素決定。

5. 心理因素：社會的高度競爭，導致生活壓力大、心情緊張焦慮，很多人都以吃來紓解心理上的壓力。下班後與同事喝一杯、周末與好朋友去喝下午茶，追求小確幸，都是這種情況下的產物，也因此讓民眾多攝取很多不必要的熱量，造成熱量的囤積及肥胖。

6. 疾病因素：有一些疾病或在服用藥物時，也有可能導致體重的增加。如甲狀腺功能低下、新陳代謝疾病、內分泌系統疾病等，或長期使用類固醇藥物，可能都會影響到人體的基礎代謝率，使基礎代謝率下降，引起肥胖。

7. 荷爾蒙：人體中瘦體素的分泌，也是影響肥胖是否形成的另一個重要因子。瘦體素是由人體脂肪組織所分泌的，它能刺激大腦的飽食中樞，引發飽足感，降低食慾。有研究發現肥胖的人通常體內瘦體素的濃度會較低，顯示瘦體素對於體重的調節也具有不可忽視的影響。

三、肥胖對健康的影響

　　肥胖是指身體有過多的脂肪組織，脂肪組織通常是在皮下、腎周圍、腸系膜和大動脈等處儲存最多，稱為「脂庫（fat pool）」。當脂庫中儲存了過量的脂肪，就容易引起肥胖，進而影響健康。目前臺灣的肥胖盛行率已逐漸在增加之中，已成為重要的健康議題，若再不加以重視，可能會使肥胖相關的健康問題一一浮現。肥胖對健康所造成的影響如下：

1. 心血管疾病：肥胖者血液中的血脂質代謝會出現異常現象，如膽固醇及三酸甘油酯濃度會增加，導致脂質在血管中堆積，容易發生心血管疾病或心室肥大、心律不整、心臟衰竭等（圖8-5）。

圖8-5　肥胖者易發生心肌梗塞及腦中風等心血管疾病

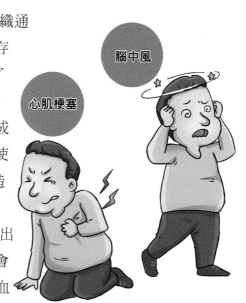

2. 糖尿病：肥胖者體內由於代謝異常的因素，易發生「胰島素阻抗」，就是指體內的胰島素無法確實發揮降血糖的作用。長期的胰島素阻抗易引起糖尿病的發生，若糖尿病病情沒有被控制，會發生許多併發症，如視網膜病變、腎臟病變、血管病變等，造成病患壽命縮短及生活品質的降低（圖8-6）。

3. 高血壓：肥胖者由於脂肪細胞較多，血液在循環系統中流動時阻力較大，血壓就會隨之上升。此外，肥胖者的交感神經活性較高，交感神經會促使血管收縮，使血壓上升。

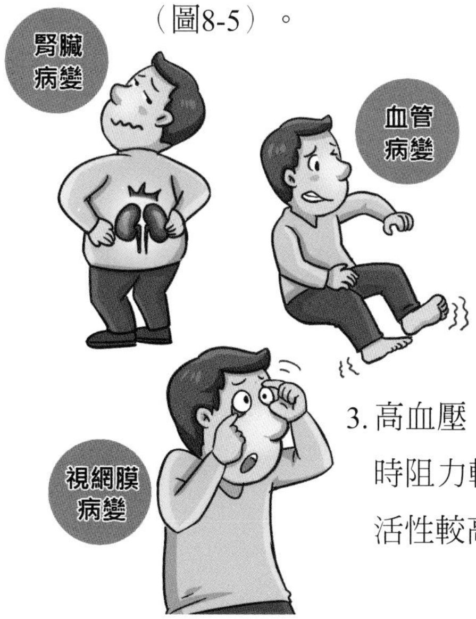

圖8-6　糖尿病病情沒有控制好，會發生許多併發症，例如視網膜病變、腎臟病變、血管病變等

4. 消化系統疾病：肥胖者膽汁中的膽固醇含量非常高，膽結石、膽囊發炎、膽囊癌的發生機率較正常體重的人提高，肝硬化的發生率也較高。

5. 骨關節病變：肥胖者體重較重，骨骼負荷較重的重量。長期下來，容易使骨骼承受過重的壓力，導致骨骼或關節病變，如較胖的人膝關節較不耐久站，即為此因。

6. 癌症：目前很多醫學研究，證實肥胖與許多癌症的發生有密切相關性，如乳癌、大腸直腸癌、胰臟癌、膽囊癌、卵巢癌、子宮內膜癌、攝護腺癌等，肥胖者發生上述癌症的機率皆較高。根據報導指出，原因可能是因為肥胖會使身體產生「慢性發炎」的狀態，讓體內產生大量有害身體的自由基，會讓癌前細胞或癌前病變正式發展為癌症。

7. 內分泌異常：肥胖者體內有大量脂肪細胞堆積，會影響許多荷爾蒙的分泌，如較胖的女性常有月經不順的現象，是因為雌性荷爾蒙、動情激素的分泌異常所導致。此外，過度肥胖的女性也會較難受孕，生產的風險也較高。

8. 脂肪肝：肥胖者體內有過多的脂肪，其會在肝臟堆積，引起脂肪肝的現象，造成肝臟機能受損、肝臟解毒酵素功能異常。

9. 睡眠問題：肥胖者容易在睡眠時出現打呼的情況，嚴重者甚至會出現呼吸中止症，大大影響睡眠品質。睡眠品質一不好，對於工作效率、內分泌、新陳代謝系統都有負面的影響，因此睡眠問題也是肥胖者極大的困擾之一。

以上為肥胖者會面臨到的健康問題。由此可知，肥胖的盛行率越高，社會所要負擔的醫療成本就越高，有鑑於此，為了維持身體健康，體重管理就變得非常重要。

四、體重管理

肥胖已成為一種全球化的疾病，且對健康造成不良影響，體重管理已成為刻不容緩的工作。要做好體重管理，必須要做好以下三個層面。

（一）飲食控制

飲食控制是體重管理非常重要的一環，營養素攝取充足及均衡的營養有助於體重的控制及管理（表 8-5）。

表8-5　減重時的飲食攝取建議

營養素	每日攝取建議
熱量	較原來的熱量攝取每日減少500～1000大卡
總脂肪量	≦總熱量的30%
蛋白質	占總熱量的15%
醣類	≧總熱量的55%
膽固醇	<300毫克
鹽	≦6克
鈣質	1000～1500毫克
膳食纖維	20～30克

資料來源：National Institutes of Health（1998）Clinical guidelines on the identification, evaluation, and treatment of overweight and obesity in adults-the evidence report. Obes Res 6（Suppl 2）,51S-209S.

　　由表 8-5 可知，在減重期間，除了注意熱量及脂肪的攝取須減少、醣類攝取不宜過量之外，其他營養素如鈣質及膳食纖維的補充也非常重要。此外，針對患有糖尿病、高血脂症、心血管疾病、高血壓、呼吸系統疾病及關節疾病而體重過重或肥胖者，可用「限制熱量飲食」作為體重控制的工具。「限制熱量飲食」是指提供低於每日身體所需熱量且營養均衡的一種飲食，目的在於減輕體重並維持身體各機能的正常運作。限制熱量飲食的一般原則如下：

1. 盡量能遵從表 8-5 的飲食建議，維持低熱量且營養均衡的飲食，一日總熱量以不低於 1000 大卡為原則。
2. 減重不宜太激烈或太快速，以每週減輕 0.5 ～ 1 公斤為最理想。
3. 少吃高脂肪、高熱量的加工食物，例如罐頭、速食麵等，不但鈉含量高，熱量高，營養素的含量也較少，不利於體內脂肪的燃燒（圖 8-7）。

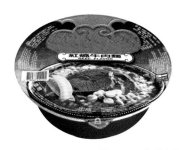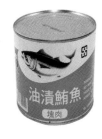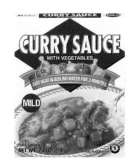

圖8-7　減重期間，應少吃高脂肪、高熱量的加工食物

4. 每日以三餐爲主，將食物平均分配，不要只吃某一餐，而下一餐都不吃，會不利於身體調節熱量。

5. 減重者要有清楚認知，甚麼食物都可以吃，但要控制量，尤其是油膩甜食、米、飯、麵食等富含醣類的食物。

（二）行爲改變

在減重的過程中，減重者的行爲改變對於減重是否能持之以恆，具有關鍵性的影響。

1. 自我檢測：減重者可以每天做飲食紀錄，每個禮拜量一次體重，除了可以觀察減重的成效之外，並且透過紀錄，能發現飲食上還可再改進的問題。此外，飲食紀錄也能提供給專業的營養師，幫忙找出飲食中的問題點。目前在醫院的營養門診中，大多有要求減重病患要做飲食紀錄，其原因在此。

2. 改正某些固定行爲：減重者可在日常生活中修正某些固定的行爲模式，有助於體重的控制與管理，如肚子餓的時候不要去買東西，以免會買得過多、吃完飯立刻起身清理並離開餐桌、吃完飯就不再進入飯廳或廚房、不要買零食或小餅乾堆放在家裡、將食材分成小分量，每次只煮一份，以免烹煮過多等。上述都是可修正的行爲模式，可無形中減少過多的食物及熱量攝取。

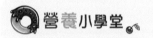
營養小學堂

以下為飲食紀錄之範例

餐別	食物名稱	烹調法	食材	分量
舉例：午餐	蝦仁蛋炒飯	油炒	蝦仁	約4小隻
			紅蘿蔔	約1湯匙
			洋蔥	約1湯匙
			飯	約1碗半
			雞蛋	1個
			油	約2茶匙
	貢丸湯	水煮	貢丸	2小顆

資料來源：編者自行編製

3. 加強自我認同：減重者應對自己有信心，多認同自己的努力，給自己正面的思考能量及鼓勵，相信自己一定可以做到。減少自怨自艾、自我批評、自暴自棄，若短時間沒有達到體重控制的目標，也應鼓勵自己，不應立即放棄。總之，在體重管理的過程中，減重者的心理層面是非常重要的，應多給予陪伴、協助、鼓勵與督促。

（三）運動

　　目前許多研究皆證實，增加體能的活動及動態的生活習慣，對於體重管理是不可忽視的一環。運動量的增加可使身體中的脂肪細胞變小，同時也有助於調節血脂值。若在飲食控制一陣子之後，體重卻始終維持不變，此時就必須開始運動，以突破減重的瓶頸。

　　國外曾有研究顯示，現代人看電視、上網的時間過長，熱量的消耗大大減少，造成現在有很多小孩在國小階段就已發胖。早期建議每天要從事 20 ～ 60 分鐘中等或高強度的運動，但現在則強調不一定要高強度運動，只要能每天持續體能活動，都對健康有幫助。衛生福利部也建議每天至少要有 30 分鐘的體能活動，如快走、游泳、騎單車、慢跑，甚至是提早兩站下車、捨棄電梯改用爬樓梯等，皆可達到運動的效果。

　　要維持身體健康，體內熱量的調節與代謝必須要維持正常且穩定，細胞才能有足夠的能源來進行生理活動。熱量的產生皆由食物攝取而得，若熱量無法平衡，則可能就會導致熱量不足或是熱量過多。當體內有過多的熱量堆積時，容易使脂肪細胞在體內變大，造成肥胖。了解如何計算一日的熱量需要量，是必備的知識之一。

　　全世界的肥胖盛行率皆在逐年上升，肥胖相關疾病的罹患率也隨之增加，提高個人、家庭、國家的醫療成本。熱量並非體重的大敵，是維持身體健康的重要關鍵，因此與其盲目的減重，不如更了解體內熱量調節及代謝的原理，並能在日常生活中落實有利於體重管理與控制的生活型態，相信不但能減輕體重，重拾健康，也能讓體內細胞更加活躍，生命力更強，才是正確且務實的生活態度。

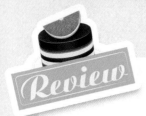

本章重點

1. 醣類、蛋白質、脂質這三種屬於「原料營養素」，其中醣類占總熱量的58～68%，脂質占20～30%，蛋白質占10～14%。

2. 一大卡是指將一公斤或一公升的水升高1℃所需之熱量。

3. 食物的熱量主要是由醣類、蛋白質及脂質來提供，而一克的醣類可提供4大卡，蛋白質可提供4大卡，脂質可提供9大卡。

4. 基礎代謝率是指維持人體基本的生命力活動，所需要的最低熱量，平均一個人維持一天基礎代謝所需的熱量大約是1200～1600大卡。

5. 健康成年人每日所需的熱量可分為三個部分，分別為基礎代謝率、身體活動量及攝食產熱效應，所占比例分別為60～70%，15～30%及6～10%。

6. 一般人的飲食型態皆為混合飲食的形式，所以在計算攝食產熱效應時，通常以基礎代謝率與身體活動量兩部分的總和，再乘以10%來估計。

7. 肥胖易造成人體健康上的威脅，例如高血壓、心血管疾病、糖尿病、癌症等。因此在日常生活中應做好體重控制及管理。

8. 體重管理的三大法門為飲食控制、行為改變及運動。

Chapter 9
均衡飲食

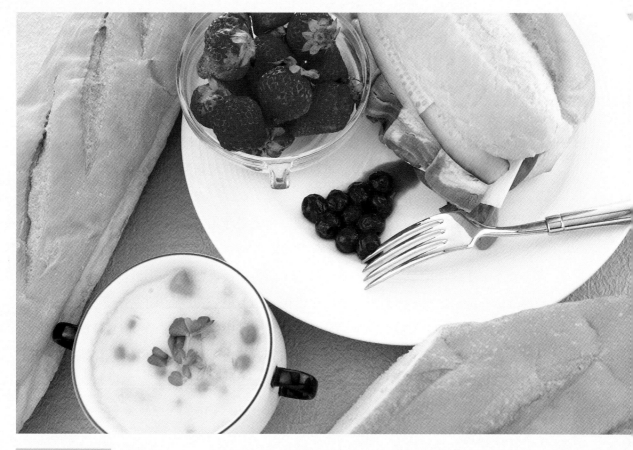

學習目標

1. 了解營養評估的方法
2. 明瞭何謂均衡飲食
3. 明白每日飲食指南的意義
4. 知悉食物代換表及六大類基本食物
5. 學習如何規劃飲食內容

案例學習

主題：料理人的職業道德—杜絕黑心商品

　　要維持身體的健康，除了均衡飲食之外，注意食品安全也很重要。尤其身為餐飲從業人員，更應該將注重食品安全視為最基本的職業道德。然而，臺灣第二大蛋商莫記泰安公司(編輯:我不知道直接提到公司名稱適不適合，若不適合的話，煩請編輯這邊自行刪掉公司名稱)，在 2017 年 12 月底被檢舉將回收來的過期蛋品，混入新鮮蛋品販賣；在 2018 年 1 月，又被發現公司負責人要求員工把發霉及長蟲的臭蛋，製成蛋液，販售給國內知名零食企業使用。雖然這家零食企業聲明並沒有使用到問題蛋品，但還是有多家大賣場決定採取預防性下架的行動。而檢方追查之後更發現，該家黑心蛋商早在 2011 年起，為了減少蛋的報廢損失，將廠商退貨，但外觀仍完整的蛋，混入新鮮蛋品重新販賣，或是作成蛋液，賣給烘焙坊、快炒店等。這代表民眾已吃到黑心蛋長達 6-7 年之久了。

　　有律師指出，黑心蛋商的行為已觸犯偽造文書罪和詐欺罪，而根據「食品安全衛生管理法」，蛋商的行為更可能可處 7 年有期徒刑。從事餐飲業或食品業，提供良心食品、注意食材安全及衛生是最基本，但也是最重要的認知及任務。像上述蛋商提供黑心蛋的行為，非但不可取，更是傷害了自己公司的商業信譽。因此，餐飲科系的同學，除了必須具備營養學及食物製備的基礎知識之外，更必須培養維護食品安全與衛生的觀念及職業道德，將來從事餐飲業後，切不可提供黑心食品給消費者，更不可泯滅作為料理人的靈魂及良心。以此案例與餐飲科的同學共勉之。

新聞來源：http://news.ltn.com.tw/news/society/breakingnews/2323348　　2018.1.26

★ 問題與討論

　　請討論身為餐飲從業人員，你認為為了維護商譽，應該具備哪些理念跟行為？

　　現代人越來越注重飲食及養生的觀念，而為了維護身體健康，食物是重要的影響因素之一。尤其目前外食人口多，很難顧及到飲食的均衡，且多數人喜歡精緻及高油脂的飲食型態，容易導致許多慢性病的發生。隨著國人追求健康的風潮，均衡飲食的概念也變得更加重要，如何吃出健康，吃出均衡，已成為生活中不可或缺的一部分。

　　雖然人人都知道飲食對於身體健康有重要的影響，但往往大多數的人都不知道每一類食物每天該吃多少？有哪些飲食原則需要注意？每一類食物中含有何種營養素？等問題。臺灣衛生福利部為了讓國人能遵循均衡飲食的原則，訂定了每日飲食指南及國民指食指標，其目的就是希望讓國人了解何謂均衡飲食，並能從均衡的飲食型態中得到健康。本章除了介紹均衡飲食的原則及每日飲食指南之外，還會介紹如何做飲食計畫，讓餐飲科系的學生除了了解基本學理之外，更能實際設計出菜單，並將這些知識融入未來的工作崗位之中，使所製作的菜餚達到具備色香味及營養均衡的境界。

 ## 9-1　每日飲食指南

　　根據衛生福利部 2010 ～ 2011 年臺灣國民營養健康狀況變遷調查結果顯示，國中生過重及肥胖狀況，在男生方面，7 年級、8 年級、9 年級的過重及肥胖的盛行率分別則為 27.6%、29.8%、33.9%；女生在 7 年級、8 年級、9 年級的過重及肥胖的盛行率分別則為 22%、27.1%、20.9%。此外，也發現這個年齡層的國中生其身體質量指數（BMI）有逐漸升高的情形。由以上調查結果可知，國人肥胖的問題已日趨嚴重，因此教導均衡飲食的觀念已是刻不容緩的。

一、營養狀況的評估

　　當飲食不均衡時，最先出現的就是身體中的營養狀況會受到影響，因此如何評估營養狀況是必要的知識。營養狀況的評估方式如下：

1. 身高及體重：身高及體重為評估營養狀況最直接的方法之一。衛生署於1995年公布成年人的理想體重計算方法為：

理想體重＝22× 身高（公尺）^{2}

此外，身體質量指數也是用來做為評估營養狀況的工具，其計算公式如下：

BMI ＝體重（公斤）÷ 身高^2（公尺^2）

　當BMI介於18.5～24之間時，是為體重的正常範圍，代表較沒有營養不良的風險。

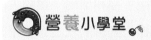

營養小學堂

三頭肌皮下脂肪厚度的參考數值

性別參考值	不足	正常值	過高
男性（公釐）	低於5.5	6.0～17.5	高於18.0
女性（公釐）	低於11.5	12.0～25.5	高於26.0

資料來源：衛生福利部國民健康署

2. 三頭肌皮下脂肪厚度：三頭肌皮下脂肪（tricept skin fold）的測量方法是請受試者手肘垂直彎起，取肩胛關節與肘關節之間距離的中點作一個記號。之後請受試者雙手自然下垂，在記號上以拇指跟食指提起皮下脂肪層，以測量器讀取刻度，單位為mm。若數值越低代表越有營養不良的風險。

3. 生化值檢查：生化值檢查包括血液及尿液的檢驗結果，主要可用來評估受試者的營養狀況，其中最重要的指標是血液中的白蛋白濃度。白蛋白是由肝臟合成的蛋白質，當身體營養不良而導致蛋白質耗盡時，就會使血液中白蛋白的濃度下降。一般而言，血液中白蛋白的正常濃度約為3.5～5.0g/dL之間。除了白蛋白之外，前白蛋白、運鐵蛋白及視網醇結合蛋白等也可作為早期營養不良的診斷指標。

4. 臨床症狀評估：臨床症狀評估是藉由觀察受試者外觀的異常表現，判斷出可能缺乏的營養素是甚麼（表9-1）。

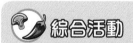

綜合活動

請上網查詢血液中運鐵蛋白及視網醇結合蛋白的濃度，可做為何種營養素缺乏的指標，並與同學討論。【請填寫在書末附頁P37】

表9-1 臨床症狀與營養素缺乏的相關性

症狀	可能缺乏之營養素
夜盲症	維生素A
牙齦易出血	維生素C
舌頭顏色鮮紅、味蕾萎縮	維生素B_2、B_{12}、葉酸、菸鹼酸
口唇紅腫、發炎	維生素B_2、B_{12}、菸鹼酸
皮膚瘀青或紫斑	維生素C、維生素K
皮膚粗糙、毛囊突起	維生素A
水腫	鈉過多或蛋白質缺乏
湯匙型指甲	鐵質
傷口不易癒合	維生素C、蛋白質
毛髮粗糙無光澤	蛋白質、必需脂肪酸
口腔味覺改變或遲鈍	鋅
頸部腫大	碘
皮膚出現黃色脂肪瘤	膽固醇過高

資料來源：胡月娟等(2009)。老人護理學，頁185-186。

5. 飲食評估：飲食評估的主要目的是藉由飲食紀錄或飲食問卷，來了解受試者的飲食型態、內容及攝取量等，再由專業營養師評估飲食及營養攝取是否足夠。飲食評估的方法包括24小時飲食回憶法、飲食頻率問卷、飲食日誌、飲食歷史調查等，其中最常被使用的為24小時飲食回憶法。

　　以上為要評估個人的營養狀況時，會使用到的重要指標及方法。為了預防發生營養不足的現象，遵循每日飲食指南的規範是不可忽視的環節。

二、每日飲食指南

　　臺灣早期的每日飲食指南為梅花圖（圖9-1），此梅花圖是在 1970 年代誕生的，是臺灣最早的飲食指南。當時衛生署章樂綺研究員廣邀集營養專家，農復會邱清華技正提出此梅花圖的概念，以五片花瓣及花蕊分別代表五穀雜糧類、蛋豆魚肉類、蔬菜類、水果類、奶類及油脂類六大類食物。根據此版的每日飲食指南建議，成年人每日應攝取五穀雜糧類 3 ～ 6 碗，蛋豆魚肉類 4 份，蔬菜類 3 碟，水果類 2 個，油脂類 2 ～ 3 湯匙及奶類 1 ～

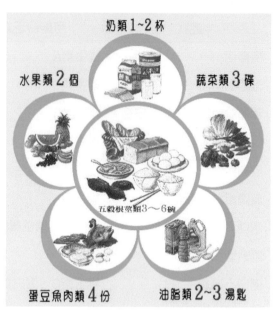

圖9-1　臺灣1970年代所制定的每日飲食指南

2 杯，以維護身體的營養素需求及健康。隨著時代演變，衛生福利部因應國人的經濟、社會條件與營養、健康狀況已與以前不同，委託臺灣營養學會進行每日飲食指

營養小學堂

24小時飲食回憶法

二十四小時飲食回憶法主要是由專業人員紀錄人過去二十四小時所攝取的食物，或飲料的進食量及烹調法。適用於評估大量人口族群的一般飲食平均攝取量，其評估結果可以作為形成一個群體營養教育或介入計畫的依據，也可以評估一個營養教育或介入計畫的有效性。

1. 優點：
   (1) 省時、省力、方便、省錢。
   (2) 對受訪者負擔較小。
   (3) 不會影響受試者原本的飲食型態。
   (4) 適用於大族群的調查。
2. 缺點：
   (1) 無法代表個人典型長期的飲食攝取狀況。
   (2) 資料是否正確，取決於訪談者的訪談技術。
   (3) 準確性與受訪者的合作意願、能力、教育程度及記憶力有關，所以太小的小孩及生活無法自理的老年人並不適用。
   (4) 受訪者的飲食習慣必須較平穩，如果受試者每日飲食內容的變異很大，則無法代表其日常的飲食型態。

資料來源：賴明宏（2011）。老人營養學。頁 112-113。

南的修訂，並於 2018 年公佈新版的飲食指南，用扇形圖（圖 9-2）取代梅花圖。其中每類食物圖案的面積不同，即代表每日攝取分量的多寡。全穀雜糧類的面積最大，代表它是臺灣飲食文化中的主食，攝取量最多，提供人體所需的熱量；油脂類的面積最小，代表其攝取量須適量，以免因為攝取過多而導致心血管疾病及其他慢性病的發生。

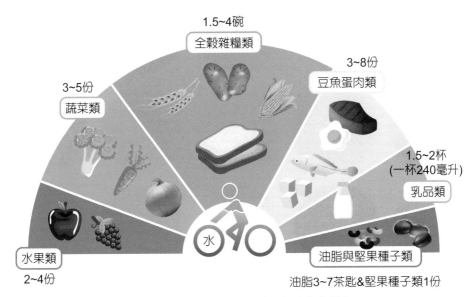

圖9-2　臺灣2018年所制定的每日飲食指南

在新版的每日飲食指南中，建議成年人每日應攝取全穀雜糧類 1.5 ～ 4 碗，豆魚蛋肉類 3 ～ 8 份，蔬菜類 3 ～ 5 碟，水果類 2 ～ 4 份，乳品類 1.5 ～ 2 杯，油脂類 3 ～ 7 茶匙及堅果種子類 1 份。有關每日飲食指南的詳細內容，已在第一章介紹過，以下列出舊版與新版每日飲食指南不同之處：

1. 食物名稱的改變：新版食物指南將原來的五穀雜糧類改為「全穀雜糧類」，奶類改為「乳品類」，蛋豆魚肉類改為「豆魚蛋肉類」，油脂類改為「油脂與堅果種子類」。現代人因追求口感的美味及精緻，多攝取白米、白麵包、白麵條等精緻食物，而減少了攝取膳食纖維、維生素及礦物質的機會。由於全穀類還保留穀類特有的胚芽及麩皮，攝取全穀類可增加膳食纖維及維生素、礦物質等被攝取的機會，有助於改善身體健康（圖 9-3）。因此在新版飲食指南中，特地將食物分類名稱改為「全穀雜糧類」，以提醒民眾攝取全穀類的重要。

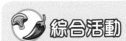
綜合活動

請設計兩道以堅果類為配角的菜色，並附上食譜、製作流程及成品照片，交給老師。【請填寫在書末附頁P37】

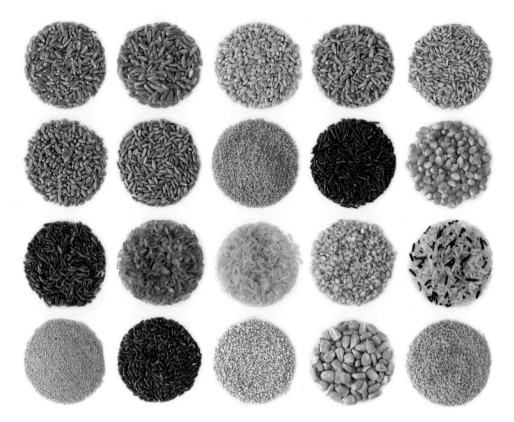

圖9-3　攝取全穀類，可增加攝取膳食纖維及維生素、礦物質的機會，進而有助於改善身體健康

　　此外，原本的飲食指南中是將蛋白質類的食物命名為「蛋豆魚肉類」，但在新版的飲食指南中，則將順序改成「豆魚蛋肉類」，此用意在於建議國人不要吃太多肉，改以豆類製品等植物性蛋白質作為蛋白質的主要來源，以降低癌症、心血管的發生率。近年來有許多研究也顯示，堅果種子類含有豐富的不飽和脂肪酸，有助於維護心血管的健康，衛生福利部為了使國人可攝取適量的堅果種子類，如芝麻、核桃、杏仁、腰果、南瓜子、開心果等，把原本的「油脂類」改成「油脂與堅果種子類」。在奶類方面，衛生福利部參閱全球實證研究發現，不管是低脂或高脂乳品，並不會顯著使體重或罹患心血管疾病的風險增加，因此在新版的每日飲食指南中，已不再強調應優先選擇低脂乳品了，全脂低脂都一樣好。

2. 食物分類所占比例重新調整：現代人的生活型態較為靜態，大多為久坐辦公室、吹冷氣，很少運動，活動量較低，熱量需求也較30～40年前，以體力勞動為主的國人低。為了因應這種變化，新版的飲食指南調整食物的所占比例。在舊版飲食指南中，五穀雜糧類食物為每天3～6碗，在新版則調整為1.5～4碗；蛋白質類從4份改為3～8份（1份為1兩肉）。舊版中的油脂類原為2～3湯匙（1湯匙為15克），在改為「油脂與堅果種子類」後，油脂則降低為3～7茶匙（1茶匙為5克），並須包括堅果種子類1份。

3. 強調運動和水分的重要性：在新版的飲食指南中，加入騎著腳踏車的人的圖案，提醒民眾要維護身體的健康，除了須保持均衡的飲食型態之外，運動也是不可或缺的一環。此外，現代人喜歡喝含糖飲料，較容易導致糖尿病的發生，因此在新版的飲食指南中，強調多喝水的重要性，希望矯正國人人手一杯含糖飲料的壞習慣。建議每日應運動30分鐘，成年人喝水約每日2000毫升。

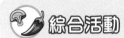

綜合活動

請列出三個喝太多含糖飲料對人體所造成的害處，並與同學互相交換意見。
【請填寫在書末附頁P37】

9

在 2018 年，臺灣又公布了最新版的每日飲食指南。與 2011 年的版本相比，此新版的飲食指南主要在修改三個詞彙，以利給民眾更明確的健康觀念。這三個最新修改的詞彙說明如下：

1. 將2011年飲食指南中的「全穀根莖類」修改為「全穀雜糧類」。根莖類食物包括地瓜、馬鈴薯、蓮藕、芋頭、南瓜、紅蘿蔔、白蘿蔔等。但這麼多的根莖類的食物，並不是全部都屬於全穀類，例如紅蘿蔔跟白蘿蔔就是屬於蔬菜類。為了降低民眾對食物分類及營養素成分的誤解，因此在2018年的版本中，將之修改為「全穀雜糧類」。此外，也強調民眾應多攝取雜糧類食物，以補充人體所需要的維生素、礦物質及膳食纖維。雜糧類包括燕麥、蕎麥、全麥、胚芽、藜麥、薏仁等食物，都是很好入菜的食材。但建議糖尿病患、腎臟病患、癌症病患及消化道有疾病的人，在食用前應多諮詢醫師及營養師，確認適合自己食用的理想分量，才不會反而傷身。

2. 將2011年飲食指南中的「豆魚肉蛋類」修改為「豆魚蛋肉類」，這類食物是飲食中重要的蛋白質來源。在2011年的版本中，為了強調植物性蛋白質及白肉較為健康的概念，因此將豆類跟魚類的順位放在前面；而蛋類被認為食用過量可能會導致膽固醇上升，建議適量即可，因此擺在最後面。然而近幾年的研究皆顯示蛋的攝取對於血液中膽固醇濃度及心血管疾病的發生並沒有顯著相關性，且蛋為營養豐富的食物，對於老年人及幼童也是很好的營養素來源。因此在2018年最新版的飲食指南中，將蛋的順位提前，擺在肉類的前面。

3. 將2011年飲食指南中的「低脂乳品類」修改為「乳品類」。乳品類是鈣質及蛋白質的重要來源。過去為了強調過量攝取脂肪可能會對心血管有害及造成肥胖，因此建議攝取低脂乳品類為主。但近年來的研究則發現，攝取全脂乳品對於肥胖或是心血管疾病風險並沒有特別的影響或是相關性。因此在2018年的最新版本中，去掉「低脂」兩個字，建議民眾全脂乳品也可適量攝取，也是非常好的營養來源。

9-2　各國飲食指南的特色

　　合理的飲食能夠滿足人體的營養需要，也能維持人體的健康，減少人體不必要的負擔。目前世界各國強調飲食均衡，透過中國、日本、美國及英國的飲食指南，對於各國的健康飲食趨勢有所了解。

一、中國的飲食平衡寶塔

　　中國的飲食指南以「飲食平衡寶塔」來做代表（圖9-4），此平衡寶塔的三個重要概念分別為多樣化、平衡及適量。飲食平衡寶塔共分為五層，分別代表民眾每天應攝取的主要飲食種類，份數則由下往上減少，可反應不同種類的食物在飲食中所占的比例。

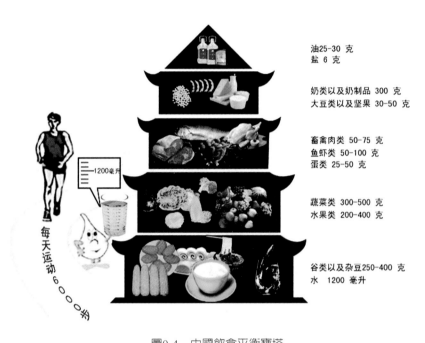

油25-30 克
盐 6 克

奶类以及奶制品 300 克
大豆类以及坚果 30-50 克

畜禽肉类 50-75 克
鱼虾类 50-100 克
蛋类 25-50 克

蔬菜类 300-500 克
水果类 200-400 克

谷类以及杂豆250-400 克
水 1200 毫升

每天运动6000步

1200毫升

圖9-4　中國飲食平衡寶塔

9

　　第一層爲穀類及雜豆類，包括主食及雜糧，主食類及雜糧類爲人體主要的熱量來源，在飲食中所占的比例是最高。第二層爲蔬菜及水果類，蔬菜及水果類主要在提供維生素、礦物質及膳食纖維，對於調節人體生理機能具有重要的作用及影響。第三層爲蛋類及動物性肉類，包括魚蝦、家禽、家畜及蛋，這類食物主要在提供蛋白質及脂肪。第四層爲奶類、豆類及堅果類，此類食物主要在提供蛋白質、脂肪、鈣質、膳食纖維及維生素。近年來的研究皆發現，堅果類當中含有許多有益人體健康的不飽和脂肪酸。第五層爲油及鹽，爲了降低心血管疾病及高血壓的罹患率，油及鹽的攝取量應盡量減少。此外，中國的飲食平衡寶塔中也強調水分攝取及運動對於維持身體健康的重要性，建議每天應攝取至少 1200 毫升的水分，並每日運動6000 步。

二、日本的飲食指南陀螺

　　日本根據厚生勞動省所公布的「食生活指針」，在 2005 年推出以陀螺爲造型的飲食指南陀螺，由上而下依照不同的面積大小，來代表各類食物不同的攝取分量（圖 9-5）。

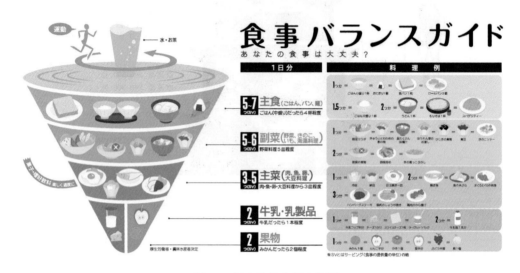

圖9-5　日本的飲食指南陀螺

　　以陀螺的最上層開始看，第一層爲主食類，包括飯、麵、麵包、吐司等，每日應攝取 5 ～ 7 份，約爲中碗米飯 4 碗；第二層爲蔬菜類，並特別強調芋類、菇類及海藻類料理，每日應攝取 5 ～ 6 份，約爲每日 5 盤左右。第三層爲主菜類，包括肉、魚、蛋及豆類料理，每日應攝取 3 ～ 5 份，約爲 3 盤左右。第四層爲牛乳及乳製品，如乳酪、起司、優格等，每日應攝取 2 份，以牛乳而言約爲每日 1 瓶。第五層爲水果類，每日攝取量爲 2 份，1 份約爲橘子 1 個，蘋果半個，梨子半個，桃子一個等。

　　此飲食指南陀螺，也同時強調運動、水及茶飲的重要性。旋轉中的陀螺中軸就是以一杯水來呈現，並有一個人在陀螺上繞著陀螺在跑步。此外，也建議可適量吃一些可讓心情愉快的零食及喜歡的飲料。在此飲食指南中，還提供「料理例」，以具體的日本飲食中常見菜色爲例子，明確告訴民眾飲食分量的概念，是此飲食指南陀螺的特殊之處。

三、美國的飲食指南

　　美國的飲食指南圖曾經過三次演變，最早於 1992 年公布的「Food pyramid」，到了 2005 年則公布「My pyramid」。在 1992 年的版本（圖 9-6）中，由最底層到最上層明確列出每日應攝取的食物分量，分別為穀類 6～11 份；蔬菜 3～5 份；水果 2～4 份；奶類及奶製品為 2～3 份；肉類、家禽、魚類、乾豆類及堅果類共 2～3 份，最上層為油脂及甜食類，應適量食用。在 2005 年的版本（圖 9-7）中，則不再由下而上分區說明食物的不同分類及分量，改為以不同面積大小的放射狀色塊來呈現，由左到右分別代表穀類、蔬菜類、水果類、奶類、肉類及豆類。此外，在放射狀色塊旁邊還畫一個人在爬樓梯的樣子，藉以表達運動的重要性。

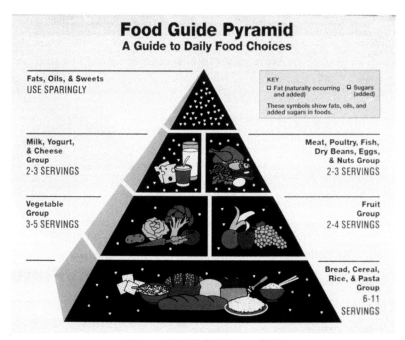

圖9-6　美國飲食指南1992年版

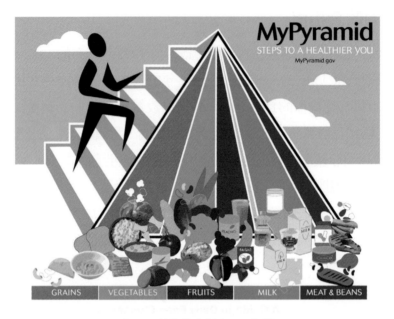

圖9-7　美國飲食指南2005年版

　　在 2011 年 6 月，美國農業部有感於
上述兩種版本的食物金字塔較難理解，
防止美國人肥胖率的上升並無明顯的幫
助，因此再推出最新版的飲食指南，命名
爲「MyPlate」，中文翻譯爲「我的餐盤」
（圖 9-8）（表 9-2），是由美國第一夫人蜜
雪兒 · 歐巴馬（Michelle Obama）及農業
部長維薩克（Tom Wilsack）所公布，這個
圓盤圖將飲食區分爲五穀類、蛋白質、蔬
菜類、水果、乳製品等 5 大類，以比例來

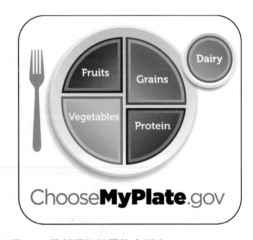

圖9-8　最新版的美國飲食指南：MyPlate

說，蔬菜及水果的攝取量需占飲食內容的一半。另外，其中五穀類必須有一半以上
爲「全穀」，蛋白質也以瘦肉爲主。右上角的圓形中寫著乳製品，則代表每天必須
攝取一杯低脂或脫脂乳品。

表9-2　美國農業部對於各種食物分類的建議

食物類別	建議食物
五穀類（grains）	1/2杯燕麥、一片全麥麵包、1/3杯麥麩穀類、1/2杯義大利麵、1/2杯糙米、全麥餅乾
蔬菜類（vegetables）	1/2杯甘藍菜、1杯菠菜沙拉、1/2杯炒青菜、1/2杯乾豆或扁豆、1個中型番茄切片、1杯蔬菜湯、4盎斯蔬菜汁
水果類（fruits）	1/2杯莓類（藍莓、草莓等）、1個中型蘋果、香蕉、柳橙或桃子、1/2杯水果沙拉、1片瓜類（西瓜、哈密瓜等）、1/4杯果乾（葡萄乾、桑葚莓乾、藍莓乾）、4盎司強化鈣質的100%柳橙汁
蛋白質類（protein）	3盎司鮭魚、3盎司牛肉或豬肉、3盎司去骨及去皮的雞胸肉、1個蛋、2湯匙堅果醬、1.5盎司堅果類、4盎司（1/2杯）豆腐
奶類（dairy）	8盎司低脂優格、1.5盎司低脂巧達醬、8盎司脫脂或低脂奶、8盎司的強化黃豆飲料、1.5盎司低脂起司、1/2杯低脂白乾酪

資料來源：編者自行翻譯製表

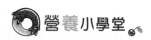 營養小學堂

臺灣版的「我的餐盤」

在2018年5月，臺灣國民健康署公布了臺灣版的「我的餐盤」。「我的餐盤」是以2018年最新版的每日飲食指南為基礎，將六大類基本食物的分量概念具體圖像化，讓民眾不管是在家吃飯或是外食，都能夠有遵循的依據。以下就是臺灣版的「我的餐盤」。

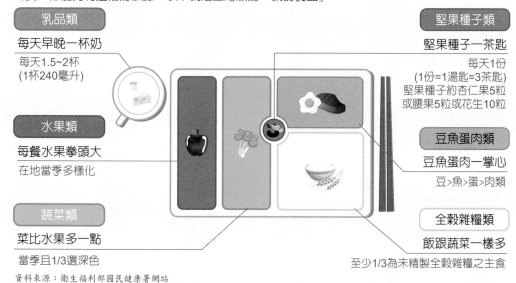

乳品類
每天早晚一杯奶
每天1.5~2杯
（1杯240毫升）

堅果種子類
堅果種子一茶匙
每天1份
（1份=1湯匙=3茶匙）
堅果種子約杏仁果5粒
或腰果5粒或花生10粒

水果類
每餐水果拳頭大
在地當季多樣化

豆魚蛋肉類
豆魚蛋肉一掌心
豆>魚>蛋>肉類

蔬菜類
菜比水果多一點
當季且1/3選深色

全穀雜糧類
飯跟蔬菜一樣多
至少1/3為未精製全穀雜糧之主食

資料來源：衛生福利部國民健康署網站

　　為了讓民眾對「我的餐盤」的內容琅琅上口，國民健康署也公布了六大口訣，包括：

1. 每天早晚一杯奶：建議每天應攝取 1.5 ～ 2 杯的奶類，一杯為 240 毫升。若喝了奶類有拉肚子的情形，也可攝取無糖優格、無糖優酪乳、起司等奶製品

2. 每餐水果拳頭大：水果分量的計算即是以一拳頭大為一份。建議每天可攝取水果類 2 ～ 4 份（有慢性疾病者應諮詢醫師及營養師），並多選擇當季及在地的水果。

3. 菜比水果多一點：蔬菜為維生素、礦物質及膳食纖維的來源，建議在餐盤上蔬菜的比例應比水果多，其中至少要有1/3是深綠色的蔬菜。此外，為了顧及營養素的均衡，蔬菜選擇除了當季及在地的原則之外，也應以多樣化為主。

4. 飯跟蔬菜一樣多：飯指的即是主食類，量應跟蔬菜一樣多，並盡量以全穀雜糧類且「原態」的食物為主，例如糙米、胚芽米、全麥、地瓜等就是很好的選擇。

5. 豆魚蛋肉一掌心：豆魚蛋肉類食物可提供豐富的蛋白質，在選擇這類食物時，順序建議以豆類→魚類與海鮮→蛋類→禽肉→畜肉的順序為主，且應避免加工肉品，例如香腸、火腿、臘肉、貢丸、火鍋料等。

6. 堅果種子一茶匙：堅果種子類可提供優質脂質的來源，建議每天可攝取1份的堅果類。堅果類一份約等於一湯匙，可一次食用一湯匙，也可分配於三餐食用，每餐一茶匙（一湯匙＝三茶匙）。

　　以下列出國民健康署所示範的「我的餐盤」範例，供讀者參考（表 9-3）。

表9-3　一餐之食物種類與分量

食物六大類	單位	內容物
乳品類	1杯（240ml）	鮮奶
水果類	1拳頭	蘋果
蔬菜類	1碗	紅蘿蔔、玉米筍、花椰菜、菠菜
全穀雜糧類	1碗	五穀飯
豆魚蛋肉類	約1掌心	石橋魚、豆干
堅果種子類	1茶匙	核桃、杏仁果、腰果
提供熱量	約750大卡（另估計調理用油1茶匙）	

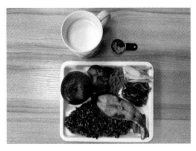
自助餐餐盤

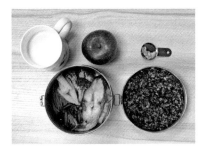
圓鐵盒便當

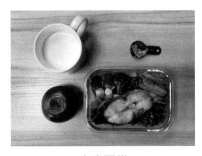
玻璃便當

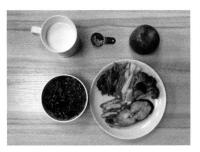
圓盤

圖9-9 常見餐盒／餐盤之擺置示範

資料來源：衛生福利部國民健康署新聞稿https://www.mohw.gov.tw/cp-207-41108-1.html

四、英國的飲食指南

英國的飲食指南也以餐盤為主要的呈現形式（圖9-10），將食物分為澱粉類、蔬菜水果、蛋白質類、奶類及乳製品、高鹽食物及高糖飲料五大區塊，並以區塊的不同面積大小來表示攝取比例的不同。在此飲食指南中，特別強調了蔬菜及水果的重要性，建議每人每日必須攝取至少 5 份的蔬菜及水果，每份為 80 克，或者可由以下建議中選擇其中一種為一份：

1. 一個蘋果、香蕉、桃子、柳橙及其他小型的水果。
2. 三湯匙滿滿的蔬菜。
3. 一碗約甜點碗大小的蔬菜沙拉。
4. 一杯約150毫升的果汁。

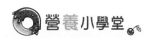
營養小學堂

英國飲食指南的健康飲食小方針

英國的飲食指南中提出8種能吃得更健康的飲食小方針：

1. 以澱粉類食物作為飲食的基礎。
2. 吃大量的蔬菜跟水果。
3. 多吃魚，一週至少吃一份油脂含量較高的魚類。
4. 降低飽和脂肪及糖的攝取量。
5. 少攝取鹽，成年人鹽的攝取量一天不要超過6克。
6. 多活動，並試著維持健康體重。
7. 喝大量的水。
8. 不要忽視或略過早餐。

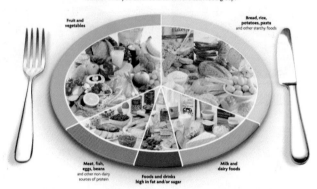

圖9-10　英國的飲食指南：The eatwell plate

 ## 9-3　飲食設計

　　對於餐飲從業人員而言，學會飲食設計是重要的一環，也是促進民眾飲食安全與健康的不二法門。在進入飲食設計的內容之前，必須先了解食物代換表，以利將相關知識運用在飲食及菜單設計中。

一、食物代換表

　　食物代換表，是將相似營養價值的食物歸於一類，並用於飲食計畫中互相取代。食物代換表（表9-3）共可分為五穀雜糧（表9-4）、肉魚蛋（表9-5）、豆類及其製品（表9-6）、奶類（表9-7）、蔬菜（表9-8）、水果（表9-9）及油脂（表9-10）共七類。

表9-4 食物代換表

品名	蛋白質	脂肪	醣類	熱量
奶類（全脂）	8	8	12	150
（低脂）	8	4	12	120
（脫脂）	8	＋	12	80
蛋、豆、魚、肉類	7	3	＋	55
（低脂）	7	5	＋	75
（中脂）	7	10	＋	120
（高脂）				
五穀雜糧類	2	＋	15	70
蔬菜類	1		5	25
水果類	＋		15	60
油脂		5		45

＋：表微量
資料來源：衛生福利部食品藥物管理署食品藥物消費者知識服務網

表9-5 五穀雜糧類代換表

五穀雜糧類：每份含蛋白質2公克，醣類有15公克，熱量70大卡					
名稱	分量	可食重量（公克）	名稱	分量	可食重量（公克）
米類					
米、小米、糯米等	1/8杯（米杯）	20	飯	1/4碗	50
粥（稠）	1/2碗	125	白年糕	─	30
芋頭糕	─	60	蘿蔔糕 6×8×1.5公分	1塊	50
豬血糕	─	35	小湯圓（無餡）	約10粒	30
麥類					
大麥、小麥、蕎麥、燕麥等	─	20	麥粉	4湯匙	20

（續下表）

（承上表）

麵粉	3湯匙	20	麥片	3湯匙	20
麵條（乾）	—	20	麵條（濕）	—	30
麵條（熟）	1/2碗	60	拉麵	—	25
油麵	1/2碗	45	鍋燒麵（熟）	—	60
通心粉（乾）	1/3杯	20	麵線（乾）	—	25
餃子皮	3張	30	餛飩皮	3～7張	30
春捲皮	1又1/2張	30	饅頭	1/3個（中）	30
山東饅頭	1/6個	30	土司	1/2～1/3片	25
餐包	1個（小）	25	漢堡麵包	1/2個	25
菠蘿麵包	1/3個（小）	20	蘇打餅乾	3片	20
燒餅（+1/2茶匙油）	1/4個	20	油條（+1/2茶匙油）	1/3根	15
甜不辣	—	35	—	—	—
雜糧類					
馬鈴薯（3個/斤）	1/2個（中）	90	番薯（3個/斤）	1/2個（小）	55
山藥	1塊	100	芋頭	滾刀塊3～4塊或1/5個（中）	55
荸薺	7粒	85	蓮藕	—	100
玉米或玉米粒	1/3根或1/2杯	65	爆米花（不加奶油）	1杯	15
薏仁	1又1/2湯匙	20	蓮子（乾）	32粒	20
菱角	7粒	50	栗子	6粒（大）	40
南瓜	—	110	紅豆、綠豆、蠶豆、刀豆	1湯匙（生）	20

（續下表）

（承上表）

花豆（乾）	―	20	碗豆仁	―	45
皇帝豆	―	65	冬粉	1/2把	20
藕粉	3湯匙	20	西谷米（粉圓）	2湯匙	20
米苔目（濕）	―	60	米粉（乾）	―	20
米粉（濕）	1/2碗	30～50	奶酥麵包	1/3個（小）	20

資料來源：衛生福利部食品藥物管理署食品藥物消費者知識服務網

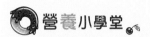

營養小學堂

食物代換表怎麼看？

食物代換表中所列出的「分量」、「可食部分重量」，皆代表該食物「一份」的量。以臺灣飲食中最常見的米飯為例，「1/4碗」或「50克」皆代表「一份」，皆含有蛋白質2公克，醣類15公克，熱量70大卡的營養成分。因此，一碗飯有「四份」，含有蛋白質8公克，醣類有60公克，熱量280大卡的營養成分。

9

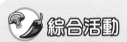

綜合活動

請根據五穀雜糧類的食物代換表，將以下空格填滿。【請填寫在書末附頁P38】

食物名稱	分量	克數	所含的營養成分		
			醣類（克）	蛋白質（克）	熱量（大卡）
冬粉	一把				
蘇打餅乾	一片半				
小餐包	三個				
水餃皮	六張				
粥（稠）	一碗				
熟麵條	一碗				
油條	一根				

表9-6　肉魚蛋類代換表

項目	食物名稱	可食部分生重（公克）	可食部分熟重（公克）
肉、魚、蛋類：每份含蛋白質7公克，脂肪3公克以下，熱量55大卡（低脂）			
水產	蝦米、小魚干	10	—
	蝦皮	20	—
	牡蠣干	20	—
	漁脯	30	—
	一般草蝦	35	30
	草蝦	30	—
	小卷（鹹）	35	—
	花枝	40	30
	章魚	55	—
	魚丸（不包肉）（+10公克碳水化合物）	55	55
	牡蠣	65	35
	文蛤	60	—
	白海參	100	—
家畜	豬大里肌（瘦豬後腿肉）（瘦豬前腿肉）	35	30
	牛腱	35	—
	牛肉干（+5公克碳水化合物）	20	—
	豬肉干（+10公克碳水化合物）	25	—
	火腿（+5公克碳水化合物）	45	—
家禽	雞里肉、雞胸肉	30	—
	雞腿	40	—

（續下表）

（承上表）

項目	食物名稱	可食部分生重（公克）	可食部分熟重（公克）
內臟	牛肚	35	—
	雞肫	40	—
	豬心	45	—
	豬肝	30	20
	雞肝	40	30
	膽肝	20	—
	豬腎	65	—
	豬血	225	—
蛋	雞蛋白	70	—
肉、魚、蛋類：每份含蛋白質7公克，脂肪5公克，熱量75大卡（中脂）			
秋刀魚		35	35
牛肉條		40	40
豬肉酥（+5公克碳水化合物）		20	20
雞心		45	45
肉、魚、蛋類：每份含蛋白質7公克，脂肪10公克以上，熱量135大卡以上，應避免食用（超高脂）			
家畜	豬蹄膀	40	—
	梅花肉、牛腩	45	—
	豬大腸	100	—
加工製品	香腸、蒜味香腸、五花臘肉	40	—
	熱狗、五花肉	50	—

資料來源：衛生福利部食品藥物管理署食品藥物消費者知識服務網

9

表9-7　豆類及其製品代換表

食物名稱	可食部份生重（公克）	可食部份熟重（公克）
豆類及其製品：每份含蛋白質7公克，脂肪3公克，熱量55大卡（低脂）		
黃豆（+5公克碳水化合物）	20	—
毛豆（+5公克碳水化合物）	50	—
豆皮	15	—
豆腐皮（濕）	30	—
豆腐乳	30	—
臭豆腐	50	—
豆漿	260毫升	—
麵腸	40	—
麵丸	40	—
烤麩	35	—
豆類及其製品：每份含蛋白質7公克，脂肪5公克，熱量75大卡（中脂）		
豆枝（+5公克油脂 +30公克碳水化合物）	60	—
干絲、百頁、百頁結	35	—
油豆腐	55	—
豆鼓	35	—
五香豆干	35	—
小方豆干	40	—
素雞	40	—
黃豆干	70	—
傳統豆腐	80	—
嫩豆腐	140（1/2盒）	—
豆類及其製品：每份含蛋白質7公克，脂肪10公克，熱量120大卡（高脂）		
麵筋泡	20	—

資料來源：衛生福利部食品藥物管理署食品藥物消費者知識服務網

表9-8　奶類代換表

名稱	分量	計量
全脂奶：每份含蛋白質8公克，脂肪8公克，醣類有12公克，熱量150大卡		
全脂奶	1杯	240毫升
全脂奶粉	4湯匙	30公克
蒸發奶	1又1/2杯	120毫升
低脂奶：每份含蛋白質8公克，脂肪4公克，醣類有12公克，熱量120大卡		
低脂奶	1杯	240毫升
低脂奶粉	3湯匙	25公克
脫脂奶：每份含蛋白質8公克，醣類有12公克，熱量80大卡		
脫脂奶	1杯	240毫升
脫脂奶粉	3湯匙	25公克

資料來源：衛生福利部食品藥物管理署食品藥物消費者知識服務網

表9-9　蔬菜類代換表

蔬菜類：每份100公克（可食部分）含蛋白質1公克，醣類5公克，熱量25大卡

食物名稱			
黃豆芽	胡瓜	葫蘆瓜	蒲瓜（扁蒲）
木耳	茭白筍	綠豆芽	洋蔥
甘藍	高麗菜	山東白菜	包心白菜
翠玉白菜	芥菜	萵苣	冬瓜
玉米筍	小黃瓜	苦瓜	甜椒（青椒）
澎湖絲瓜	芥蘭菜嬰	胡蘿蔔	鮮雪裡紅
蘿蔔	球莖甘藍	麻竹筍	綠蘆筍
小白菜	韭黃	芥蘭	油菜
空心菜	油菜花	青江菜	美國芹菜
紅鳳菜	皇冠菜	紫甘藍	萵苣葉
龍鬚菜	花椰菜	韭菜花	金針菜

（續下表）

（承上表）

食物名稱			
高麗菜芽	茄子	黃秋葵	蕃茄（大）
香菇	牛蒡	竹筍	半天筍
苜宿芽	鵝菜心	韭菜	地瓜葉
芹菜	茼蒿	紅莧菜	（蕃薯葉）
荷蘭豆菜心	鵝仔白菜	青江菜	白鳳菜
柳松菇	洋菇	猴頭菇	黑甜菜
芋莖	金針菇	小芹菜	莧菜
野苦瓜	紅梗珍珠菜	川七	草菇
角菜	菠菜		

資料來源：衛生福利部食品藥物管理署食品藥物消費者知識服務網

表9-10　水果類代換表

食物名稱		購買量（公克）	可食量（公克）	分量
水果類：每份含碳水化合物15公克，熱量60大卡				
柑橘類	椪柑（3個/斤）	190	150	1個
	桶柑（海梨）（4個/斤）	190	155	1個
	柳丁（4個/斤）	170	130	1個
	香吉士	135	105	1個
	油柑（金棗）（30個/斤）	120	120	6個
	白柚	270	165	2片
	葡萄柚	250	190	3/4個
蘋果類	五爪蘋果	140	125	小1個
	青龍蘋果	130	115	小1個
	富士蘋果	145	130	小1個

（續下表）

（承上表）

食物名稱		購買量（公克）	可食量（公克）	分量
瓜類	黃西瓜	320	195	1/3個
	木瓜（1個/斤）	190	120	1/3個
	紅西瓜	365	250	1片
	香瓜（美濃）	245	165	2/3個
	太陽瓜	240	215	2/3個
	哈密瓜	225	195	1/4個
	新疆哈密瓜	290	245	2/5個
芒果類	金煌芒果	140	105	1片
	愛文芒果	225	150	1又1/2片
芭樂類	土芭樂	—	155	1個
	泰國芭樂（1個1斤）	—	160	1/3個
	葫蘆芭樂	—	155	1個
梨類	西洋梨	165	105	1個
	水梨	200	150	3/4個
	粗梨	140	120	小1個
桃類	水蜜桃（4個1斤）	150	145	小1個
	桃子	250	220	1個
	仙桃	75	50	1個
	玫瑰桃	125	120	1個
李類	加州李（4個1斤）	110	100	小1個
	李子（14個1斤）	155	145	4個
棗類	黑棗梅	30	25	3個
	紅棗	30	25	10個
	黑棗	30	25	9個
	綠棗子（8個1斤）	140	130	2個

（續下表）

（承上表）

	食物名稱	購買量 （公克）	可食量 （公克）	分量
柿類	紅柿（6個1斤）	75	70	3/4個
	柿餅	35	33	3/4個
其他	葡萄	130	105	13個
	聖女蕃茄	175	175	23個
	荔枝（30個1斤）	185	100	9個
	龍眼	130	90	13個
	草莓	170	160	小16個
	櫻桃	85	80	9個
	枇杷	190	125	─
	香蕉（3根1斤）	95	70	大1/2根 小1根
	蓮霧（6個1斤）	180	170	2個
	楊桃（2個1斤）	180	170	3/4個
	鳳梨（4斤/個）	205	130	1/10片
	奇異果（6個1斤）	125	115	1又1/2個
	百香果（6個1斤）	190	95	2個
	釋迦（3個1斤）	105	60	1/2個
	山竹（7個1斤）	420	84	5個
	火龍果		130	─
	紅毛丹	150	80	─
	榴槤（去殼）	35		1/4瓣
果汁類	葡萄汁 楊桃汁	─	135	─
	鳳梨汁 蘋果汁 芒果汁	─	140	─
	柳橙汁	─	120	─
	葡萄柚汁	─	160	─

（續下表）

（承上表）

	食物名稱	購買量 （公克）	可食量 （公克）	分量
果汁類	水蜜桃果汁	－	135	－
	芭樂汁	－	145	－
	蕃茄汁	－	285	－
水果製品	芒果乾	－	18	2片
	芒果青	－	30	5片
	葡萄乾	－	20	33個
	龍眼干	－	22	－
	鳳梨蜜餞	－	60	1圓片
	醃漬鳳梨	－	57	－
	鳳梨罐頭	－	80	2圓片
	菠蘿蜜罐頭	－	65	－
	水蜜桃罐頭	－	－	1又1/2 半圓片
	柑橘罐頭	－	122	－
	荔枝罐頭	－	113	－
	粗梨罐頭	－	200	－
	櫻桃罐頭	－	35	－
	蕃茄罐頭	－	35	－
	葡萄果醬	－	23	－
	草莓果醬	－	22	－

資料來源：衛生福利部食品藥物管理署食品藥物消費者知識服務網

9

表9-11　油脂類代換表

食物名稱	購買量（公克）	可食量（公克）	分量
油脂類：每份含脂肪5公克，熱量45大卡			
植物油			
大豆油	5	5	1茶匙
玉米油	5	5	1茶匙
花生油	5	5	1茶匙
紅花子油	5	5	1茶匙
葵花子油	5	5	1茶匙
麻油	5	5	1茶匙
椰子油	5	5	1茶匙
棕櫚油	5	5	1茶匙
橄欖油	5	5	1茶匙
芥花油	5	5	1茶匙
動物油			
牛油	5	5	1茶匙
豬油	5	5	1茶匙
雞油	5	5	1茶匙
培根	10	10	1片（25×3.5×0.1公分）
奶油乳酪（cream cheese）	12	12	2茶匙
堅果類			
瓜子	20（約50粒）	7	1湯匙
南瓜子、葵花子	12（約30粒）	8	1湯匙
各式花生仁	8	8	10粒
花生粉	8	8	1湯匙

（續下表）

（承上表）

食物名稱	購買量（公克）	可食量（公克）	分量
黑（白）芝麻	8	8	2茶匙
杏仁果	7	7	5粒
腰果	8	8	5粒
開心果	14	7	10粒
核桃仁	7	7	2粒
其他			
瑪琪琳、酥油	5	5	1茶匙
蛋黃醬	5	5	1茶匙
沙拉醬（法國式、義大利式）	10	10	2茶匙
花生醬	8	8	1茶匙
鮮奶油	15	15	1湯匙
加州酪梨（1斤2～3個）（另含碳水化合物2公克）	40	30	2湯匙（1/6個）

資料來源：衛生福利部食品藥物管理署食品藥物消費者知識服務網

二、飲食設計

　　飲食設計的過程較為複雜，且較專業，對於餐飲從業人員而言，了解一個人的熱量需求，並從飲食代換表中選擇符合熱量需求的食物，設計成一套營養均衡的菜單，是必須具備的基本能力。

　　在飲食設計時，可依照下面步驟逐步進行：

步驟1：找到自己的健康體重；

步驟2：查出自己的熱量需求；

步驟3：依熱量需求，查出自己的六大類飲食建議份數；

步驟4：將各類食物份數平均分配到各餐次中；

步驟5：設計菜單。衛生福利部設計了一系列的表格資料，讓大家在設計飲食時
可以有查詢資料的依據。以下以實例並搭配衛生福利部公布的資料（圖
9-11）來說明。

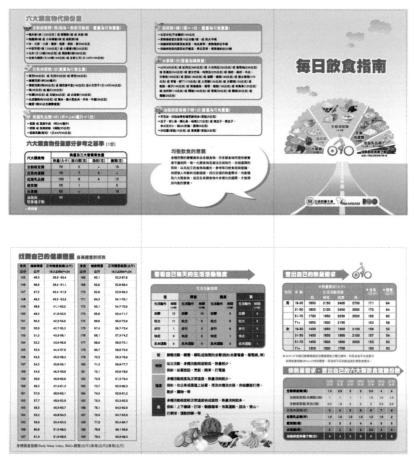

圖9-11　每日飲食指南衛教單張

實例：

　　一位 22 歲的女大學生，身高 160 公分，體重 55 公
斤，日常生活大多為坐公車及捷運上下學，在學校有
上體育課，並常幫忙老師跑腿做事。放學後除了到
飲料店打工之外，也常跟同學一起出去逛街。請
為他設計一份飲食均衡的菜單。

步驟 1：找到健康體重。可用表 9-12 來查詢自己的體重是否有在健康及理想體重範圍內。

由表9-12可知，這位女大學生的體重是在正常體重範圍內。

找到自己的健康體重 身高體重對照表

身高公分	健康體重公斤	正常體重範圍 (公斤) 18.5≤BMI*<24	身高公分	健康體重公斤	正常體重範圍 (公斤) 18.5≤BMI*<24
145	46.3	38.9-50.4	168	62.1	52.2-67.6
146	46.9	39.4-51.1	169	62.8	52.8-68.4
147	47.5	40.4-51.8	170	63.6	53.5-69.3
148	48.2	40.5-52.5	171	64.3	54.1-70.1
149	49.5	41.1-53.2	172	65.1	54.7-70.9
150	50.2	41.6-53.9	173	65.8	55.4-71.7
151	50.8	42.2-54.6	174	66.6	56.0-72.6
152	50.8	42.7-55.3	175	67.4	56.7-73.4
153	51.5	43.3-56.1	176	68.1	57.3-74.2
154	52.2	43.9-56.8	177	68.9	58.0-75.1
155	52.9	44.4-57.6	178	69.7	58.6-75.9
156	53.5	45.0-58.3	179	70.5	59.3-76.8
157	54.2	45.6-59.1	180	71.3	59.9-77.7
158	54.9	46.2-59.8	181	72.1	60.6-78.5
159	55.6	46.8-60.6	182	72.9	61.3-79.4
160	56.3	47.4-61.3	183	73.7	62.0-80.3
161	57.0	48.0-62.1	184	74.5	62.6-81.2
162	57.7	48.6-62.9	185	75.3	63.3-82.0
163	58.5	49.2-63.7	186	76.1	64.0-82.9
164	59.2	49.8-64.5	187	76.9	64.7-83.8
165	59.9	50.4-65.2	188	77.8	65.4-84.7
166	60.6	51.0-66.0	189	78.6	66.1-85.6
167	61.4	51.6-66.8	190	79.4	66.8-86.5

身體質量指數 (Body Mass Index, BMI)= 體重 (公斤)/身高 (公尺)

表9-12 身高體重對照表

步驟 2：查出自己的熱量需求。可先依據圖 9-12 查看自己每天生活活動的強度，之後再進一步查出自己的熱量需求。

看看自己每天的生活活動強度

生活活動強度

低		稍低		適度		高	
生活動作	時間(小時)	生活動作	時間(小時)	生活動作	時間(小時)	生活動作	時間(小時)
安靜	12	安靜	10	安靜	9	安靜	9
站立	11	站立	9	站立	8	站立	8
步行	1	步行	5	步行	6	步行	5
快走	0	快走	0	快走	1	快走	1
肌肉運動	0	肌肉運動	0	肌肉運動	0	肌肉運動	1

低	靜態活動，睡覺、靜臥或悠閒的坐著（例如：坐著看書、看電禮等）
稍低	站立活動，身體活動程度較低、熱量較少， 例如：站著說話、烹飪、開車、打電腦
適度	身體活動程度為正常速度、熱量消耗較少， 例如：在公車或捷運上站著、用洗衣機洗衣服、用吸塵器打掃、散步、購物等
高	身體活動程度較正常速度快或激烈、熱量消耗較多， 例如：上下樓梯、打球、騎腳踏車、有氧運動、游泳、登山、打網球、運動訓練等

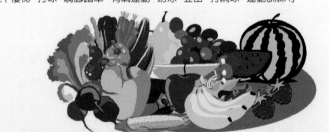

表9-13　生活活動強度

由表 9-13 的資料，可得出這位女大學生應屬於「適度的活動強度」，接著，可再根據表 9-14 來找出熱量需求。

查出自己的熱量需求

性別	年齡	生活活動強度				★身高	★體重
		★熱量需求（大卡）				（公分）	（公斤）
		生活活動強度					
		低	稍底	適度	高		
男	19-30	1850	2150	2400	2700	171	64
	31-50	1800	2100	2400	2650	170	64
	51-7-	1700	1950	2250	2500	165	60
	71+	1650	1900	2150		163	58
女	19-30	1450	1650	1900	2100	159	52
	31-50	1450	1650	1900	2100	157	54
	51-70	1400	1600	1800	2000	153	52
	71+	1300	1500	1700		150	50

★以94-97年國民營養健康狀況變遷調查之體位資料，利用身高平均值算出
身體質量指數(BMI)=22時的體重，再依照不同活動強度計算熱量需求。

表9-14 熱量需求

此案例為22歲女性，適度的生活活動強度，查詢後得知此女性每日的熱量
需求約為1900大卡。

步驟3：依熱量需求，查出自己的六大類飲食建議份數（表9-15）。

依熱量需求，查出自己的六大類飲食建議份數

	1200 大卡	1500 大卡	1800 大卡	2000 大卡	2200 大卡	2500 大卡	2700 大卡
全穀根莖類（碗）	1.5	2.5	3	3	3.5	4	4
全穀根莖類（未類製）（碗）	1	1	1	1	1.5	1.5	1
全穀根莖類（其他）（碗）	0.5	1.5	2	4	2	2.5	2.5
豆魚肉蛋類（份）	3	4	5	6	6	7	8
低脂乳品類（杯）	1.5	1.5	1.5	1.5	1.5	1.5	2
蔬菜類（碟）	3	3	3	4	4	5	5
水果類（份）	2	2	2	3	3.5	4	4
油脂與堅果種子類（份）	4	4	5	6	6	7	8

表9-15 六大飲食建議份數

由上表得知，由於表格中並沒有熱量1900大卡的標準份數，所以以1800大卡的食物份數為基準，再加一份水果類（60大卡）及一份油脂類（45大卡），共增加105大卡，總熱量達到1905大卡，可滿足1900大卡的需求。因此，此女大學生每日的六大類食物建議數量如表9-16：

表9-16　女生每日食物建議數量表

食物類別	每日所需數量
全穀雜糧類	3碗（12份）
豆魚蛋肉類	5份
奶類及乳製品	1.5杯
蔬菜類	3碟
水果類	3份
油脂類	6份

步驟4：將各類食物份數平均分配到各餐次中。根據「平均分配」的原則，不要把多數食物都集中在同一餐，如表9-13所示。

表9-17　各類食物份數分配餐次

食物類別	份數	早餐	午餐	晚餐
全穀雜糧類（未精製）	4	4		
全穀雜糧類（其他）	8		4	4
豆魚蛋肉類（份）	5	1	2	2
乳品類（份）	1.5	1.5		
蔬菜類（碟）	3	0.5	1.5	1
水果類（份）	3	1	1	1
油脂（份）	6	1	2	3

資料來源：編者整理

步驟5：設計菜單。有了上述的每日食物份數分配後，在「份數正確、菜色平均分配」的原則下，接下來可使用食物代換表來設計菜單，如表9-14所示，即完成飲食設計的所有步驟。

表9-18　菜單設計的內容

餐次	菜單	材料	份數	可食部分重量（克）
早餐	全麥土司夾蛋	全麥土司	4	100
		蛋	1	55
		小黃瓜	0.5	50
		沙拉油	1	2.5
	柳丁		1	130
	低脂鮮奶		1.5	360毫升
午餐	白米飯		4	200
	芹菜炒花枝	芹菜	0.5	50
		花枝	1	30
		沙拉油	1	5
	炒麵腸	麵腸	1	40
		沙拉油	1	5
	燙韭菜	韭菜	1	100
	葡萄		1	105
晚餐	黑芝麻拌麵線	麵線	4	100
		橄欖油	1	5
		黑芝麻	1	8
	煎雞胸肉	雞胸肉	2	60
		沙拉油	1	5
	燙綠花椰菜	綠花椰菜	1	100
	香蕉		1	70

備註：菜單中「可食部分重量」為查詢食物代換表而得。
資料來源：編者自行設計

三、飲食設計時應注意的事項

按照以上步驟，就可以設計出一套簡單又營養的菜單，如果能活用食物代換表的內容，善加搭配各種食材，並考量食材的均衡性，要設計一套色香味俱全的菜單並不困難。此外，在飲食設計時，尚須注意以下事項：

1. 菜色中所使用的食材種類、顏色、形狀及烹調方式等應多變化，避免固定及缺少變化的菜色。

2. 在設計飲食時，應盡量依照被設計者對於食物的喜好及原本的飲食習慣來設計，並注意被設計者的營養素需求量，勿出現營養素不足的狀況。

3. 菜單中所供應的菜色及營養素，應平均分配於各餐次中，勿過度集中於其中一餐，也避免在同一餐中提供太大量的食物。

4. 在飲食設計時，應採用當時、當季的食材為佳，例如，夏季可多設計絲瓜、竹筍等菜色，冬季則可多設計大白菜、茼蒿等（圖9-12）。

5. 在飲食設計時，應同時考慮到廚房設備、製備人員的技術等，勿設計太複雜、製備耗時、製備難度過高的菜色。

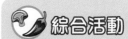

綜合活動

小廣為一位30歲的上班族，身高177公分，體重76公斤。平日多為坐著上班，較少活動，假日多上網打電動玩具、看漫畫。請為他設計一份均衡飲食菜單，交給老師審查。

注意：內容須包括步驟三（六大類飲食建議份數）、步驟四（份數分配表）及步驟五（菜單內容）中的三個表格。【請填寫在書末附頁P38】

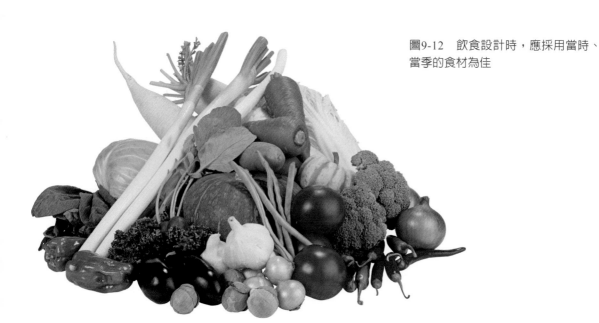

圖9-12　飲食設計時，應採用當時、當季的食材為佳

營養小學堂

為了能多使用當季的食材，以下列出臺灣蔬菜水果產季表，作為飲食設計時的參考。

水果

	1月	2月	3月	4月	5月	6月	7月	8月	9月	10月	11月	12月
桶柑	●	●	●	●								
西瓜					●	●						
梅			●	●	●							
茂谷柑	●	●	●								●	●
荔枝					●	●	●					
鳳梨釋迦	●	●	●	●							●	●
百香果					●	●	●	●	●	●		
瓦崙西亞		●	●	●								
葡萄	●	●			●	●	●	●	●	●	●	●
火龍果					●	●	●	●	●	●	●	●
美濃瓜*	●	●	●	●	●	●	●	●	●	●	●	●
小蕃茄	●	●	●									●
桑椹				●	●	●						
金煌芒果					●	●	●	●				
玉荷包					●							
土芒果				●	●							
香蕉*	●	●	●	●	●	●	●	●	●	●	●	●
楊桃	●	●	●							●	●	●
草莓	●	●	●									
枇杷	●	●		●	●	●					●	●
李子			●	●	●	●	●	●				
蓮霧	●	●	●	●	●	●	●					
番石榴*	●	●	●	●	●	●	●	●	●	●	●	●
金棗		●	●	●								
甘蔗	●	●	●	●							●	●
水梨								●	●			
文旦柚								●	●	●		
鳳梨						●	●	●				
檸檬							●	●	●			
龍眼							●	●				
釋迦	●	●					●	●	●	●	●	●
酪梨							●	●	●	●		

（續下表）

（承上表）

	1月	2月	3月	4月	5月	6月	7月	8月	9月	10月	11月	12月
蜜桃						●	●	●				
高接梨						●	●	●				
洋香瓜							●					
荔枝					●	●	●					
明尼桔柚	●	●										
橘子	●										●	●
柳丁	●										●	●
木瓜								●	●	●	●	●
蜜棗	●	●										●
虎頭柑	●	●									●	●
愛玉子										●		
臍橙									●	●	●	
橄欖										●		
大白柚										●	●	
柿子									●	●	●	

註：＊字記號全年皆為產季，美濃瓜、香蕉、番石榴（芭樂）。
資料來源：農業知識入口網／農糧署

蔬菜米穀類

	1月	2月	3月	4月	5月	6月	7月	8月	9月	10月	11月	12月
空心菜			●	●	●	●	●	●	●	●	●	●
香菇*	●	●	●	●	●	●	●	●	●	●	●	●
萵苣*	●	●	●	●	●	●	●			●	●	●
綠竹筍			●	●	●	●	●	●	●	●		
山苦瓜			●	●	●	●	●	●	●			
紫心甘薯*	●	●	●	●	●	●	●	●	●	●	●	●
生薑					●	●	●	●	●	●		
金針					●	●	●	●	●			
龍鬚菜				●	●	●	●	●	●			
芥菜*	●	●	●	●	●	●	●	●	●	●	●	●
苦瓜	●	●	●			●	●	●	●	●	●	●
青花菜	●	●	●							●		
佛手瓜	●	●	●	●	●				●	●	●	●
花椰菜	●	●	●						●	●	●	●
秀珍菇*	●	●		●	●	●	●	●	●	●	●	●
桂竹筍				●	●							
番薯葉*	●	●	●	●	●	●	●	●	●	●	●	●

（續下表）

（承上表）

	1月	2月	3月	4月	5月	6月	7月	8月	9月	10月	11月	12月
黑木耳*	●	●	●	●	●	●	●	●	●	●	●	●
黃秋葵*	●	●	●	●	●	●	●	●	●	●	●	●
梨子蒲*	●	●	●	●	●	●	●	●	●	●	●	●
彩椒	●	●	●	●							●	●
胡蘿蔔		●	●									
牛蒡		●	●	●	●							
洋蔥	●	●	●									
茄子	●	●										
毛豆		●	●	●					●	●	●	
蘆筍		●	●	●	●	●						
杏鮑菇*	●	●	●	●	●	●	●	●	●	●	●	●
絲瓜*	●	●	●	●	●	●	●	●	●	●	●	●
南瓜	●	●	●	●	●	●						●
甘藷			●	●	●	●	●	●	●			
芋頭	●	●	●	●							●	●
青椒	●	●	●	●	●					●	●	
高麗菜	●	●	●	●				●	●	●	●	●
蕃茄	●	●	●	●								
山蘇*	●	●	●	●		●	●					
玉米*	●	●	●	●		●	●					●
山藥	●	●	●	●	●				●	●	●	●
蒜		●	●									
韭菜*	●	●	●	●	●	●	●	●	●	●	●	●
蔥*	●	●	●	●	●	●	●	●	●	●	●	●
辣椒*	●	●	●	●	●	●	●	●	●	●	●	●
箭竹筍			●	●	●							
栗子									●	●	●	
落花生							●	●				
孟宗筍	●	●									●	●
紅蔥頭	●	●										
胡瓜	●	●										●
紅豆	●											●
馬鈴薯	●	●										
仙草									●	●		
蘿蔔											●	●
蓮子、蓮藕						●			●			

（續下表）

（承上表）

	1月	2月	3月	4月	5月	6月	7月	8月	9月	10月	11月	12月
咖啡	●									●	●	●
菱角										●		
洛神花										●	●	
一期稻				●	●	●	●					
二期稻								●	●	●		●
小米					●	●	●	●				●
高粱					●	●	●	●			●	●
小麥				●	●							

註：* 字記號全年皆為產季，香菇、萵苣、紫心甘薯、芥菜、秀珍菇、番薯葉、黑木耳、黃秋葵、梨子蒲、杏鮑菇、絲瓜、山蘇、玉米、韭菜、蔥、辣椒。
資料來源：農業知識入口網／農糧署

　　近年來隨著國民生活較為富裕及生活壓力較大，國人越來越重視健康，對於飲食的要求也越來越高。曾有研究結果指出，促進健康的因素，包括營養狀態的改善、環境衛生管理及醫療科技的進步等，其中營養狀態的改善為非常重要的一環。要改善國民營養失調的現象，均衡飲食就扮演舉足輕重的角色。若能了解均衡飲食的意義及重要性，並運用於日常生活中，就能達到預防疾病，促進健康的目標。

　　飲食是健康的基礎，在本章傳達如何進行飲食設計，除了可以讓讀者學習飲食設計的步驟之外，更能提高餐飲從業人員的實務能力。然而，所謂均衡飲食並非是一套設計精美的菜單，而是應養成均衡飲食的觀念，並在日常的飲食生活中落實均衡飲食的習慣，遵守每日飲食指南及國民飲食指標，及善用食物代換表，相信不管是外食或是自行製備，應皆可藉由正確地選擇六大類基本食物，以獲取人體所需的營養素。

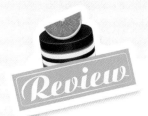

本章重點

1. 在新版的每日飲食指南中，建議成年人每日應攝取全穀雜糧類1.5～4碗，豆魚蛋肉類3～8份，蔬菜類3～5碟，水果類2～4份，乳品類1.5～2杯，油脂類3～7茶匙及堅果種子類1份

2. 堅果種子類含有豐富的不飽和脂肪酸，有助於維護心血管的健康，因此衛生福利部建議國人可攝取適量的堅果種子類。

3. 在新版的飲食指南中，加入騎著腳踏車的人的圖案，提醒民眾要維護身體的健康，除了須保持均衡的飲食型態之外，運動也是不可或缺的一環。

4. 食物代換表的定義是：將相似營養價值的食物歸於一類，並用於飲食計畫中互相取代。食物代換表共可分為五穀雜糧、肉魚蛋、豆類及其製品、奶類、蔬菜、水果及油脂共七類。

5. 五穀雜糧類每份含蛋白質2公克，醣類有15公克，熱量70大卡。

6. 低脂肉、魚、蛋類每份含蛋白質7公克，脂肪3公克以下，熱量55大卡；中脂肉、魚、蛋類每份含蛋白質7公克，脂肪5公克，熱量75大卡；高脂肉、魚、蛋類每份含蛋白質7公克，脂肪10公克，熱量120大卡；超高脂肉、魚、蛋類每份含蛋白質7公克，脂肪10公克以上，熱量135大卡以上。

7. 蔬菜類每100公克（可食部分）含蛋白質1公克，醣類5公克，熱量25大卡。

8. 水果類每份含醣類15克，熱量60大卡。

9. 油脂類每份含脂肪5公克，熱量45大卡。

附錄

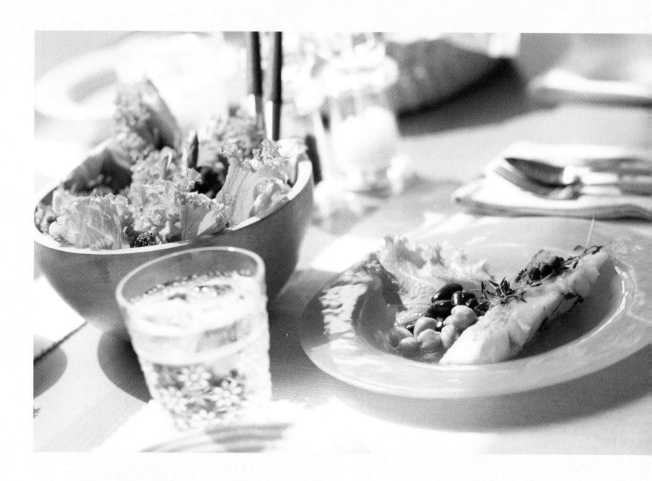

附錄一

國人膳食營養素參考攝取量修訂第七版 (Dietary Reference Intakes, DRIs)

營養素	身高		體重		熱量(2)(3)		蛋白質(4)	維生素A(6)		維生素D(7) AI	維生素E(8) AI	維生素K AI	
單位	公分		公斤		大卡		公克	微克		微克	毫克	微克	
年齡(1)	(cm)		(kg)		(kcal)		(g)	(μg RE)		(μg)	(mg α-TE)	(μg)	
	男	女	男	女	男	女							
0 - 6月	61	60	6	6	100/公斤		2.3/公斤	AI=400		10	3	2.0	
7 - 12月	72	70	9	8	90/公斤		2.1/公斤			10	4	2.5	
1 - 3歲 (稍低) (適度)	92	91	13	13	男 1150 1350	女 1150 1350	20	AI=400 400		5	5	30	
4 - 6歲 (稍低) (適度)	113	112	20	19	男 1550 1800	女 1400 1650	30	AI=400		5	6	55	
7 - 9歲 (稍低) (適度)	130	130	28	27	男 1800 2100	女 1650 1900	40	AI=400		5	8	55	
10 - 12歲 (稍低) (適度)	147	148	38	39	男 2050 2350	女 1950 2250	男55 女50	男 500	女 500	5	10	60	
13 - 15歲 (稍低) (適度)	168	158	55	49	男 2400 2800	女 2050 2350	70 / 60	600	500	5	12	75	
16 - 18歲 (低) (稍低) (適度) (高)	172	160	62	51	男 2150 2500 2900 3350	女 1650 1900 2550	75 / 55	700	500	5	13	75	
19 - 30歲 (低) (稍低) (適度) (高)	171	159	64	52	男 1850 2150 2400 2700	女 1450 1650 1900 2100	60 / 50	600	500	5	12	男 120	女 90
31 - 50歲 (低) (稍低) (適度) (高)	170	157	64	54	男 1800 2100 2400 2650	女 1450 1650 1900 2100	60 / 50	600	500	5	12	120	90
51 - 70歲 (低) (稍低) (適度) (高)	165	153	60	52	男 1700 1950 2250 2500	女 1400 1600 1800 2000	55 / 50	600	500	10	12	120	90
71 歲 - (低) (稍低) (適度)	163	150	58	50	男 1650 1900 2150	女 1300 1500 1700	60 / 50	600	500	10	12	120	90
懷孕 第一期					+0		+10	+0		+5	+2	+0	
懷孕 第二期					+300		+10	+0		+5	+2	+0	
懷孕 第三期					+300		+10	+100		+5	+2	+0	
哺乳期					+500		+15	+400		+5	+3	+0	

維生素C	維生素B_1 男	女	維生素B_2 男	女	菸鹼素(9) 男	女	維生素B_6 男	女	維生素B_{12} 男	女	葉酸	膽素 (AI) 男	女	生物素 (AI)
毫克 (mg)	毫克 (mg)		毫克 (mg)		毫克 (mg NE)		毫克 (mg)		微克 (μg)		微克 (μg)	毫克 (mg)		微克 (μg)
AI=40	AI=0.3		AI=0.3		AI=2		AI=0.1		AI=0.4		AI=70	140		5.0
AI=50	AI=0.3		AI=0.4		AI=4		AI=0.3		AI=0.6		AI=85	160		6.5
40	0.6		0.7		9		0.5		0.9		170	180		9.0
50	0.9	0.8	1	0.9	12	11	0.6		1.2		200	220		12.0
60	1.0	0.9	1.2	1.0	14	12	0.8		1.5		250	280		16.0
80	1.1	1.1	1.3	1.2	15	15	1.3		2.0	2.2	300	350	350	20.0
100	1.3	1.1	1.5	1.3	18	15	1.4	1.3	2.4		400	460	380	25.0
100	1.4	1.1	1.6	1.2	18	15	1.5	1.3	2.4		400	500	370	27.0
100	12	0.9	1.3	1.0	16	14	1.5	1.5	2.4		400	450	390	30.0
100	1.2	0.9	1.3	1.0	16	14	1.5	1.5	2.4		400	450	390	30.0
100	1.2	0.9	1.3	1.0	16	14	1.6	1.6	2.4		400	450	390	30.0
100	1.2	0.9	1.3	1.0	16	14	1.6	1.6	2.4		400	450	390	30.0
+10	+0		+0		+0		+0.4				+200	+20		+0
+10	+0.2		+0.2		+2		+0.4		+0.2		+200	+20		+0
+10	+0.2		+0.2		+2		+0.4		+0.2		+200	+20		+0
+40	+0.3		+0.4		+4		+0.4		+0.4		+100	+140		+5.0

營養素 年齡(1)	身高 公分 (cm) 男	女	體重 公斤 (kg) 男	女	泛酸 AI 毫克 (mg)	鈣 AI 毫克 (mg)	磷 AI 毫克 (mg)	鎂 AI 毫克 (mg)	鐵(5) 毫克 (mg)	鋅 AI 毫克 (mg)
0 - 6月	61	60	6	6	1.7	300	200	AI=25	7	8
7 - 12月	72	70	9	8	1.8	400	300	AI=70	10	5
1 - 3歲 (稍低)(適度)	92	91	13	13	2.0	500	400	80	10	5
4 - 6歲 (稍低)(適度)	113	112	20	19	2.5	600	500	120	10	5
7 - 9歲 (稍低)(適度)	130	130	28	27	3.0	800	600	170	10	8
10 - 12歲 (稍低)(適度)	147	148	38	39	4.0	1000	800	男230 女230	15	10
13 - 15歲 (稍低)(適度)	168	158	55	49	4.5	1200	1000	350 / 320	15	男15 女12
16 - 18歲 (低)(稍低)(適度)(高)	172	160	62	51	5.0	1200	1000	390 / 330	15	12
19 - 30歲 (低)(稍低)(適度)(高)	171	159	64	52	5.0	1000	800	380 / 320	男10 女15	12
31 - 50歲 (低)(稍低)(適度)(高)	170	157	64	54	5.0	1000	800	380 / 320	男10 女15	12
51 - 70歲 (低)(稍低)(適度)(高)	165	153	60	52	5.0	1000	800	360 / 310	10	15
71 歲 - (低)(稍低)(適度)	163	150	58	50	5.0	1000	800	350 / 300	10	15
懷孕 第一期					+1.0	+0	+0	+35	+0	+3
懷孕 第二期					+1.0	+0	+0	+35	+0	+3
懷孕 第三期					+1.0	+0	+0	+35	+30	+3
哺乳期					+2.0	+0	+0	+0	+30	+3

		AI
碘	硒	氟
微克	微克	毫克
(μg)	(μg)	(mg)
AI=110	AI=15	0.1
AI=130	AI=20	0.4
65	20	0.7
90	25	1.0
100	30	1.5
110	40	2.0
120	50	3.0
130	55	3.0
140	55	3.0
140	55	3.0
140	55	3.0
140	55	3.0
+60	+5	+0
+60	+5	+0
+60	+5	+0
+110	+15	+0

* 表中未標明 AI(足夠攝取量 Adequate Intakes) 值者，即為 RDA(建議量 Recommended Dietary allowance) 值

(註)

(1) 年齡係以足歲計算。

(2) 1 大卡 (Cal；kcal)=4.184 仟焦耳 (kj)

(3) 「低、稍低、適度、高」表示生活活動強度之程度。

(4) 動物性蛋白在總蛋白質中的比例，1 歲以下的嬰兒以占 2/3 以上為宜。

(5) 日常國人膳食中之鐵質攝取量，不足以彌補婦女懷孕、分娩失血及泌乳時之損失，建議自懷孕第三期至分娩後兩個月內每日另以鐵鹽供給 30 毫克之鐵質。

(6) R.E.(Retinol Equivalent) 即視網醇當量。

1μg R.E.=1μg 視網醇 (Retinol)=6μg β- 胡蘿蔔素 (β-Carotene)

(7) 維生素 D 係以維生素 D_3(Cholecalciferol) 為計量標準。

1μg=40 I.U. 維生素 D_3

(8) α-T.E.(α-Tocopherol Equivalent) 即 α- 生育醇當量。

1mg α-T.E.=1mg α-Tocopherol

(9) N.E.(Niacin Equivalent) 即菸鹼素當量。菸鹼素包括菸鹼酸及菸鹼醯胺，以菸鹼素當量表示之。

資料來源：衛生福利部國民健康署

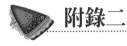 附錄二

上限攝取量 (Tolerable Upper Intake Levels, UL)

營養素	維生素A	維生素D	維生素E	維生素C	維生素B$_6$	菸鹼素	葉酸
單位 / 年齡	微克 (μg RE)	微克 (μg)	毫克 (mg a-TE)	毫克 (mg)	毫克 (mg)	毫克 (mg NE)	微克 (μg)
0 - 6 月	600	25					
7 - 12 月	600	25					
1 - 3 歲	600	50	200	400	30	10	300
4 - 6 歲	900	50	300	650	40	15	400
7 - 9 歲	900	50	300	650	40	20	500
10 - 12 歲	1700	50	600	1200	60	25	700
13 - 15 歲	2800	50	800	1800	60	30	800
16 - 18 歲	2800	50	800	1800	60	30	900
19 - 30 歲	3000	50	1000	2000	80	35	1000
31 - 50 歲	3000	50	1000	2000	80	35	1000
51 - 70 歲	3000	50	1000	2000	80	35	1000
71 歲 -	3000	50	1000	2000	80	35	1000
懷孕 第一期	3000	50	1000	2000	80	35	1000
懷孕 第二期	3000	50	1000	2000	80	35	1000
懷孕 第三期	3000	50	1000	2000	80	35	1000
哺乳期	3000	50	1000	2000	80	35	1000

資料來源：衛生福利部國民健康署

膽素	鈣	磷	鎂	鐵	鋅	碘	硒	氟
毫克	毫克	毫克	毫克	毫克	毫克	微克	微克	毫克
(mg)	(mg)	(mg)	(mg)	(mg)	(mg)	(μg)	(μg)	(mg)
				30	7		40	0.7
					7		60	0.9
1000		3000	145		9	200	90	1.3
1000	2500	3000	230	30	11	300	135	2
1000		3000	275		15	400	185	3
2000			580		22	600	280	
2000					29	800	400	
3000		4000	700	40				10
3500					35	1000	400	
		3000						
3500	2500	3500	700	40	35	1000	400	10
3500	2500	4000	700	40	35	1000	400	10

附

參考資料

一、書籍、期刊、論文

1. Food and Nutrition Board, National Research Council, National Academy of Science (1989). Recommended Dietary Allowances(10th ed., p.27). Washington, DC:National Academy Press.

2. National Institutes of Health. Third Report of the Expert Panel on Detection, Evaluation, and Treatment of High Blood Cholesterol in Adults(Adult Treatment Panel III)Full Report. NIH publication. 2002:IV–1–3

3. Nutrition for foodservice and culinary professionals. Karen Eich Drummond, Lisa M. Brefere著，林万登譯(2002)。餐飲營養學。臺北市：桂魯有限公司。

4. 王莉主編(2010)。食品營養學。北京：化學工業出版社。

5. 行政院衛生署(2006)。臨床營養工作手冊。臺北市：行政院衛生署。

6. 吳幸娟、潘文涵、葉乃華、張新儀(2010)。以24小時飲食回顧法評估國小學童膳食營養狀況。臺灣國小學童營養健康狀況調查2001-2002。臺北市：行政院衛生署，P25-69。

7. 李義川著(2014)。餐飲營養學。新北市：華立圖書。

8. 李錦楓編著(1998)。食品調理科學。臺中市：富林出版社。

9. 李鐸編著(2011)。食品營養學。北京：化學工業出版社。

10. 林秀卿，林彥斌編著(2013)。食物學概論。新北市：新文京開發出版股份有限公司。

11. 邱麗玲編著(2012)。營養學。新北市：啓英文化事業有限公司。

12. 金惠民編著(2010)。疾病、營養與膳食療養。臺北市：華香園出版社。

13. 胡月娟，何瓊芳，詹婉卿，彭巧珍，巫曉玲，汪正青，楊其璇，郭慈安(2011)。老人護理學。新北市：新文京開發出版股份有限公司。

14. 凌強、李曉英、楊雪欣編著(2009)。食品營養與衛生安全導論。北京：中國旅遊出版社。

15. 孫遠明主編，何志謙主審(2010)。食品營養學。北京：中國農業大學出版社。

16. 徐成金，吳志忠，盧義發，蕭慧美，魏明敏，張函馨，黃惠煥，楊新玲，吳淑惠，林錦華，呂孟純，陳宣穎，吳素珍，趙璧玉合著(2012)。營養學。臺中市：華格那企業有限公司。

17. 徐阿里，楊萃渚，許淑眞，陳冠如，夏先瑜，蘇家愷，張惠琴，陳立眞，邱致穎，李民賢合著(2012)。實用餐飲營養學。臺中市：華格那企業有限公司。

18. 祝年豐(2006)。臺灣國小學童肥胖及其相關合併症流行病學。臺灣國小學童營養健康狀況調查2001-2002。臺北市：行政院衛生署。

19. 張爲憲、李敏雄、呂政義、張永和、陳昭雄、孫璐西、陳怡宏、張基郁、顏國欽、林志城、林慶文編著(2012)。食品化學。臺北市：華香園出版社。

20. 張振崗，葉寶華，蔡秀玲，鄭兆君，蕭千祐，蕭清娟，戴瑄，鐘淑英合著(2008)。實用營養學。臺中市：華格那企業有限公司。

21. 張慧敏著(2003)。礦物質的聚會。臺北市：葉子出版股份有限公司。

22. 陳肅霖，徐近平，蔡文騰，劉佳玲，徐永鑫，黃滇鈺，江孟燦，江淑華，黃千純，林志城合著(2014)。新編食物學原理。臺中市：華格那企業有限公司。

23. 章樂綺、殷梅津、蘭淑貞、歐陽鍾美等編著(2011)。實用膳食療養學。臺北市：華杏出版股份有限公司。

24. 楊奕馨、胡素婉、謝天渝、黃純德、潘文涵(2006)。臺灣國小學童的甜食和乳製品攝取與齲齒狀況關係之研究。臺灣國小學童營養健康狀況調查2001-2002。臺北市：行政院衛生署，p297-316。

25. 臺灣營養學會顧問，劉惠敏撰稿(2013)。營養聖戰40年。臺北市：遠見天下文化出版股份有限公司。

26. 蕭寧馨編著(2014)。食品營養概論。臺北市：時新出版有限公司。

27. 賴明宏(2011)。老人營養學。新北市：威仕曼文化事業股份有限公司。

28. 賴愛姬、張月櫻、黃如慧、古息珠編著(1998)。烹調科學。臺中市：富林出版社。

29. 謝明哲，胡淼琳，楊素卿，陳俊榮，徐成金，陳明汝編著(2012)。實用營養學二版。臺北市：華杏出版股份有限公司。

二、網站

1. 臺灣營養健康狀況變遷調查計畫調查結果--2005-2008國人過重及肥胖狀況：http://nahsit.nhri.org.tw/node/15。

2. 2011年國民飲食指標：http://www.mohw.gov.tw/cht//Ministry/DM2_P.aspx?f_list_no=7&fod_list_no=4510&doc_no=41067

3. 2011年素食飲食指標：http://www.mohw.gov.tw/cht//Ministry/DM2_P.aspx?f_list_no=7&fod_list_no=4510&doc_no=41067

4. 民國101年國人十大死因調查：http://www.mohw.gov.tw/cht/Ministry/DM2_P.aspx?f_list_no=7&fod_list_no=3914&doc_no=28706

5. 黃帝內經：http://zh.wikipedia.org/zh-tw/%E9%BB%84%E5%B8%9D%E5%86%85%E7%BB%8F

6. 阿育吠陀：http://zh.wikipedia.org/zh-tw/%E9%98%BF%E8%82%B2%E5%90%A0%E9%99%80

7. 2013十大食安事件回顧專題報導：http://www.top1health.com/Article/172/16867

8. 補充腸胃道的益生菌可以增強免疫力：http：//blog.yam.com/healthylife/article/8375886

9. 郭冠億，由「長期吃蛋素 導致惡性貧血」新聞事件淺談惡性貧血的原因與預防方法：http://enews.nfa.gov.tw/V4one-news.asp?NewsNo=12019

10. 胞飲作用：http://cht.a-hospital.com/w/%E8%83%9E%E9%A5%AE%E4%BD%9C%E7%94%A8#.UsjV4dIW3p8

11. 衛生福利部食品藥物管理署食品藥物消費者知識服務網：https://consumer.fda.gov.tw/Pages/Detail.aspx？nodeID=73&pid=398

12. 臺灣地區食品營養成分資料庫：https://consumer.fda.gov.tw/FoodAnalysis

13. 營養補充劑對癌症治療的影響：http://www1.cgmh.org.tw/intr/intr4/c83k0/cancer%20nutrition.htm

14. 2013十大食安事件回顧專題報導：http://www.top1health.com/Article/172/16867

15. 劉婷英，〈補充腸胃道的益生菌　可以增強免疫力〉：http://blog.yam.com/healthylife/article/8375886

16. 肢端肥大症：http://zh.wikipedia.org/zh-tw/%E8%82%A2%E7%AB%AF%E8%82%A5%E5%A4%A7%E7%97%87

17. 肝醣儲積症：http://zh.wikipedia.org/zh-tw/%E8%82%9D%E9%86%A3%E5%84%B2%E7%A9%8D%E7%97%87

18. 糖化血色素：http://homepage.vghtpe.gov.tw/~meta/hospital/teach1.htm

19. 白蛋白：http://zh.wikipedia.org/zh-tw/%E7%99%BD%E8%9B%8B%E7%99%BD

20. 癌症時鐘加快 每5分40秒1人罹癌/2011年比前1年快了8秒：http://news.ltn.com.tw/news/life/paper/770962

21. 地中海飲食　護心健腦防失智：http://www.uho.com.tw/health.asp?aid=9218

22. 大統油事件：http://web.lib.fcu.edu.tw/fcutopic/?p=834

23. 國人膳食營養素參考攝取量修訂第七版：http://www.hpa.gov.tw/BHPNet/Portal/File/ThemeDocFile/201308300213031785/%E5%9C%8B%E4%BA%BA%E7%87%9F%E9%A4%8A%E7%B4%A0%E5%8F%83%E8%80%83%E6%94%9D%E5%8F%96%E9%87%8F(DRIs)%E6%9F%A5%E8%A9%A2.pdf

24. 上限攝取量：http://www.hpa.gov.tw/BHPNet/Portal/File/ThemeDocFile/201308300213031785/%E5%9C%8B%E4%BA%BA%E7%87%9F%E9%A4%8A%E7%B4%A0%E5%8F%83%E8%80%83%E6%94%9D%E5%8F%96%E9%87%8F(DRIs)%E6%9F%A5%E8%A9%A2.pdf

25. 維生素E可有效預防老年記憶障礙：http://big5.xinhuanet.com/gate/big5/news.xinhuanet.com/health/2014-02/06/c_119219915.htm

26. 古代絕症：腳氣病（維生素B$_1$缺乏症）：www.flexpower.com.tw/bbs/ss/html/03/t-6303.html

27. 多巴胺：http://zh.wikipedia.org/zh-tw/%E5%A4%9A%E5%B7%B4%E8%83%BA

28. 烏腳病：http://tour.tainan.gov.tw/view.aspx?sn=271

29. 鎘污下肚 小心「痛痛病」上身：http://news.ltn.com.tw/news/local/paper/499082

30. 青壯年男性吃重鹹！每日鈉攝取超標1.9倍：https://tw.news.yahoo.com/%E9%9D%92%E5%A3%AF%E5%B9%B4%E7%94%B7%E6%80%A7%E5%90%83%E9%87%8D%E9%B9%B9-%E6%AF%8F%E6%97%A5%E9%88%89%E6%94%9D%E5%8F%96%E8%B6%85%E6%A8%991.9%E5%80%8D-041000973.html

31. 三頭肌皮脂厚度的參考數值：http://www.hpa.gov.tw/BHPNet/Web/HealthTopic/TopicArticle.aspx?No=201405260002&parentid=201405260001

32. 農業知識入口網/農糧署：http://kmweb.coa.gov.tw/jigsaw2010/Index.aspx

圖片來源

1. 圖1-8　http://tag.120ask.com/jingyan/8lwvrfn5newvaobtyv.html

2. 圖2-29　http://www.kitakasiwa-cl.com/case/entry/post-12/

3. 圖3-3　http://www.karosyrup.com/imageviewer2.asp?http://www.karosyrup.com/images/productpage/Nutrition_Light.jpg

4. 圖3-30　https://www.youtube.com/watch?v=PyxfTGq42VQ

5. 圖4-25　http://www.thefullwiki.org/Famine_in_India

6. 圖4-26　http://heifer12x12.com/2013/07/11/cameroon-the-remix/kwashiorkor-a-profile/

7. 圖9-10　深圳新聞網　http://www.sznews.com

8. 圖9-11　日本厚生勞動省、農林水產省http://www.mhlw.go.jp/bunya/kenkou/eiyou-syokuji.html

9. 圖9-12　http://www.cnpp.usda.gov/sites/default/files/archived_projects/FGPPamphlet.pdf

10. 圖9-13　http://www.uwex.edu/ces/wnep/teach/files/mypyramidhandbook.pdf

11. 圖9-14　http://www.choosemyplate.gov

12. 圖9-15　http://www.nhs.uk/Livewell/Goodfood/Pages/eatwell-plate.aspx

13. 圖9-16　衛生福利部食品藥物管理署食品與藥物消費者知識服務網

14. 圖9-18　衛生福利部食品藥物管理署食品與藥物消費者知識服務網

15. 圖9-19　衛生福利部食品藥物管理署食品與藥物消費者知識服務網

16. 圖9-20　衛生福利部食品藥物管理署食品與藥物消費者知識服務網

17. 圖9-21　衛生福利部食品藥物管理署食品與藥物消費者知識服務網

索引

附

M

magnesium　鎂　176

maillard reaction　梅納反應　67

maltose　麥芽糖　39

manganese　錳　200

marasmus　消瘦症　101

margarine　人造奶油　126

Mediterranean diet　地中海飲食　116

melanoidins　類黑精　64

Menke's disease　緬克斯症候群　192

methylation　甲基化　82

methyl group　甲基　82

Michelle Obama　蜜雪兒‧歐巴馬　244

mineral　礦物質　167

monosaccharides　單醣　52

mucosal layer　黏膜層　32

muscularis　肌肉層　32

N

negative nitrogen balance　負氮平衡　99

net protein utilization, NPU　蛋白質淨利用率　94

niacin　菸鹼酸　156

nitrogen balance　氮平衡　98

non-essential fatty acids, NEFA　非必需脂肪酸　118

nuclease　核酸酶　37

O

obesity　肥胖　73

oligosaccharides　寡糖　52

oral glucose tolerance test, OGTT　口服葡萄糖耐受性試驗　70

P

Q

附

附

國家圖書館出版品預行編目（CIP）資料

營養學 / 陳雅妍編著. -- 二版. -- 新北市：
　全華圖書, 2019.5
　　面；　19×26 公分
　ISBN 978-986-503-048-3(平裝)

　1.營養 2.飲食

411.3　　　　　　　　　　　　108002360

營養學

作　　者 / 陳雅妍

發 行 人 / 陳本源

執行編輯 / 廖婉婷

封面設計 / 楊昭琅

出 版 者 / 全華圖書股份有限公司

郵政帳號 / 0100836-1號

印 刷 者 / 宏懋打字印刷股份有限公司

圖書編號 / 0819201

初版一刷 / 2019年5月

定　　價 / 新臺幣460元

I S B N / 978-986-503-048-3

全華圖書 / www.chwa.com.tw

全華網路書局 Open Tech / www.opentech.com.tw

若您對書籍內容、排版印刷有任何問題，歡迎來信指導book@chwa.com.tw

臺北總公司（北區營業處）
地址：23671新北市土城區忠義路21號
電話：(02) 2262-5666
傳眞：(02) 6637-3695、6637-3696

南區營業處
地址：80769高雄市三民區應安街12號
電話：(07) 381-1377
傳眞：(07) 862-5562

中區營業處
地址：40256臺中市南區樹義一巷26號
電話：(04) 2261-8485
傳眞：(04) 3600-9806

第一章 緒論

綜合活動
1-1 營養學的定義及其發展史

班級：_____ 學號：_____

姓名：_____

課本第12頁

請同學為自己及家人的飲食，設計一套四色食物的菜單。

_____

_____

_____

_____

_____

_____

_____

_____

_____

_____

請同學上網查詢「吉森宣言」的詳細內容，並與班上同學討論。

_____

_____

_____

_____

_____

_____

_____

_____

_____

1-2　食物與健康

課本第18頁

請同學列出一天所吃的零食及飲料種類，並參考商品上的營養標示計算你吃了多少熱量。

_____

_____

_____

_____

_____

_____

_____

_____

_____

1-3　均衡飲食

課本第25頁

請同學檢視自己日常的飲食型態是否符合國民飲食指標中十二大點，並與班上同學討論。

_____

_____

_____

_____

_____

_____

_____

_____

學後評量—營養學

第一章　緒論

（選擇題每題4分，共100分）

選擇題

（　　）1. 食物共可區分爲幾大類？　(A)3　(B)4　(C)5　(D)6

（　　）2. 下列何者屬於全穀雜糧類？　(A) 豆腐　(B) 金針花　(C) 山藥　(D) 蘋果

（　　）3. 六大營養素有以下六種：（甲）碳水化合物　（乙）脂質　（丙）蛋白質　（丁）礦物質　（戊）維生素　（己）水，請問哪幾種可提供我們熱量來源？　(A) 丙丁戊　(B) 甲乙　(C) 乙丙　(D) 甲乙丙

（　　）4. 一克的脂質可以提供幾大卡之熱量？　(A)2　(B)3　(C)4　(D)9

（　　）5. 下列何者屬於蔬菜類？　(A) 芋頭　(B) 胡蘿蔔　(C) 腰果　(D) 木瓜

（　　）6. 下列何者屬於油脂類？　(A) 綠豆　(B) 牛奶　(C) 瓜子　(D) 小黃瓜

（　　）7. 下列何者非研究營養學時所需運用到的方法？　(A) 生物學　(B) 食品化學　(C) 食品微生物學　(D) 團體諮商學

（　　）8. 下列何者非屬於產能營養素？　(A) 維生素　(B) 醣類　(C) 蛋白質　(D) 脂肪

（　　）9. 每公克的醣類可提供幾大卡的熱量？　(A)2　(B)3　(C)4　(D)9

（　　）10. 堅果類中因含有下列何者，因此適量攝取有助於人體健康？　(A) 飽和脂肪酸　(B) 不飽和脂肪酸　(C) 膽固醇　(D) 低密度脂蛋白

（　　）11. 下列何者有助於預防大腸癌？　(A) 蛋白質　(B) 膳食纖維　(C) 脂肪　(D) 醣類

（　　）12. 牛奶中含量最豐富的礦物質爲？　(A) 鋅　(B) 鐵　(C) 鈣質　(D) 鎂

（　　）13. 下列何者爲臺灣國人十大死因之首？　(A) 心血管疾病　(B) 糖尿病　(C) 腎臟病　(D) 癌症

（　　）14. 維生素 B_2 缺乏時易導致下列何種疾病？　(A) 腳氣病　(B) 口角炎　(C) 神經管中空　(D) 貧血

（　　）15. 下列何者不屬於代謝症候群的症狀？　(A) 低膽固醇　(B) 高血脂　(C) 高血壓　(D) 高血糖

（　　）16. 下列何者攝取過量與高血壓的發生有關？　(A) 鈉　(B) 鐵　(C) 鋅　(D) 鈣

（　）17. 臺灣國人膳食纖維的建議量為幾克？　(A)5〜10　(B)20〜35　(C)<15 (D)>50

（　）18. 下列何者為膳食建議攝取量的縮寫名詞？　(A)RDA　(B)AI　(C)UL　(D)DRI

（　）19. 下列何者為膳食足夠攝取量的縮寫名詞？　(A)RDA　(B)AI　(C)UL　(D)DRI

（　）20. 下列何者為膳食上限攝取量的縮寫名詞？　(A)RDA　(B)AI　(C)UL　(D)DRI

（　）21. 下列何者為膳食營養素參考攝取量的縮寫名詞？　(A)RDA　(B)AI　(C)UL (D)DRI

（　）22. 酗酒者容易有下列何種營養素的缺乏？　(A) 鐵質　(B) 鈣質　(C) 維生素 B 群 (D) 維生素 A

（　）23. 下列何者為素食食材最缺乏的營養素？　(A) 維生素 B_{12}　(B) 維生素 A　(C) 維生素 C　(D) 維生素 D

（　）24. 下列何者不為營養素的功用？　(A) 治療疾病　(B) 提供能量　(C) 修補身體組織　(D) 調節生理機能

（　）25. 下列何者非維生素 C 的良好來源？　(A) 橘子　(B) 柳丁　(C) 番茄　(D) 雞蛋

第二章　營養生理

綜合活動

2-1　人體消化系統的組成

班級：_____學號：_____

姓名：_____

課本第34頁

試各舉兩例，說明飲食中含醣類、蛋白質及脂肪較多的食物。

_____

_____

_____

_____

課本第35頁

請查詢胰臟癌相關資料，並與同學老師討論如何藉由飲食來預防胰臟癌。

_____

_____

_____

_____

課本第37頁

請查詢何謂飲食中的「益菌生」物質，並與老師同學討論。

_____

_____

_____

_____

2-2　消化與吸收

課本第40頁

試設計三種用洋菜或植物膠製作的甜點，並與同學分享。

_____

_____

_____

_____

請列舉出三種飲食中常見的油脂類食物，並簡單畫出其消化吸收過程。

_____

_____

_____

2-3　消化系統常見疾病

試查詢除了牙膏中的氟化物之外，飲食中是否還有其他的氟來源。

_____

_____

_____

請幫助一位消化道潰瘍患者設計兩道富含蛋白質及維生素C的菜色。

_____

_____

_____

請查詢牛奶及奶製品為何為高渣食物，並與老師及同學討論。

_____

_____

_____

請說明憩室病跟憩室炎的飲食內容有何最大的不同之處。

_____

_____

_____

選擇題

（　）1. 下列何者不屬於有功能的消化系統？　(A) 食道　(B) 小腸　(C) 大腸　(D) 盲腸

（　）2. 下列何者非屬於大腸的組成？　(A) 十二指腸　(B) 昇結腸　(C) 乙狀結腸　(D) 直腸

（　）3. 下列何種營養素停留在胃中的時間最短？　(A) 醣類　(B) 蛋白質　(C) 脂質　(D) 維生素

（　）4. 以下何者為胃所分泌的，可幫助維生素 B_{12} 的吸收？　(A) 外在因子　(B) 內在因子　(C) 膽囊收縮素　(D) 胃泌素

（　）5. 惡性貧血為缺乏下列何種營養素所導致？　(A) 維生素 C　(B) 維生素 A　(C) 維生素 B_{12}　(D) 維生素 D

（　）6. 胰島素及昇糖素是由下列何種器官所分泌？　(A) 肝臟　(B) 膽囊　(C) 胰臟　(D) 小腸

（　）7. 下列何種荷爾蒙可用以降低血糖？　(A) 胰島素　(B) 昇糖素　(C) 胃泌素　(D) 胰泌素

（　）8. 下列何者在經過大腸中微生物發酵之後，其產物可幫助鈣質的吸收？　(A) 乳糖　(B) 膳食纖維　(C) 寡糖　(D) 維生素 K

（　）9. 下列何種維生素可由腸道細菌所合成？　(A) 維生素 A　(B) 維生素 D　(C) 維生素 K　(D) 維生素 C

（　）10. 微生物的發酵作用主要在消化道的哪個部位進行？　(A) 胃　(B) 小腸　(C) 肝臟　(D) 大腸

（　）11. 下列何種醣類可作為減重輔助食品？　(A) 單醣類　(B) 多醣類　(C) 雙醣類　(D) 寡糖類

（　）12. 下列何種單醣的吸收速率最快？　(A) 半乳糖　(B) 葡萄糖　(C) 果糖　(D) 山梨醇

（　）13. 葡萄糖的吸收是運用下列何種方式？　(A) 胞飲作用　(B) 被動擴散　(C) 主動運輸　(D) 強迫吸收

（　）14. 果糖的吸收是運用下列何種方式？　(A) 胞飲作用　(B) 被動擴散　(C) 主動運輸　(D) 強迫吸收

（　）15. 蛋白質的平均消化率約為？　(A)92%　(B)80%　(C)70%　(D)100%

（　）16. 食道炎患者應盡量避免下列何種食物的攝取？　(A) 菸　(B) 酒精　(C) 咖啡　(D) 以上皆應避免

（　）17. 飲食中何種成分有助於抑制幽門桿菌的生長？　(A) 咖啡因　(B) 多元不飽和脂肪酸　(C) 酸性物質　(D) 酒精

（　）18. 腹瀉趨緩的患者不宜食用下列何種食物？　(A) 過濾的果汁　(B) 牛奶　(C) 蒸蛋　(D) 清粥

（　）19. 蘋果因含有下列何種成分，因此有助於改善腹瀉症狀？　(A) 果膠　(B) 維生素 C　(C) 維生素 D　(D) 果酸

（　）20. 憩室病患者應攝取下列何種飲食？　(A) 低纖維飲食　(B) 高纖維飲食　(C) 高蛋白飲食　(D) 高熱量飲食

（　）21. 憩室炎患者應攝取下列何種飲食？　(A) 低纖維飲食　(B) 高纖維飲食　(C) 高蛋白飲食　(D) 高熱量飲食

（　）22. 下列何者有助於改善便秘？　(A) 棗子汁　(B) 麥麩　(C) 莢豆類　(D) 以上皆是

（　）23. 嬰兒可以下列何種作用吸收母乳中的抗體？　(A) 主動運輸　(B) 被動擴散　(C) 強迫吸收　(D) 胞飲作用

（　）24. 消化道的蠕動與分節運動是由下列何種結構來運作？　(A) 黏膜層　(B) 黏膜下層　(C) 漿膜層　(D) 肌肉層

（　）25. 消化道的免疫調節功能主要存在於下列何種結構中？　(A) 黏膜層　(B) 黏膜下層　(C) 漿膜層　(D) 肌肉層

第三章　醣類

🍄 綜合活動

3-1　醣類的組成與分類

班級：＿＿＿＿＿　學號：＿＿＿＿＿

姓名：＿＿＿＿＿＿＿＿＿＿

課本第54頁

請同學帶白砂糖、紅糖及赤砂糖到課堂上，比較這三種糖在外觀、口感及味道上的差異，並與同學討論。

_____

_____

_____

_____

_____

_____

課本第55頁

請同學說出益菌生跟益生菌有何不同？

_____

_____

_____

_____

_____

_____

課本第57頁

請同學上網查詢臺灣的毒澱粉事件，並與同學及老師討論事件緣由。

_____

_____

_____

_____

_____

_____

請同學觀察市面上的蜆精有哪些品牌？其營養成分上有何差異？做成表格與同學分享。

_____

_____

_____

_____

3-2　膳食纖維

請紀錄你一天的飲食內容，檢討是否符合三份蔬菜、兩份水果的飲食指南建議量。

_____

_____

_____

_____

_____

小雅的奶奶患有糖尿病，醫生說必須多攝取膳食纖維較多的食物。但小雅不知道甚麼是膳食纖維，以下的食物中，你可以幫小雅挑出膳食纖維較高的食物嗎？請在空白的欄位中打勾。

	糙米飯		白米飯		水果		果汁
	白吐司		全麥吐司		青菜		醬瓜

3-3 醣類的功能及食物來源

課本第61頁

小名吃了一包零食,有醣類60克、維生素20克,礦物質20克。請幫小名算一下他吃進去多少熱量?

_____

_____

_____

_____

_____

課本第64頁

請以醣類食物作為主題,說出圖中人物飲食的缺失之處。

_____

_____

_____

_____

3-4 昇糖指數

課本第68頁

前面我們已經做過一天的飲食紀錄。請根據這份飲食記錄,檢視一下你吃的食物大多是屬於高、中或低昇糖指數的飲食型態?

_____

_____

_____

_____

請同學查詢,甚麼是低密度脂蛋白膽固醇。

1.探討它跟心血管疾病有何相關性。

_____

_____

_____

_____

_____

_____

2.在飲食中,可透過何種方式降低低密度脂蛋白膽固醇。

_____

_____

_____

_____

_____

3-5 與醣類攝取相關的健康議題

甚麼是苯酮尿症?在飲食中要注意甚麼事項?

_____

_____

_____

_____

_____

_____

班級：＿＿＿＿＿＿　學號：＿＿＿＿＿

姓名：＿＿＿＿＿＿＿＿＿＿＿

（選擇題每題4分，共100分）

選擇題

（　）1. 所謂血糖是指下列何種醣類？　(A) 葡萄糖　(B) 蔗糖　(C) 麥芽糖　(D) 乳糖

（　）2. 下列何者為紅血球及大腦細胞主要的能量來源？　(A) 葡萄糖　(B) 蔗糖　(C) 麥芽糖　(D) 乳糖

（　）3. 下列何者為天然醣類中甜度最高的一種？　(A) 葡萄糖　(B) 果糖　(C) 麥芽糖　(D) 乳糖

（　）4. 下列何種醣類主要存在於母乳及牛乳中？　(A) 葡萄糖　(B) 果糖　(C) 麥芽糖　(D) 乳糖

（　）5. 一分子果糖及一分子葡萄糖可組成下列何種醣類？　(A) 葡萄糖　(B) 蔗糖　(C) 麥芽糖　(D) 乳糖

（　）6. 兩分子葡萄糖可組成下列何種醣類？　(A) 葡萄糖　(B) 蔗糖　(C) 麥芽糖　(D) 乳糖

（　）7. 一分子葡萄糖及一分子半乳糖可組成下列何種醣類？　(A) 葡萄糖　(B) 蔗糖　(C) 麥芽糖　(D) 乳糖

（　）8. 下列何種醣類可以做為益菌生物質？　(A) 葡萄糖　(B) 寡糖　(C) 麥芽糖　(D) 乳糖

（　）9. 衛生福利部建議民眾每天至少應攝取多少克的膳食纖維？　(A)80～100　(B)20～35　(C)50～80　(D)>100

（　）10. 下列何者非膳食纖維的生理效益？　(A) 增加飽足感　(B) 升高血糖值　(C) 預防憩室症　(D) 預防便秘

（　）11. 膳食纖維的保水性與下列何種生理效益有關？　(A) 增加飽足感　(B) 升高血糖值　(C) 預防憩室症　(D) 預防便秘

（　）12. 醣類一克可提供幾大卡的熱量？　(A)4　(B)9　(C)10　(D)3.2

（　）13. 梅納反應造成烘焙食品金黃色澤是因為下列何種物質？　(A) 退黑激素　(B) 黑色素　(C) 類黑精　(D) 黃色素

（　）14. 梅納反應是下列哪兩種物質經高溫加熱後形成的？　(A) 脂肪、蛋白質　(B) 醣類、蛋白質　(C) 脂肪、醣類　(D) 脂肪、礦物質

（　）15. 為了預防糖尿病及心血管疾病，建議飲食中精緻醣類的攝取量不宜超過總熱量的多少百分比？　(A)10％　(B)25％　(C)35％　(D)55％

（　）16. 下列何者屬於精緻醣類？　(A) 地瓜　(B) 全穀類　(C) 馬卡龍　(D) 燕麥片

（　）17. GI 值低於多少的食物稱為低昇糖指數食物？　(A)55　(B)55～70　(C)70　(D)100

（　）18. GI 值多少的食物稱為中昇糖指數食物？　(A)55　(B)55～70　(C)70　(D)100

（　）19. GI 值高於多少的食物稱為高昇糖指數食物？　(A)55　(B)55～70　(C)70　(D)100

（　）20. 下列何者不會被人體的消化酵素消化，且不具有熱量？　(A) 糊精　(B) 乳糖　(C) 肝醣　(D) 膳食纖維

（　）21. 下列何種食物含有較多的膳食纖維？　(A) 牛肉　(B) 豬肉　(C) 蛋　(D) 馬鈴薯

（　）22. 乳糖不耐症的患者是因為體內缺乏？　(A) 蔗糖酶　(B) 乳糖酶　(C) 麥芽糖酶　(D) 澱粉酶

（　）23. 下列何種食物幾乎不含膳食纖維？　(A) 牛蒡　(B) 薏仁　(C) 燕麥　(D) 白飯

（　）24. 在臺灣現行法令中，糖精使用於瓜子、蜜餞中用量應在多少 g/kg 以下？　(A)2　(B)0.2　(C)1.2　(D)10

（　）25. 下列何者在食品工業上常作為黏合劑及賦型劑？　(A) 糊精　(B) 膳食纖維　(C) 澱粉　(D) 肝醣

第四章　蛋白質

綜合活動

4-1　蛋白質的組成、分類與性質

得　分

班級：＿＿＿＿＿　學號：＿＿＿＿

姓名：＿＿＿＿＿＿＿＿＿＿

課本第82頁

請查詢砷、三氯甲烷、四氯化碳對人體健康有何影響，並與同學及老師討論。

_____

_____

_____

_____

_____

_____

_____

_____

_____

_____

4-2　蛋白質的功能及食物來源

課本第87頁

小玲的媽媽今年42歲，最近發生失眠、月經不順的現象，經婦產科醫生診治後，發現是荷爾蒙分泌失調。你可以告訴小玲的媽媽，如何藉由飲食調理嗎？請與老師討論。

_____

_____

_____

_____

_____

_____

_____

_____

（請沿虛線撕下）

15

請同學找出幾種市面上的初乳蛋白產品，了解一下當中含有哪些成分，並製成比較表格交給老師。

_____

_____

_____

_____

_____

_____

課本第89頁

小玲想知道有哪些食物有助於合成神經傳導物質—乙醯膽鹼，你可以幫她嗎？

_____

_____

_____

_____

_____

_____

課本第91頁

王伯伯今年73歲，體重72公斤，身體健康，每日約攝取1600大卡的熱量。請你分別從衛福部所公布的表格、體重及所攝取的熱量三方面，來說明王伯伯每日所需要的蛋白質攝取量。

_____

_____

_____

_____

_____

4-3　蛋白質的營養價值評估

課本第97頁

請設計一套三菜一湯的菜單，每一道菜都必須符合蛋白質互補作用的原則。

_____

_____

_____

_____

_____

_____

_____

_____

4-4　氮平衡及食品加工對蛋白質的影響

課本第100頁

小玲到超市購物，看到新鮮雞胸肉、早上才做的板豆腐、肉醬罐頭、凍豆腐、冷凍豬腳、豬里肌肉片。請你幫助小玲如何正確地選擇要購買的食物，才不會影響到蛋白質的營養價值。

_____

_____

_____

_____

_____

_____

_____

_____

4-5 與蛋白質攝取相關的健康問題

課本第102頁

小玲的奶奶有骨質疏鬆症，醫生建議要多補充富含鈣質的食物。小玲不知道富含鈣質的食物有哪些，你可以幫助他嗎？

_____
_____
_____
_____
_____
_____
_____
_____
_____
_____

課本第103頁

1.請根據素食飲食指南，設計一份三菜一湯的午餐菜單。

_____
_____
_____
_____
_____

2.素食者較易缺乏維生素B_{12}，請查一下，有哪些富含維生素B_{12}的豆製品可供素食者
　食用。

_____
_____
_____
_____
_____

選擇題

（　）1. 蛋白質一公克可提供幾大卡熱量？　(A)4　(B)5　(C)9　(D)3.4

（　）2. 蛋白質構造的基本單位為？　(A) 脂肪酸　(B) 葡萄糖　(C) 胺基酸　(D) 半乳糖

（　）3. 下列何者屬於高品質蛋白質食物？　(A) 玉米　(B) 馬鈴薯　(C) 雞蛋　(D) 菠菜

（　）4. 蛋白質與其他營養素最不一樣的地方在於含有下列何種元素？　(A) 氮　(B) 碳　(C) 氫　(D) 氧

（　）5. 豆腐是利用何種蛋白質的特性來製備的？　(A) 表面性　(B) 水合性　(C) 結構性　(D) 感官性

（　）6. 沙拉醬是利用何種蛋白質的特性來製備的？　(A) 表面性　(B) 水合性　(C) 結構性　(D) 感官性

（　）7. 香腸是利用何種蛋白質的特性來製備的？　(A) 表面性　(B) 水合性　(C) 結構性　(D) 感官性

（　）8. 甜甜圈是利用何種蛋白質的特性來製備的？　(A) 表面性　(B) 水合性　(C) 結構性　(D) 感官性

（　）9. 國人每日蛋白質的建議攝取量約為多少％？　(A)25　(B)12　(C)60　(D)55

（　）10. 下列何者屬於低品質蛋白質食物？　(A) 魚肉　(B) 牛肉　(C) 玉米　(D) 鮮乳

（　）11. 牛乳中何種蛋白質含有豐富的免疫球蛋白，對於哺乳類動物來說是很重要的蛋白質來源？　(A) 乳清蛋白　(B) 膠原蛋白　(C) 角蛋白　(D) 彈性蛋白

（　）12. 肉類中蛋白質大約在攝氏幾度時會凝固？　(A)80　(B)60～65　(C)40　(D)95

（　）13. 有膽固醇過高問題的民眾，需注意下列何種食物的攝取量？　(A) 蛋黃　(B) 高麗菜　(C) 燕麥　(D) 紅蘿蔔

（　）14. 蛋白質含量 13.5％的麵粉稱為？　(A) 特高筋麵粉　(B) 高筋麵粉　(C) 中筋麵粉　(D) 粉心麵粉

（　）15. 蛋白質含量 8.5～11％的麵粉稱為？　(A) 特高筋麵粉　(B) 高筋麵粉　(C) 中筋麵粉　(D) 粉心麵粉

（　）16. 蛋白質含量 10.5～11％的麵粉稱為？　(A) 特高筋麵粉　(B) 高筋麵粉　(C) 中筋麵粉　(D) 粉心麵粉

（　）17. 用來製作油條及春捲皮的是？　(A) 特高筋麵粉　(B) 高筋麵粉　(C) 中筋麵粉　(D) 粉心麵粉

（　）18. 用來製作餅乾、小西餅的是？　(A) 特高筋麵粉　(B) 高筋麵粉　(C) 中筋麵粉　(D) 低筋麵粉

（　）19. 用來製作水餃皮、麵條的是？　(A) 特高筋麵粉　(B) 高筋麵粉　(C) 中筋麵粉　(D) 粉心麵粉

（　）20. 用來製作饅頭、麵包的是？　(A) 特高筋麵粉　(B) 高筋麵粉　(C) 中筋麵粉　(D) 粉心麵粉

（　）21. 用來製作一般中式麵食的是？　(A) 特高筋麵粉　(B) 高筋麵粉　(C) 中筋麵粉　(D) 粉心麵粉

（　）22. 牛奶過度加熱而產生焦味，是因為下列何種蛋白經受熱後變性所導致？　(A) 乳球蛋白　(B) 乳清蛋白　(C) 酪蛋白　(D) 乳鐵蛋白

（　）23. 下列何者為素食者最易缺乏的維生素？　(A) 維生素 A　(B) 維生素 C　(C) 維生素 B_{12}　(D) 維生素 D

（　）24. 素食者的蛋白質來源主要為下列何者？　(A) 蔬菜類　(B) 麵筋製品　(C) 全穀類　(D) 豆類及豆製品

（　）25. 飲食中過多蛋白質的攝取容易導致下列何種礦物質的流失？　(A) 鐵質　(B) 鈣質　(C) 錳　(D) 鋅

第五章　脂質

綜合活動

5-1　脂質的組成與分類

班級：＿＿＿＿＿　學號：＿＿＿＿

姓名：＿＿＿＿＿＿＿＿＿

課本第111頁

小玲的奶奶近日被醫生診斷出有失智症，小玲全家人都非常擔心。請問飲食中是否有哪些食物可幫助奶奶改善失智症狀？你是否能使用這些食物幫奶奶設計兩道菜色？

_____

_____

_____

_____

_____

_____

課本第113頁

請同學紀錄你一天以來的飲食及生活型態，包括是否有運動等，檢視一下你是否是低密度脂蛋白濃度飆高的高危險群。

_____

_____

_____

_____

_____

_____

課本第116頁

請運用地中海飲食的原則，為自己設計三菜一湯一甜點的菜單。

_____

_____

_____

_____

_____

_____

5-2 脂質的功能、食物來源及需要量

課本第122頁

1. 上網查詢各種食物的膽固醇含量，並製成表格與同學討論。

_____

_____

_____

_____

2. 曉鈴的媽媽在兩個月前生了一個可愛的小弟弟，但小嬰兒最近卻出現食慾不振、濕疹皮膚炎的症狀。請你想想看小嬰兒的飲食可能出了甚麼問題。你如何建議曉鈴的媽媽改善小嬰兒的飲食？

_____

_____

_____

_____

_____

5-3 脂質的特性及運用

課本第126頁

請同學上網查詢沙拉醬的製作方法，並實地在家製作，從製作的過程當中觀察油脂的乳化作用，並將製作過程照片及心得製作成一份報告繳交給老師。

_____

_____

_____

_____

_____

學後評量—營養學

第五章　脂質

（選擇題每題4分，共100分）

選擇題

（　）1. 脂質的基本單位為？　(A) 脂肪酸　(B) 葡萄糖　(C) 胺基酸　(D) 半乳糖

（　）2. 下列何者可作為乳化劑？　(A) 三酸甘油酯　(B) 磷脂類　(C) 蠟質　(D) 醣脂質

（　）3. 下列何者存在於神經組織中，與神經傳導功能有關？　(A) 三酸甘油酯　(B) 磷脂類　(C) 蠟質　(D) 低密度脂蛋白

（　）4. 下列何者有助於增加腦細胞的活性？　(A) 三酸甘油酯　(B) 磷脂類　(C) 蠟質　(D) 腦磷脂

（　）5. 下列何者又稱為血管清道夫？　(A) 低密度脂蛋白　(B) 高密度脂蛋白　(C) 乳糜微粒　(D) 中密度脂蛋白

（　）6. 魚油是屬於下列何種脂肪酸？　(A) 飽和　(B) 單元不飽和　(C) 多元不飽和　(D) 雙元不飽和

（　）7. 下列何者為飽和脂肪酸含量較多的油脂？　(A) 橄欖油　(B) 椰子油　(C) 魚油　(D) 葵花油

（　）8. 下列何者為不飽和脂肪酸含量較多的油脂？　(A) 牛油　(B) 奶油　(C) 魚油　(D) 豬油

（　）9. 如果你要油炸豬排，你會選擇下列何種油脂？　(A) 豬油　(B) 魚油　(C) 葵花油　(D) 橄欖油

（　）10. 下列何者為地中海飲食的重要飲食元素之一？　(A) 豬油　(B) 魚油　(C) 葵花油　(D) 橄欖油

（　）11. 下列何者為細胞膜的重要成分？　(A) 膽固醇　(B) 低密度脂蛋白　(C) 維生素K　(D) 葡萄糖

（　）12. 下列何者屬於不可見脂肪？　(A) 培根　(B) 堅果類　(C) 奶油　(D) 雞油

（　）13. 為了保護心血管的健康，每日膽固醇的攝取量應不超過多少毫克？　(A)500　(B)450　(C)300　(D)100

（請沿虛線撕下）

（　）14. 餅乾的製作是利用脂質的何種特性？　(A) 皂化性　(B) 起泡性　(C) 乳化性　(D) 氫化性

（　）15. 沙拉醬的製作是利用脂質的何種特性？　(A) 皂化性　(B) 起泡性　(C) 乳化性　(D) 氫化性

（　）16. 下列何種油脂經高溫加熱後較易發生酸敗反應？　(A) 牛油　(B) 橄欖油　(C) 棕櫚油　(D) 奶油

（　）17. 下列何者可預防油脂的酸敗反應？　(A)BHA　(B)BHT　(C) 維生素 E　(D) 以上皆是

（　）18. 下列何者可作為乳化劑？　(A) 蛋黃　(B) 醋　(C) 葡萄糖　(D) 果糖

（　）19. 下列何者屬於氫化油脂？　(A) 酥油　(B) 雞油　(C) 棉籽油　(D) 亞麻仁油

（　）20. 將液態油脂轉變成固態油脂的作用稱為？　(A) 乳化作用　(B) 皂化作用　(C) 氫化作用　(D) 起泡作用

（　）21. 在烹調過程中讓油水互溶的作用稱為？　(A) 乳化作用　(B) 皂化作用　(C) 氫化作用　(D) 起泡作用

（　）22. 可可脂因具備何種特性，因而很適合用來製作糖果？　(A) 乳化性　(B) 融點接近口腔溫度　(C) 具皂化作用　(D) 以上皆是

（　）23. 下列何者為高脂飲食容易導致乳癌的可能原因？　(A) 飽和脂肪具輔致癌物的功能　(B) 增加雌素酮的分泌　(C) 減少雌素三醇的分泌　(D) 以上皆是

（　）24. 下列何種食物含有反式脂肪？　(A) 人造奶油　(B) 酥油　(C) 瑪琪琳　(D) 以上皆是

（　）25. 下列何者為魚油被研究最多的生理益處？　(A) 降低血液栓塞及凝集　(B) 抗癌　(C) 抗糖尿病　(D) 保護視力

第六章　維生素

綜合活動
6-2　脂溶性維生素

班級：_____　學號：_____

姓名：_____

課本第144頁

老師在課堂上提到維生素E有助於保護細胞膜的完整性，且是跟維生素E的抗氧化作用有關。小明不知道抗氧化作用與細胞膜完整性有什麼關係，你可以查資料幫他回答嗎？

_____

_____

_____

_____

_____

_____

_____

_____

_____

課本第147頁

請到超級市場調查市售不同品牌、不同種類植物油的維生素E含量，並整理製成表格。

_____

_____

_____

_____

_____

_____

_____

_____

_____

_____

6-3 水溶性維生素

課本第154頁

小明的爸爸因身體不適就醫，經醫生詳細診斷後，證實是缺乏維生素B_6所引起的腎結石。小明不明白腎結石跟維生素B_6缺乏有甚麼關係呢？你可以幫他找資料回答他嗎？

_____

_____

_____

_____

_____

_____

課本第157頁

小高今天中午吃了100克的豬排跟30克的涼拌豆腐，依據課文中所提供的數據，你能幫他計算一下這兩種食物總共提供了多少的菸鹼酸嗎？

_____

_____

_____

_____

_____

_____

課本第163頁

草酸不只維生素C代謝後會產生，在一般的食物中也含有。請查詢草酸豐富的食物有哪些？

_____

_____

_____

_____

_____

_____

學後評量─營養學

第六章　維生素

（選擇題每題4分，共100分）

選擇題

（　　）1. 下列何者非維生素的功能？　(A) 提供熱量　(B) 調節生理機能　(C) 構成輔酶　(D) 協助新陳代謝

（　　）2. 下列何者為最容易在烹調過程中流失的維生素？　(A) 維生素 C　(B) 維生素 K　(C) 維生素 D　(D) 維生素 A

（　　）3. 夜盲症是因缺乏下列何種維生素？　(A) 維生素 C　(B) 維生素 K　(C) 維生素 D　(D) 維生素 A

（　　）4. 下列何者非維生素 A 的良好來源？　(A) 木瓜　(B) 紅蘿蔔　(C) 南瓜　(D) 小黃瓜

（　　）5. 軟骨症及骨質疏鬆症是因缺乏下列何種維生素？　(A) 維生素 C　(B) 維生素 K　(C) 維生素 D　(D) 維生素 A

（　　）6. 下列何者又名生育醇？　(A) 維生素 E　(B) 維生素 K　(C) 維生素 D　(D) 維生素 A

（　　）7. 下列何種維生素在食品工業上常用以防止油脂的酸敗現象？　(A) 維生素 E　(B) 維生素 K　(C) 維生素 D　(D) 維生素 A

（　　）8. 維生素 E 最主要的食物來源為？　(A) 植物油　(B) 小魚乾　(C) 木瓜　(D) 奇異果

（　　）9. 下列何者為唯一可由腸道細菌合成的脂溶性維生素？　(A) 維生素 E　(B) 維生素 K　(C) 維生素 D　(D) 維生素 A

（　　）10. 人體凝血功能與下列何種維生素有關？　(A) 維生素 E　(B) 維生素 K　(C) 維生素 D　(D) 維生素 A

（　　）11. 紫斑症的發生是因為缺乏下列何種維生素？　(A) 維生素 C　(B) 維生素 K　(C) 維生素 D　(D) 維生素 A

（　　）12. 腳氣病的發生是因缺乏下列何種維生素？　(A) 維生素 B_1　(B) 維生素 B_2　(C) 維生素 B_6　(D) 維生素 B_{12}

（　）13. 下列何者非乾性腳氣病的症狀？　(A) 心臟肥大　(B) 手腳麻木　(C) 肌肉萎縮　(D) 肌肉疼痛

（　）14. 維生素 B_{12} 結構中所含有的金屬原子為？　(A) 鈉　(B) 鐵　(C) 鈷　(D) 鋅

（　）15. 惡性貧血的發生是因缺乏下列何種維生素？　(A) 維生素 B_1　(B) 維生素 B_2　(C) 維生素 B_6　(D) 維生素 B_{12}

（　）16. 胎兒神經管發育缺陷的發生是因媽媽在懷孕時缺乏下列何種維生素？　(A) 菸鹼酸　(B) 泛酸　(C) 生物素　(D) 葉酸

（　）17. 生蛋白中含有下列何種物質，會降低生物素的吸收率？　(A) 抗生物素　(B) 泛酸　(C) 菸鹼酸　(D) 葉酸

（　）18. 人體對下列何種維生素需要量最多？　(A) 維生素 C　(B) 維生素 K　(C) 維生素 D　(D) 維生素 A

（　）19. 下列何者有助體內膠原蛋白的合成？　(A) 維生素 C　(B) 維生素 K　(C) 維生素 D　(D) 維生素 A

（　）20. 下列何者有助於抑制亞硝基化合物所引起的致癌性？　(A) 維生素 C　(B) 維生素 K　(C) 維生素 D　(D) 維生素 A

（　）21. 下列何者非維生素 C 良好的食物來源？　(A) 柳丁　(B) 蘋果　(C) 奇異果　(D) 雞蛋

（　）22. 下列何者俗稱感冒的剋星？　(A) 維生素 C　(B) 維生素 K　(C) 維生素 D　(D) 維生素 A

（　）23. 下列何者為 α 形式維生素 E 含量最豐富的油脂？　(A) 葵花油　(B) 橄欖油　(C) 芥花油　(D) 苦茶油

（　）24. 下列何者缺乏易造成兒童佝僂症？　(A) 維生素 C　(B) 維生素 K　(C) 維生素 D　(D) 維生素 B_{12}

（　）25. 脂漏性皮膚炎與下列何者缺乏有關？　(A) 維生素 C　(B) 維生素 K　(C) 維生素 D　(D) 維生素 B_2

第七章 礦物質與水分

🍄 **綜合活動**

7-2 巨量元素

班級：＿＿＿＿＿ 學號：＿＿＿＿＿

姓名：＿＿＿＿＿＿＿＿＿＿

課本第173頁

以下為市面上常見的鈣質補充劑形式，請調查每一種鈣質補充劑的鈣質含量及其特性，填寫在表格中。如果是媽媽要補充鈣質，你建議媽媽要補充哪一種比較好呢？

鈣質補充劑形式	中文商品名	鈣質含量	特性
Calcium carbonate			
Calcium lactate			
Calcium citrate			
Calcium citrate malate			

7-3 微量元素

課本第189頁

寧寧因貧血到醫院就診，醫生除了開給寧寧鐵劑之外，還叮嚀寧寧應多攝取維生素C，以幫助鐵質吸收。寧寧不懂為什麼，請問：

1. 你能幫他查出為何維生素C可增加鐵質的吸收嗎？

＿＿＿＿＿＿＿＿＿＿＿＿＿＿＿＿＿＿＿＿＿＿＿＿＿＿＿＿＿＿＿＿＿＿

＿＿＿＿＿＿＿＿＿＿＿＿＿＿＿＿＿＿＿＿＿＿＿＿＿＿＿＿＿＿＿＿＿＿

＿＿＿＿＿＿＿＿＿＿＿＿＿＿＿＿＿＿＿＿＿＿＿＿＿＿＿＿＿＿＿＿＿＿

＿＿＿＿＿＿＿＿＿＿＿＿＿＿＿＿＿＿＿＿＿＿＿＿＿＿＿＿＿＿＿＿＿＿

2. 請你幫寧寧設計兩道同時富含維生素C及鐵質的菜色。

＿＿＿＿＿＿＿＿＿＿＿＿＿＿＿＿＿＿＿＿＿＿＿＿＿＿＿＿＿＿＿＿＿＿

＿＿＿＿＿＿＿＿＿＿＿＿＿＿＿＿＿＿＿＿＿＿＿＿＿＿＿＿＿＿＿＿＿＿

＿＿＿＿＿＿＿＿＿＿＿＿＿＿＿＿＿＿＿＿＿＿＿＿＿＿＿＿＿＿＿＿＿＿

＿＿＿＿＿＿＿＿＿＿＿＿＿＿＿＿＿＿＿＿＿＿＿＿＿＿＿＿＿＿＿＿＿＿

＿＿＿＿＿＿＿＿＿＿＿＿＿＿＿＿＿＿＿＿＿＿＿＿＿＿＿＿＿＿＿＿＿＿

負責調節人體血糖濃度的胰島素，成分中有哪些礦物質呢？你可以上網查詢並列出來嗎？

_____

_____

_____

_____

請上網查詢目前臺灣國民健康署對於未滿六歲兒童是否有預防蛀牙的措施？有哪些跟氟有關呢？作法是甚麼？

_____

_____

_____

_____

_____

請在餐盤的格子中畫出五種你想吃的蔬菜或水果，並在格子中填入你所選的蔬果含有何種礦物質，觀察是否攝取均衡。

_____

_____

_____

_____

_____

_____

_____

選擇題

（　）1. 下列何者可作為豆腐的凝固劑？　(A) 鈣　(B) 氟　(C) 碘　(D) 硒

（　）2. 下列何者不是鈣質含量豐富的食物來源？　(A) 豆腐　(B) 牛奶　(C) 小魚乾 (D) 高麗菜

（　）3. 成年人鈣與磷的比例多少時最有利於鈣質的吸收？　(A)1：1　(B)2：1 (C)1.5：1　(D)2.5：1

（　）4. 嬰幼兒鈣與磷的比例多少時最有利於鈣質的吸收？　(A)1：1　(B)2：1　(C) 1.5：1　(D)2.5：1

（　）5. 高蛋白飲食易導致下列何者的流失？　(A) 鈣　(B) 磷　(C) 鈉　(D) 硫

（　）6. 下列何者攝取過量易導致高血壓的發生？　(A) 鈣　(B) 磷　(C) 鈉　(D) 硒

（　）7. 下列何者非鈉的主要食物來源？　(A) 沙茶醬　(B) 洋芋片　(C) 小黃瓜　(D) 醃漬物

（　）8. 市售低鈉鹽是以下列何者來取代鈉離子？　(A) 鈣　(B) 磷　(C) 硫　(D) 鉀

（　）9. 下列何者是構成頭髮及指甲的重要成分？　(A) 鈣　(B) 磷　(C) 鈉　(D) 硫

（　）10. 匙狀指甲是因為缺乏下列何種礦物質？　(A) 鈣　(B) 磷　(C) 鐵　(D) 硫

（　）11. 下列何種不屬於血基質鐵？　(A) 豬肉　(B) 牛肉　(C) 雞蛋　(D) 黑芝麻

（　）12. 下列何種維生素有助於鐵質的吸收？　(A) 維生素 C　(B) 維生素 A　(C) 維生素 D　(D) 維生素 K

（　）13. 下列何者與男性的生殖功能有關？　(A) 鋅　(B) 磷　(C) 鈉　(D) 硫

（　）14. 下列何者為鋅的良好來源？　(A) 牡蠣　(B) 高麗菜　(C) 牛奶　(D) 花椰菜

（　）15. 下列何者缺乏時易導致甲狀腺腫大？　(A) 鈣　(B) 磷　(C) 鈉　(D) 碘

（　）16. 婦女懷孕時缺乏下列何者易使新生兒發生呆小症？　(A) 鈣　(B) 碘　(C) 鈉 (D) 硫

（　）17. 下列何者可間接有助於調節人體的基礎代謝率？　(A) 碘　(B) 磷　(C) 鈉 (D) 硫

（　）18. 下列何者含有致甲狀腺腫素，大量生食可能會導致甲狀腺腫大？　(A) 樹薯　(B) 雞蛋　(C) 黃豆　(D) 小黃瓜

（　）19. 下列何者非氟的良好食物來源？　(A) 海帶　(B) 紫菜　(C) 茶葉　(D) 牛奶

（　）20. 下列何者可與維生素 E 共同執行抗氧化作用？　(A) 鈣　(B) 鉻　(C) 硒　(D) 氟

（　）21. 下列何者可構成葡萄糖耐量因子？　(A) 鈣　(B) 鉻　(C) 硒　(D) 氟

（　）22. 每 100 克的脂質，氧化後會產生多少毫升的水？　(A)107　(B)56　(C)41　(D)37

（　）23. 每 100 克的醣類，氧化後會產生多少毫升的水？　(A)107　(B)56　(C)41　(D)37

（　）24. 每 100 克的蛋白質，氧化後會產生多少毫升的水？　(A)107　(B)56　(C)41　(D)37

（　）25. 代謝水一天約可生成多少毫升？　(A)50　(B)200～300　(C)500～600　(D)＞1000

第八章　熱量調節與代謝

🍄 **綜合活動**

8-1　熱量的定義及單位

得　分

班級：＿＿＿＿＿　學號：＿＿＿＿＿

姓名：＿＿＿＿＿＿＿＿＿＿＿

課本第214頁

1. 胖胖吃了一大堆零食，共計含有醣類105克，蛋白質55克，脂肪32克，請你幫他計算他總共吃了多少熱量。

＿＿＿＿＿＿＿＿＿＿＿＿＿＿＿＿＿＿＿＿＿＿＿＿＿＿＿＿＿＿＿＿＿＿＿＿＿

＿＿＿＿＿＿＿＿＿＿＿＿＿＿＿＿＿＿＿＿＿＿＿＿＿＿＿＿＿＿＿＿＿＿＿＿＿

＿＿＿＿＿＿＿＿＿＿＿＿＿＿＿＿＿＿＿＿＿＿＿＿＿＿＿＿＿＿＿＿＿＿＿＿＿

2. 胖胖的爸爸在睡前喝了一杯酒精飲料，共有450毫升，酒精濃度為37％，請你幫他計算總熱量是多少。

＿＿＿＿＿＿＿＿＿＿＿＿＿＿＿＿＿＿＿＿＿＿＿＿＿＿＿＿＿＿＿＿＿＿＿＿＿

＿＿＿＿＿＿＿＿＿＿＿＿＿＿＿＿＿＿＿＿＿＿＿＿＿＿＿＿＿＿＿＿＿＿＿＿＿

＿＿＿＿＿＿＿＿＿＿＿＿＿＿＿＿＿＿＿＿＿＿＿＿＿＿＿＿＿＿＿＿＿＿＿＿＿

＿＿＿＿＿＿＿＿＿＿＿＿＿＿＿＿＿＿＿＿＿＿＿＿＿＿＿＿＿＿＿＿＿＿＿＿＿

8-3　人體熱量需求

課本第222頁

小明的爸爸是一位搬家公司的工人，業務繁忙，每日工作12小時，睡眠6小時，身高175公分，體重65公斤。

1. 請幫他計算一日的熱量需要量

＿＿＿＿＿＿＿＿＿＿＿＿＿＿＿＿＿＿＿＿＿＿＿＿＿＿＿＿＿＿＿＿＿＿＿＿＿

＿＿＿＿＿＿＿＿＿＿＿＿＿＿＿＿＿＿＿＿＿＿＿＿＿＿＿＿＿＿＿＿＿＿＿＿＿

＿＿＿＿＿＿＿＿＿＿＿＿＿＿＿＿＿＿＿＿＿＿＿＿＿＿＿＿＿＿＿＿＿＿＿＿＿

2. 請跟別的同學比較一下，你算出來的結果與別的同學是否有差異？使用的是不同的算法嗎？

＿＿＿＿＿＿＿＿＿＿＿＿＿＿＿＿＿＿＿＿＿＿＿＿＿＿＿＿＿＿＿＿＿＿＿＿＿

＿＿＿＿＿＿＿＿＿＿＿＿＿＿＿＿＿＿＿＿＿＿＿＿＿＿＿＿＿＿＿＿＿＿＿＿＿

＿＿＿＿＿＿＿＿＿＿＿＿＿＿＿＿＿＿＿＿＿＿＿＿＿＿＿＿＿＿＿＿＿＿＿＿＿

＿＿＿＿＿＿＿＿＿＿＿＿＿＿＿＿＿＿＿＿＿＿＿＿＿＿＿＿＿＿＿＿＿＿＿＿＿

（請沿虛線撕下）

8-4　肥胖與體重管理

課本第223頁

請你動動腦，如何從BMI的計算公式及上表中BMI的正常範圍，推算出一個人的理想體重呢？

_____

_____

_____

_____

_____

_____

_____

_____

_____

_____

選擇題

（　）1. 醣類所提供熱量為總熱量的多少百分比？　(A)58～68％　(B)20～30％　(C)10～14％　(D)70～80％

（　）2. 蛋白質所提供熱量為總熱量的多少百分比？　(A)58～68％　(B)20～30％　(C)10～14％　(D)70～80％

（　）3. 脂質所提供熱量為總熱量的多少百分比？　(A)58～68％　(B)20～30％　(C)10～14％　(D)70～80％

（　）4. 下列何者是熱量的單位？　(A) 大卡　(B) 仟卡　(C) 仟焦耳　(D) 以上皆是

（　）5. 醣類食物在人體中的消化率為多少百分比？　(A)98％　(B)95％　(C)92％　(D)85％

（　）6. 蛋白質類食物在人體中的消化率為多少百分比？　(A)98％　(B)95％　(C)92％　(D)85％

（　）7. 脂肪類食物在人體中的消化率為多少百分比？　(A)98％　(B)95％　(C)92％　(D)85％

（　）8. 一克酒精可提供熱量多少大卡？　(A)5　(B)4　(C)9　(D)7

（　）9. 一毫升酒精可提供熱量多少大卡？　(A)5　(B)4　(C)5.6　(D)7

（　）10. 一盤炒飯，當中含有醣類 65 克，蛋白質 30 克及脂質 30 克，其所提供的熱量為多少大卡？　(A)650　(B)700　(C)970　(D)740

（　）11. 一杯酒精飲料，共 400 毫升，酒精濃度為 35％，其所提供的熱量為多少大卡？　(A)650　(B)700　(C)633　(D)784

（　）12. 下列何者非基礎代謝率的測定條件？　(A) 需空腹　(B) 需是正常體溫　(C) 在室溫 20～25℃　(D) 最好剛運動完

（　）13. 年齡每增加 10 歲，基礎代謝率大概會降低多少百分比？　(A)1～2％　(B)5～10％　(C)20％　(D)3～6％

(　)14. 睡眠時，基礎代謝率會降低多少百分比？　(A)20％　(B)10％　(C)5％　(D)1％

(　)15. 下列何者為最能影響基礎代謝率的荷爾蒙？　(A) 甲狀腺素　(B) 胰島素　(C) 腎上腺素　(D) 生長激素

(　)16. 基礎代謝率占健康成年人一日所需熱量的多少百分比？　(A)60～70％　(B)15～30％　(C)6～10％　(D)80％以上

(　)17. 身體活動量占健康成年人一日所需熱量的多少百分比？　(A)60～70％　(B)15～30％　(C)6～10％　(D)80％以上

(　)18. 攝食產熱效應占健康成年人一日所需熱量的多少百分比？　(A)60～70％　(B)15～30％　(C)6～10％　(D)80％以上

(　)19. 減重者的一日熱量需求較原來的熱量減少多少大卡為宜？　(A)1500 大卡　(B)500～1000 大卡　(C)50～100 大卡　(D)1800 大卡以上

(　)20. 減重者的每日膳食纖維攝取量建議約在多少克左右？　(A)20～30 克　(B)10～15 克　(C)50 克以上　(D)5～10 克

(　)21. 減重時每週減輕多少體重為最理想？　(A)0.5～1 公斤　(B)3 公斤　(C)5 公斤　(D)5 公斤以上

(　)22. 在計算攝食產熱效應時，通常以基礎代謝率與身體活動量兩部分的總和，再乘以多少百分比來估計？　(A)5％　(B)10％　(C)25％　(D)30％

(　)23. 一名身高 172 公分，體重 60 公斤的男性其身體質量指數為？　(A)19　(B)22　(C)20　(D)24

(　)24. 生命週期中哪一個時期的基礎代謝率最高？　(A) 新生兒　(B) 懷孕期　(C) 成年期　(D) 老年期

(　)25. 下列何種食物的攝食產熱效應最高？　(A) 醣類　(B) 蛋白質　(C) 脂肪　(D) 混合型

第九章　均衡飲食

綜合活動

9-1　每日飲食指南

班級：＿＿＿＿＿　學號：＿＿＿＿

姓名：＿＿＿＿＿＿＿＿＿

課本第234頁

請上網查詢血液中運鐵蛋白及視網醇結合蛋白的濃度，可做為何種營養素缺乏的指標，並與同學討論。

_____

_____

_____

_____

_____

_____

課本第237頁

請設計兩道以堅果類為配角的菜色，並附上食譜、製作流程及成品照片，交給老師。

_____

_____

_____

_____

_____

_____

_____

_____

課本第239頁

請列出三個喝太多含糖飲料對人體所造成的害處，並與同學互相交換意見。

_____

_____

_____

_____

_____

9-3 飲食設計

請根據五穀根莖類的食物代換表，將以下空格填滿。

食物名稱	份量	克數	所含的營養成分		
			醣類（克）	蛋白質（克）	熱量（大卡）
冬粉	一把				
蘇打餅乾	一片半				
小餐包	三個				
水餃皮	六張				
粥（稠）	一碗				
熟麵條	一碗				
油條	一根				

小廣為一位30歲的上班族，身高177公分，體重76公斤。平日多為坐著上班，較少活動，假日多上網打電動玩具、看漫畫。請為他設計一份均衡飲食菜單，交給老師審查。

注意：內容須包括步驟三（六大類飲食建議份數）、步驟四（份數分配表）及步驟五（菜單內容）中的三個表格。

_____

_____

_____

_____

_____

_____

_____

_____

_____

_____

學後評量—營養學

第九章　均衡飲食

（選擇題每題4分，共100分）

選擇題

（　）1. 新版飲食指南中，成年人每日豆蛋魚肉類應攝取多少？　(A)1.5～4 份　(B)3～8 份　(C)10 份以上　(D) 不限量，想吃多少就吃多少

（　）2. 新版飲食指南中，成年人每日蔬菜類應攝取多少碟？　(A)3～5　(B)1～2　(C)< 1 碟　(D) 不一定要每天吃

（　）3. 新版飲食指南中，成年人每日水果類應攝取多少份？　(A)0　(B)2～4　(C)< 1 份　(D)6 份以上

（　）4. 新版飲食指南中，成年人每日低脂乳品類應攝取多少杯？　(A)1.5～2　(B)3 杯以上　(C)< 1 杯　(D) 不限量

（　）5. 新版飲食指南中，成年人每日油脂類應攝取多少茶匙？　(A)3～7　(B)1～2　(C)< 1 茶匙　(D) 不限量

（　）6. 攝取下列何種食物可增加膳食纖維及維生素的攝取？　(A) 全麥吐司　(B) 白麵條　(C) 白米飯　(D) 奶酥麵包

（　）7. 新版飲食指南中建議應以下列何者來做為蛋白質的主要來源，以降低心血管疾病的發生率？　(A) 豬肉　(B) 牛肉　(C) 豆類及豆製品　(D) 羊肉

（　）8. 美國飲食指南 myplate 將食物分為幾大類？　(A)5　(B)6　(C)4　(D)7

（　）9. 下列何者屬於美國飲食指南 myplate 中的食物分類？　(A) 五穀類　(B) 蔬菜類　(C) 乳製品　(D) 以上皆是

（　）10. 下列何者為美國與英國的飲食指南中相異的食物分類？　(A) 蛋白質類　(B) 奶製品　(C) 高鹽及高糖食物　(D) 蔬菜水果類

（　）11. 英國的飲食指南中，建議成年人每日鹽的攝取量以多少克為宜？　(A)10　(B)< 1　(C)< 6　(D)0

（　）12. 英國的飲食指南中，建議飲食內容應以下列何種食物為基礎？　(A) 蛋白質類　(B) 澱粉類　(C) 蔬菜水果類　(D) 油脂類

（請沿虛線撕下）

（　）13. 依據食物代換表，每份脫脂奶類含有多少大卡的熱量？　(A)80　(B)120　(C)150　(D)75

（　）14. 依據食物代換表，每份低脂豆蛋魚肉類含有多少大卡的熱量？　(A)70　(B)120　(C)55　(D)75

（　）15. 依據食物代換表，每份中脂豆蛋魚肉類含有多少大卡的熱量？　(A)70　(B)120　(C)55　(D)75

（　）16. 依據食物代換表，每份高脂豆蛋魚肉類含有多少大卡的熱量？　(A)70　(B)120　(C)55　(D)75

（　）17. 依據食物代換表，每份全脂奶類含有多少大卡的熱量？　(A)80　(B)120　(C)150　(D)75

（　）18. 下列何者屬於全穀雜糧類？　(A) 玉米　(B) 南瓜　(C) 小麥　(D) 以上皆是

（　）19. 奶類一份為多少毫升？　(A)300　(B)240　(C)500　(D)150

（　）20. 蔬菜類一份為多少克？　(A)200　(B)100　(C)50　(D)75

（　）21. 酪梨在食物代換表中屬於哪一類食物？　(A) 水果類　(B) 蔬菜類　(C) 油脂類　(D) 五穀根莖類

（　）22. 下列何者不屬於油脂類？　(A) 芝麻　(B) 花生仁　(C) 沙拉醬　(D) 龍眼乾

（　）23. 下列何者為飲食設計時應注意的事項？　(A) 多使用當季食材　(B) 烹調方式應多變化　(C) 應符合被設計者的營養需求　(D) 以上皆是

（　）24. 下列何者為堅果類中對於心血管有保護作用的營養成分？　(A) 不飽和脂肪酸　(B) 醣類　(C) 蛋白質　(D) 膳食纖維

（　）25. 一碗飯約含熱量多少大卡？　(A)280　(B)400　(C)550　(D)140